EDUCAZIONE PRE E PERINATALE

W0248754

Vimala McClure

MASSAGGIO AL BAMBINO MESSAGGIO D'AMORE

Manuale pratico di massaggio infantile per genitori

BONOMI EDITORE

Vimala McClure
Infant Massage: A Handbook for Loving Parents

Copyright © 1979, 1982, 1989, 2000 by Vimala McClure.
Photographs copyright © 2000 by Vimala McClure.
Published by arrangement with Bantam Books, an imprint of The Bantam Dell.
Publishing Group, a division of Random House, Inc.

Translation Copyright (c) 2001 by Riccardo Bonomi Editore
Via Corridoni, 6/a - 27100 Pavia
www.bonomieditore.it
ISBN 88-86631-26-X

Tutti i diritti sono riservati. E' vietata la riproduzione, anche parziale, con qualsiasi mezzo effettuata, compresa la fotocopia, senza il permesso scritto dell'Editore, eccetto dove permesso dalla Legge.

Traduzione a cura di Laura Rudoni

Si ringrazia Benedetta Costa, Presidente dell'Associazione Italiana Massaggio Infantile, per la revisione della parte tecnica.

Dedicato a
P.R. Sarkar
e ai miei adorati bambini

Fragili ali appena nate,
piccola voce che canta,
nuovo cuoricino che batte,
non temere la tua nascita,
né il mondo -
poiché sei l'infinito.
Il sole risplende,
la terra gira,
per darti il benvenuto - entra
in questo mondo cosparso
di erba e margherite.
Rallegrati - e non temere.
- Richard LeGallienne

INDICE

Ringraziamenti

Il mio grazie più sentito va a tutti coloro che mi hanno incoraggiata e mi sono stati d'aiuto in tutti questi anni. Uno speciale ringraziamento alle seguenti persone che mi hanno aiutata a dare vita a questa nuova edizione: a Tony Burbank e Robin Michaelson per averla realizzata, a tutti gli istruttori dell'International Association of Infant Massage (IAIM) per i consigli, l'esperienza e il sostegno dimostratomi; a Peggy O'Mara, che ha fondato *Mothering Magazine*, di cui è editore, e che ha cominciato il suo lavoro nel mio stesso periodo divenendo per me una grande fonte di ispirazione in tutti questi anni.

Ringrazio i miei amici e colleghi dell'IAIM per il loro lavoro, il loro impegno e il servizio che hanno reso all'umanità con questa opera. E' la loro consapevolezza del suo potenziale che ha procurato i suoi benefici a così tanti genitori e, credo, ha contribuito a un sostanziale cambiamento nel comportamento verso i nostri bambini e al modo in cui ci rapportiamo alle loro necessità. Un grazie immenso alla nostra trainer Clara Ute Zacher Laves e a suo marito Markus Zacher; al massaggiatore Joni Rubinstein e a tutti i genitori adolescenti che hanno consapevolmente contribuito alla raccolta di nuovo materiale fotografico.

Vorrei inoltre ringraziare mia sorella Madhi Shirman, che mi ha incoraggiata e sostenuta a cominciare a insegnare il massaggio infantile e il cui incrollabile impegno ha significato tutto per me.

Il fotografo che ha scattato le meravigliose foto del Capitolo 8, così come alcune altre, è Günter Kiepke. Grazie Günter, hai fatto uno splendido lavoro andando ben oltre ogni mia aspettativa!

Nel mio intento di mettere insieme questo libro, ho usato molte

foto e ringrazio tutti quei genitori, con i loro bambini, che mi hanno dato il permesso di fotografarli o di farsi fotografare per me. Nella lista che segue posso aver accidentalmente dimenticato qualche nome, magari perché le foto erano state prese da qualche altra parte o non erano accompagnate dal nome, oppure perché sono state scattate così tanto tempo fa che non riesco più a collegare il nome alla foto. Comunque sia, sono grata a tutti coloro che mi hanno aiutata, in un modo o nell'altro, a realizzare tutto ciò perché così facendo hanno contribuito al benessere delle future generazioni.
Le persone che mi hanno gentilmente autorizzata a usare le loro foto (presenti in questa edizione) sono:

- Maraliz Bracamonte, Naidelyn Alvarez
- Andrea Bassett, Deondre Beckwith
- Bridgett Washington, Allezae Brown
- Gabriel De La Luz, Christina Hogbin, Gabriel De La Luz Jr.
- Shenika Evans, Shavel Evans
- Yvette Hernandez, Julette Contreras
- Alexandria Boney
- Anke D.Bahr, Lenja Kim
- Oliver Fuchs
- Corinna Reissner, Anna Catharina
- Susan Whittlesey, Anne Young
- Nancy Duffy, Nicole Green
- Susan Pressel, Justin Pressel
- Marlene Stieha, Analeesa Stieha
- Gina Kincaid, Elaina Marie Santa Cruz
- Yvonne Ruiz, Ashley Rodriguez
- Cindy Shelton, Christina Shelton
- Jan Lapetino e bebè
- Heidi Dorsey, Tia Dorsey, Carlos Dorsey
- Mary Foster, Lance Foster, Michael Foster
- Clara Ute Zacher Laves
- Gabriela Silva, Jasline Ariana Garcia

Premessa

Ho incontrato per la prima volta Vimala McClure nel 1983. Allora vivevo in Florida, negli Stati Uniti, e aspettavo il mio primo bambino. Avevo già pensato che mi sarebbe piaciuto moltissimo massaggiarlo; ne intuivo il perché senza sapere bene come.

Il libro scritto da Vimala, vecchia versione di questo *manuale,* mi capitò tra le mani del tutto casualmente. Ne rimasi molto colpita, non tanto per chiarezza ed iconografia, quanto soprattutto per la passione e la profondità delle emozioni che una pratica, apparentemente semplice, era in grado di suscitare.

Fu ancora per caso che seppi allora che Vimala avrebbe tenuto un corso per insegnanti di massaggio infantile proprio nella città della Florida dove mi trovavo. Fu l'occasione per unirmi agli altri operatori che avrebbero insegnato ai genitori a massaggiare i propri figli.

Nel frattempo il mio primo bimbo era nato e così partecipai al corso nella duplice veste di mamma e di futura insegnante. È stata un'esperienza straordinaria, che ha influenzato molte delle mie scelte.

Al ritorno in Italia, ho iniziato subito a diffondere l'insegnamento di Vimala con molto entusiasmo, non poca fatica e l'aiuto dei primi "alleati". Abbiamo così fondato l'Associazione Italiana Massaggio Infantile (AIMI) e divulgato gradualmente la pratica di massaggiare i bambini attraverso la formazione di centinaia di insegnanti. Oggi il massaggio infantile, anche in Italia, sta diventando pratica sempre più diffusa, capace di attrarre l'attenzione di genitori sempre più attenti alla formazio-

ne del legame affettivo con i loro figli, sin dai primi giorni di vita.
È con orgoglio che possiamo contare, a distanza di quasi 22 anni dal mio primo corso con Vimala, più di 3.000 operatori della prima infanzia (medici, infermieri, terapisti, educatori, ostetriche, assistenti sociali, psicologi...) che hanno partecipato ai corsi di formazione per insegnanti di massaggio promossi dall'AIMI. Costituitasi nel 1989, consorziatasi con le altre associazioni nazionali nella International Association of Infant Massage Instructros (IAIMI) è divenuta ONLUS nel 1999.
Fin dai primi tempi abbiamo desiderato di rendere disponibile in lingua italiana il Manuale per i genitori di Vimala. Oggi ci siamo finalmente riusciti; abbiamo aspettato l'ultima edizione e ora finalmente questo "strumento" è qui, nelle nostre mani, con lo scopo dichiarato di far conoscere l'IAIMI, gli obiettivi dell'AIMI e, soprattutto, di diffondere la pratica del massaggio al bambino tra tutti i nuovi genitori del nostro Paese.

Benedetta Costa
Presidente Onorario AIMI
Genova, gennaio 2006

Prefazione

"Tre cose sono necessarie ad un buon musicista: la testa, il cuore e la punta delle dita".
Credo che questa massima di Mozart possa essere applicata anche ai genitori di oggi, in special modo per quanto riguarda le dita delle mani per coloro che hanno figli piccoli di età inferiore all'anno. Studi condotti all'Università del Colorado e in altri centri hanno dimostrato che i neonati, le cui madri hanno una certa difficoltà nel toccarli, cullarli o semplicemente parlare loro nei primi mesi di vita, presentano più frequentemente ritardi della crescita e/o dello sviluppo psicomotorio.
Recenti ricerche dei processi sensitivi, motori e cognitivi del neonato costituiscono oggi la premessa per rivalutare i comportamenti tenuti dai genitori in contesti culturali del mondo non industrializzato: ad esempio, l'uso del marsupio è stato prelevato da uno studio condotto in molte regioni dell'Africa e dell'America Latina; questo modo di portare il bambino favorisce sensazioni reciproche e un senso di sicurezza grazie allo stretto contatto corporeo, senza però ridurre la libertà di movimento del genitore.
In questo libro Vimala McClure introduce i genitori al massaggio del bambino, sottolineando da una parte la tradizione secolare di tale pratica in India e dall'altra come il tempo del massaggio sia potenzialmente promotore di una migliore relazione: luogo privilegiato di ascolto dei segnali del bambino e di comunicazione così come ben dimostrato nelle figure di questo libro.
Le nostre mani non solo comunicano amore, tenerezza e calore, ma quando usate per massaggiare infondono sicurezza, voglia di

vivere e benessere. Il classico "massaggio sulla bua" che una mamma fa al proprio figlio, per esempio, ha un preciso fondamento. "Il contatto e la pressione", spiega Tiffany Field, ricercatrice, coordinatrice di oltre 50 ricerche sul tatto presso l'unico centro mondiale che studia scientificamente la pelle come organo di senso - il Miami Touch Research Institute - "favoriscono la produzione di endorfine, naturali soppressori del dolore".
In un epoca in cui l'educazione genitoriale oscilla tra paura di "viziare" toccando troppo (tenendo troppo in braccio) i propri figli e il desiderio di crescerli in fretta, così da renderli presto autonomi, gli studi di René Spitz, John Bowlby, Mary Ainsworth e Marshall H. Klaus, ben ci illuminano sull'importanza della formazione del legame e dello stile d'attaccamento nello sviluppo dell'individuo. Lo stile di attaccamento non è un dato soggettivo insito nella natura propria del bambino, ma il risultato del modo in cui i genitori si prendono cura del bambino (Alessandra Pace). Ritengo che il massaggio infantile possa rappresentare un'opportunità non solo per le madri, che grazie all'allattamento già godono di una dimensione tattile, ma anche per i padri di trovare uno spazio "fisico" in cui intessere una positiva interazione con il proprio figlio.
Come pediatra credo che potrebbe essere molto gioioso, per voi genitori, provare a massaggiare vostro figlio secondo le indicazioni dell'autrice. Se l'interazione tra voi e il vostro bambino sarà piacevole e il massaggio divertente per entrambi, offrirete molte possibilità di ascolto e di stimolazione che costituiranno una solida base di conoscenza e di crescita per il futuro del vostro cucciolo.

dott. Roberto Rossini
Ricercatore Universitario
Istituto Clinico di Pediatria Preventiva e Neonatologia
Università di Bologna

Introduzione

Durante i miei studi e il mio lavoro condotti nel 1973 in un orfanotrofio in India, ho fatto una scoperta che avrebbe sostanzialmente cambiato la mia vita.
Ho compreso l'importanza del massaggio tradizionale indiano, in grado di avere sul bambino sia un effetto calmante che un ruolo di affettuosa comunicazione non verbale. Una madre indiana massaggia con regolarità ognuno dei suoi familiari e tramanda queste tecniche alle proprie figlie. All'orfanotrofio, le più grandi massaggiavano le bimbe più piccole praticamente ogni giorno; era una forma di coccole che non avevo mai notato negli Stati Uniti. Ne ho constatato i benefici direttamente quando, durante le mie ultime settimane di permanenza in India, ho contratto la malaria. Durante la febbre e il delirio tutte le donne del vicinato vennero a farmi visita. Massaggiavano il mio corpo con mani molto abili, come se fossi una bambina, cantavano e facevano a turno finché la febbre non scomparve. Non dimenticherò mai la sensazione delle loro mani, e dei loro cuori, che mi toccavano.
Mentre mi recavo alla stazione, dopo un penoso addio, il mio risciò si fermò per far passare un carro trainato da bufali indiani. Alla mia destra notai una baracca - solo poche assi e miseri stracci - nella quale viveva una famiglia. Una giovane madre sedeva nella sporcizia e accanto a lei vi era il suo bambino; lei lo stava massaggiando con amore mentre cantava. Guardandoli pensai: "*Nella vita c'è molto di più del benessere materiale*". Lei aveva così poco eppure poteva offrire al suo bambino un tale dono d'amore e di protezione che lo avrebbe certo aiutato a diventare un essere umano comprensivo.

Pensai allora a tutti i bambini che avevo avuto modo di conoscere in India e a quanto fossero teneri, sereni e calorosi a dispetto della loro cosiddetta "condizione sfavorevole". Si prendevano cura l'uno dell'altro accettando le loro responsabilità senza riserva alcuna. Pensai che forse erano così capaci di amare, così rilassati e naturali perché sin da bambini erano stati amati in questo modo e, in India, i bambini vengono amati così da migliaia di anni. Forse il massaggio li fa sentire a loro agio nel mondo in cui vivono, non come se ne fossero i suoi nemici o conquistatori. Il massaggio li accoglie con il proprio calore e amore permettendo loro di conservare quello spirito gentile che viene vestito di un nuovo fragile corpo non ancora del tutto formato; e aiuta quel corpo ad abituarsi, con curiosità e senza paura, agli stimoli di un mondo fatto di rumori, luci, movimento, imbrogli e schiamazzi. Più tardi imparai da madri e nonne questa arte antica fatta di mani e cuori, capace di avere un impatto così distinto sui corpi, sulle menti e sugli spiriti delle persone che ne beneficiano.
Il mio primo figlio è nato nel 1976 e ho cominciato sin da subito a massaggiarlo ogni giorno. Avendo insegnato yoga per diversi anni mi resi conto che un buon numero delle posizioni e tecni-

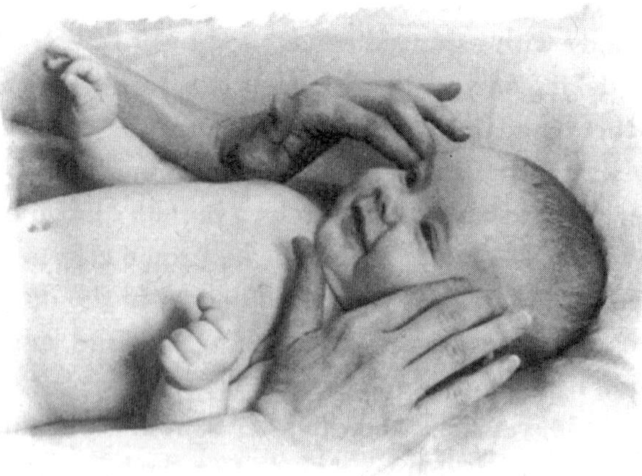

che dello yoga erano facilmente assimilabili al massaggio quotidiano basato su una personale combinazione di metodi indiani antichi e svedesi moderni. Questa miscela riuscita fornì a mio figlio uno splendido equilibrio tra energia che entra ed energia che esce dal corpo, di tensioni liberate e di stimolazioni. Inoltre, sembrava alleviargli le dolorose coliche gassose di cui aveva sofferto durante il primo mese. Dolci esercizi simili a quelli dello yoga ponevano fine in modo divertente al nostro massaggio aiutando a tonificare e alleggerire il suo apparato digerente.
Quando massaggiavo mio figlio in piena consapevolezza, rilassata e disponibile mi sembrava che anche lui si rilassasse e rimanesse più felice per il resto della giornata. Quando, per due settimane, smisi di massaggiarlo, il suo cambiamento fu palese; sembrava trovarsi in uno stato di maggiore tensione, era più irritabile e lamentoso e aveva dolorosi attacchi di coliche che ci tenevano svegli per diverse ore durante la notte. Da quel momento decisi che il massaggio avrebbe fatto parte integrante della nostra vita, non solo come mezzo per rilassarsi e calmare lo stress, ma come un punto chiave nella nostra comunicazione interpersonale.
Quando mio figlio compì sette mesi decisi di sviluppare un programma e di condividere le mie scoperte con altri genitori. Da allora migliaia di genitori e di bambini hanno preso parte ai miei corsi e alle mie lezioni private. Con il passare degli anni sono stati per me una fonte di ispirazione e insegnamento, e di questo sono loro profondamente grata.
Durante gli anni successivi ai miei primi corsi l'interesse verso il massaggio infantile è fortemente cresciuto sia tra i genitori che tra i professionisti del mestiere. Così ho cominciato a preparare gli insegnanti e di seguito, a preparare dei "trainer" veri e propri per gli insegnanti. Ora abbiamo una organizzazione noprofit, la principale e la più articolata di questo tipo, che ha il compito di preservare ed espandere questa antica tecnica: la International Association of Intant Massage che ha sedi sparse in più di 27 Paesi. Molti ospedali insegnano alle infermiere a usare il massaggio e le tecniche per coccolare i bambini prema-

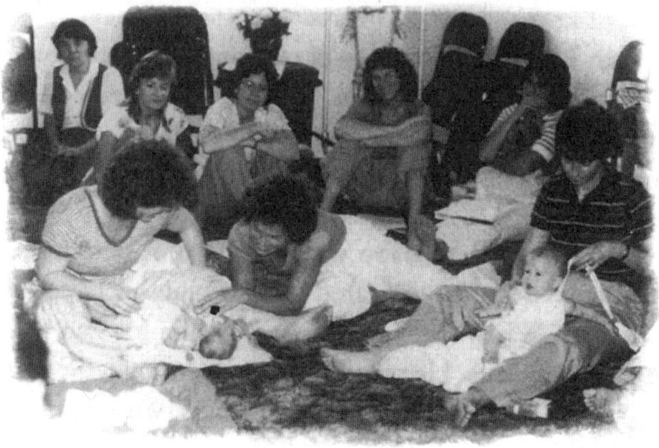

turi o malati e offrono consigli ai genitori nello sforzo di promuovere il bonding (legame, processo di attaccamento) e alleviare le sofferenze dei bambini. Inoltre, i benefici di questa semplice tradizione, sviluppati e raffinati naturalmente in quel gran "laboratorio" che è l'esperienza umana di migliaia di anni, cominciano ad essere riconosciuti giorno dopo giorno nella ricerca scientifica più moderna. (A questo riguardo racconto spesso un aneddoto, prendendo in giro un occidentale che ha bisogno di una dimostrazione scientifica per dimostrare che l'erba cresce quando viene bagnata!)
Ora i miei figli sono grandi e l'effetto della nostra esperienza con il massaggio durante la loro infanzia non è diminuito con il trascorrere degli anni. Il massaggio quotidiano getta le basi per una intimità e un'armonia fisica, emotiva e spirituale che li accompagneranno per tutta la vita.
Vorrei condividere con voi una lettera che ho ricevuto da una madre che ha appreso le tecniche del massaggio infantile da questo libro proprio quando avevo appena cominciato a insegnarle. Non si tratta di offrire delle consulenze mediche perché è ovvio che se il vostro bambino ha dei problemi dovrete parlarne con il medico ed essere sicure che il massaggio che prati-

cate sia utile per le necessità di vostro figlio. Ve la mostro solo per farvi capire come questa semplice pratica possa colpire profondamente una famiglia. Ringrazio la madre che mi ha spedito questa preziosa lettera.

Cara Vimala,
ho voluto scriverti personalmente per ringraziarti dell'inestimabile contributo che hai offerto a mio figlio.
Mio figlio è nato sotto assuefazione di un farmaco che mi era stato dato per bloccare le crisi convulsive da tossiemia e travaglio prematuro. Sono inoltre stata curata parecchie volte con altri farmaci via endovena. Durante tutta la gravidanza i medici continuavano a rimproverare me e mio marito per aver deciso di proseguire la gravidanza. Ci dicevano che nostro figlio sarebbe stato handicappato, una sorta di "vegetale". Noi abbiamo combattuto affinché si arrivasse, come poi è stato, almeno alla 38a settimana di gestazione, con un buon peso di circa 4Kg. Sin da subito ci siamo accorti che il suo sistema nervoso era compromesso dai farmaci e dallo stress. Passava da un pianto senza fine a momenti di sonno lunghissimi senza pause per mangiare. Se era spaventato le sue braccia e le sue gambe si agitavano in modo incontrollato; così i dottori ci suggerirono ulteriori farmaci per calmarlo insistendo nel dire che il suo sistema nervoso (e forse anche il suo cervello) era ormai irrimediabilmente compromesso. Un giorno una meravigliosa vicina di casa, esperta nel campo dell'allattamento al seno, venne da noi e fu la nostra salvezza. Ci insegnò il tuo metodo di massaggio per calmarlo e ci mostrò come avvolgerlo nelle fasce evitando di urtare il suo sistema nervoso. Per farla breve, divenne un bimbetto delizioso e curioso. Le convulsioni diminuirono ed emerse in lui una brillante intelligenza sommata a una tale energia che stroncava noi poveri adulti. Oggi questo mio "handicap-

pato" frequenta un College, è uno studente zelante, è un leader indiscusso, lavora nel volontariato ed è fidanzato con una giovane donna altrettanto dinamica e intelligente. Ha ottenuto riconoscimenti nazionali e una borsa di studio di $370.000. Lavora con diversi handicappati e sogna di diventare medico.

Anche il mio secondogenito è stato il prodotto di una gravidanza ad altissimo rischio. Le terapie farmacologiche erano un tantino più moderne e, con l'aiuto di una dieta, si è riusciti a controllare la tossiemia. Nonostante ciò è nato con vistosi difetti neurologici. A cinque mesi ci è stato fatto notare che cominciava a dare segni di autismo. Era estremamente irritabile; era un bimbo molto impegnativo.

Ancora una volta mi sono rivolta al massaggio infantile. La tensione dei suoi arti andò via via diminuendo e non perse il contatto con il mondo. Lo tenevo stretto a me lasciandolo solo per brevi periodi, con persone che gli volevano bene e che lo confortavano, lo tenevano e lo massaggiavano come lui voleva. Sebbene sia tuttora disturbato da alcuni problemi, è un sedicenne brillante e sensibile. Progetta disegni per società che producono giocattoli e software.

Senza l'aiuto della mia vicina che aveva studiato le tue tecniche, non credo che l'uno o l'altro di questi due miei ragazzi si troverebbe dove è oggi. Credo che il loro sviluppo intellettuale, fisico ed emotivo sia attribuibile alle cure che hanno ricevuto nella loro infanzia. Come potrò mai ringraziarti? Sappi che questa madre ti sarà debitrice in eterno.

Con affetto
Una madre riconoscente

Il massaggio infantile può fornire il tipo di cure che questa madre è stata in grado di offrire; i suoi benefici vanno ben oltre i riscontri fisiologici immediati. Massaggiando il vostro bambino con regolarità scoprirete che state sviluppando un legame che durerà per tutta la vita.

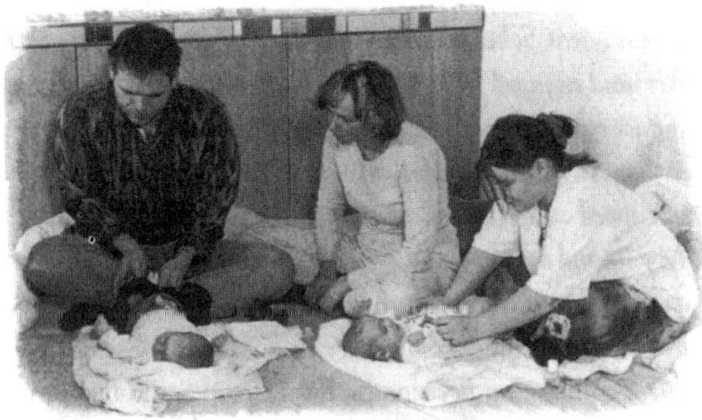

Scegliere la parola giusta

Come molti altri autori, ho incontrato anche io il dilemma sull'uso del pronome maschile o femminile. Quando mi riferisco a un bambino dirò "lui/lei?" oppure "lui o lei?" Entrambe mi sembrano forzature e goffaggini. Pertanto, per fare arrivare il mio messaggio il più semplicemente possibile ho deciso di utilizzare talvolta "lui" e talvolta "lei", cercando di ottenere un sostanziale equilibrio.
Un ulteriore problema si è presentato nel parlare della persona che massaggia il bambino. La principale massaggiatrice resta la "mamma" sia per comodità sia per il fatto che, secondo la mia esperienza, è la persona più direttamente coinvolta nella cura del bambino. Inoltre, io vedo il massaggio come una attività "materna" anche quando viene praticato dai padri, dai fratelli, dalle sorelle o dai nonni.
Siccome auspico che anche i papà siano egualmente interessati e coinvolti, ho incluso un capitolo speciale per loro. Per quei papà che leggeranno il libro e desidereranno massaggiare il loro bambino consiglio semplicemente di sostituire nella loro mente, e al posto giusto, la parola "mamma" con "papà".
E questo è tutto!

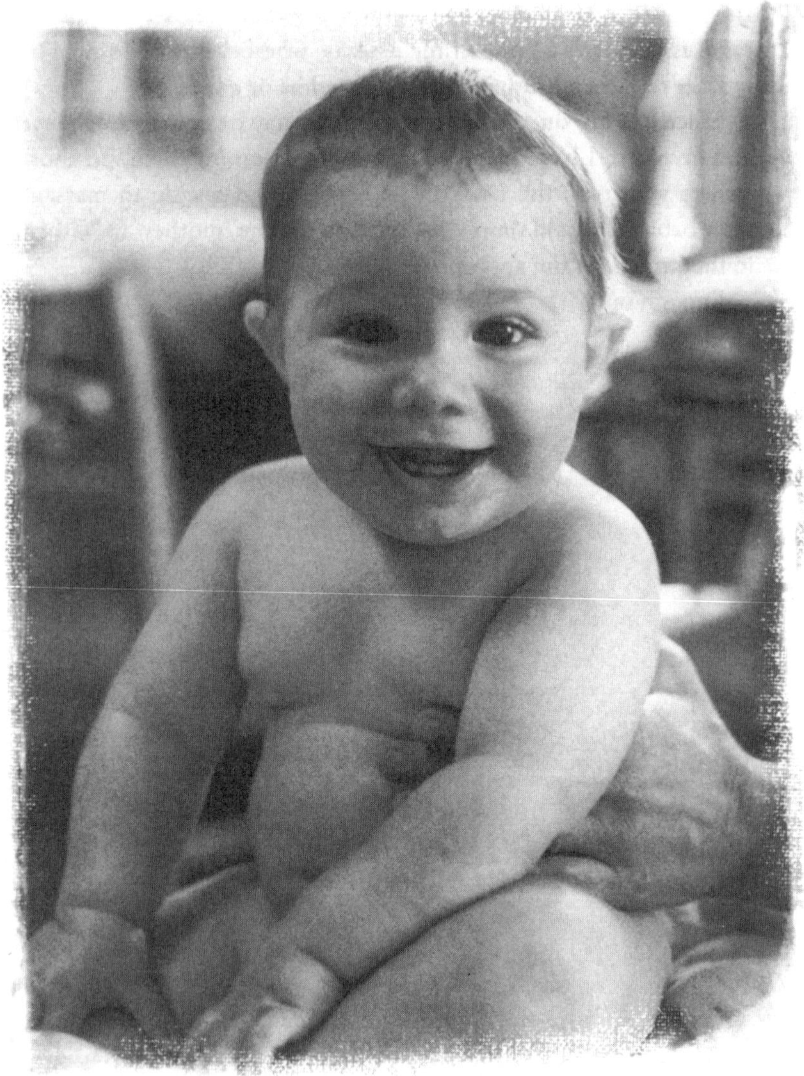

CAPITOLO I
Perché massaggiare il bambino?

Essere toccato e accarezzato,
essere massaggiato è nutrimento per il bambino.
Cibo necessario come i minerali,
le vitamine e le proteine.
- Frederick Leboyer

Una antica tradizione

Una giovane madre culla delicatamente il suo bambino mentre il sole pomeridiano passa attraverso le fessure della porta. Per la seconda volta durante quella giornata gli toglie la cuffietta e comincia a sfilargli gli abitini di lino bianco e lana.
Liberato dai caldi vestiti, il piccolo comincia a scalciare e ad agitare le sue braccine sentendo il familiare strofinio provocato dall'olio caldo sulle mani della madre e il suono confortevole della ninnananna che gli sta cantando. Così comincia il suo massaggio quotidiano.
Questa scena è ritratta in una *shtetl* ebraica della Polonia del XIX secolo ma potremmo trovarci in qualsiasi parte del mondo, in un secolo qualsiasi, perché si tratta di una immagine della maternità tipica di ogni cultura e di tutti i tempi.
Dalle tribù eschimesi dell'Artico a quelle Ganda africane, dal sud dell'India all'Irlanda del nord, in Russia, Cina, Svezia e Sud America, nelle capanne delle isole dei mari del Sud e nelle

moderne case americane, i bambini sono massaggiati con amore, accarezzati e ogni giorno vengono cantate loro delle ninnenanne. Le mamme di tutto il mondo sanno che i loro bambini hanno bisogno di essere tenuti in braccio, di essere coccolati, cullati e toccati. L'arte delicata del massaggio infantile fa parte di quella tradizione di cura dei bambini tramandata di genitore in genitore per generazioni intere. A chiedere il perché, ogni cultura risponderà in modo diverso; molti diranno semplicemente: "E' una nostra consuetudine".
Molti degli usi e costumi dei nostri avi, messi da parte durante il XX secolo nell'interesse del "progresso", stanno ritornando di moda da quando la scienza moderna ne ha riscoperto l'importanza e il contributo che essi offrono al benessere dei nostri figli e dell'intera comunità. Studi culturali incrociati hanno dimostrato che in quelle società nelle quali i bambini vengono tenuti molto in braccio, massaggiati, cullati, allattati al seno e portati molto a spasso, gli adulti sono meno aggressivi e violenti, più inclini alla cooperazione e alla comprensione. Le nostre nonne urlerebbero un sonoro "ve l'avevamo detto" se solo potessero osservare le "nuove" scoperte nella cura dei bambini.

Può l'amore viziare i nostri bambini?

La ricerca può aiutarci a comprendere perché queste pratiche tradizionali siano così importanti. Appurato il perché, saremo meno pronti a liberarci di quelle consuetudini in grado di approfondire e arricchire la nostra esistenza. Quasi ogni nuovo genitore si sente prima o poi dire: "Non viziare tuo figlio!" Il nostro timore di crescere un bambino viziato deriva da quando i primi comportamentalisti, dopo aver scoperto il condizionamento comportamentale, pensarono che potevano allenare i bambini a essere dei "piccoli adulti", ignorando i loro pianti e offrendo loro poco affetto.
Questo tipo di approccio è divenuto nuovamente popolare (le mode oscillano da un estremo all'altro come un pendolo e i

consigli dati ai genitori non sono certo immuni da questo fenomeno). Verso la fine degli anni '90 ha spopolato un programma che consigliava di sottoporre i bambini a schemi rigidi, lasciandoli piangere da soli e punendoli per tutti quei comportamenti che i genitori non ritenevano convenienti. I fautori di questa teoria riuscirono anche a convincere i genitori che allattare al seno a richiesta danneggiava il metabolismo del neonato (mentre ogni altra ricerca dimostra il contrario) e che rispondere al pianto del bambino, confortandolo quando aveva bisogno, creava bambini viziati ed egoisti. I genitori venivano avvisati di non concedere mai ai figli di dormire con loro perché potevano facilmente soffocarli (ancora, le ricerche dicono tutto il contrario). Tutto ciò ha rappresentato un passo indietro rispetto alle abitudini naturali che avevano preso slancio a partire dagli anni '70 e avevano ottenuto riconoscimenti da molti pediatri fino agli anni '90, proprio perché erano considerati salubri e normali.

Non mancano certo le prove che i bambini puniti e abbandonati a loro stessi siano soggetti a "rotture" nel legame genitoriale e, senza alcun intervento, crescano spesso con molti problemi se non, addirittura, divenendo individui antisociali e incivili. Nella mia più che ventennale esperienza con i genitori, nel tentativo di insegnare loro a legarsi con i loro bambini, a rispettarli, a cercare di comprendere il loro linguaggio non verbale e a rispondere loro con amore, ho ricevuto un numero infinito di lettere nelle quali i genitori mi scrivevano che il massaggio infantile aveva completamente cambiato la loro vita familiare e che i loro bambini si erano rivelati esseri umani vivaci, creativi, curiosi, sicuri, intelligenti, socievoli, amabili. Questi consiglieri autoritari si dimenticano di dire che i genitori di tutto il mondo hanno sempre risposto - per millenni - con amore ai loro bambini, con l'allattamento al seno, dormendo insieme nel lettone, portandoli in giro nei modi più svariati e che leggendo le biografie di terroristi, serial killer e dittatori vi imbatterete sempre più spesso in infanzie trascurate e assolutiste.

Il massaggio infantile, così come viene descritto in questo libro, non è una moda. E' un'arte antica che vi lega in modo profondo a quella persona che è il vostro bambino, e vi aiuta a capire il particolare linguaggio del vostro piccolo portandovi a reagire con amore e ad ascoltarlo con rispetto. Vi rende "veri" genitori poiché vi dà i mezzi con cui diventare esperti di vostro figlio e per poter reagire adeguatamente alle sue richieste. Invece che crescere egoista ed esigente (sebbene ogni bambino attraversi queste fasi) un bimbo la cui voce viene ascoltata, il cui cuore è ricco, un bimbo che viene cresciuto nell'amore, traboccherà di tutto quell'amore e potrà darne agli altri in modo naturale e altruista.

Imparerà che essere toccati in quel modo rappresenta il contatto più rispettoso e sano che ci sia; imparerà la disciplina osservando i suoi genitori e imitandoli. Non avrà motivo di ribellarsi poiché non ci sarà risentimento da parte di genitori autoritari o punizioni e regole insindacabili. Il legame emotivo profondo che verrà a formarsi durante l'infanzia getterà le basi per una vita ricca di fiducia, coraggio, affidabilità, fede e amore.

Il massaggio infantile non è solo per quei genitori che abbracciano un certo stile di vita. Va bene indipendentemente dal fatto che la bambina dorma con voi o nella sua cameretta, che sia allattata al seno o artificialmente, che venga svezzata presto o tardi, perché queste decisioni spettano solo a voi. Il massaggio ha semplicemente lo scopo di comunicare amore, alleviare le tensioni e aiutarvi a meglio comprendere le esigenze di vostra figlia. Oltre a tutto ciò è anche divertente!

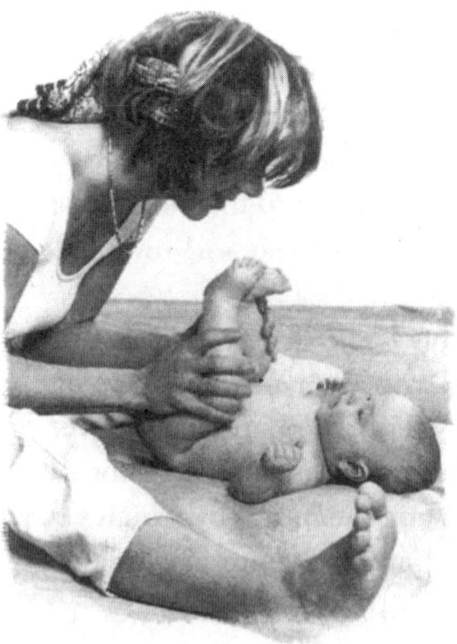

Dopo più di cinquant'anni di ricerche intensive si è appurato che è la trascuratezza a viziare un bambino piuttosto che l'attenzione. "Mi sono state fatte enormi pressioni sulla questione del viziare mia figlia, prima ancora che lei nascesse!" racconta Judith madre di Kelsey, una bambina di tre anni. "Ma dentro di me sentivo qualcosa di diverso. Le informazioni sui benefici del massaggio infantile mi hanno permesso di diventare quella madre che volevo essere e la ricerca conferma le mie teorie ogni qualvolta vengo contraddetta". Nel momento in cui scopriamo perché le nostre dimostrazioni di affetto sono così importanti, siamo più propensi a seguire il nostro istinto, a rilassarci e a lasciar spazio alle nostre inclinazioni spontanee.
I benefici arrecati dal massaggio infantile, per i bambini ma anche per i loro genitori, sono di portata ben maggiore di quanto possa sembrare a prima vista. Per un bambino si tratta di una esperienza che va oltre la sensorialità e il piacere ed è qualcosa di più di una terapia fisica. E' uno strumento attraverso il quale promuoviamo la salute e il benessere del bambino a più livelli. Inoltre aiuta i genitori a trovare sicurezza nella propria capacità di fare qualcosa di positivo (per trarne a loro volta una risposta positiva) per questo pezzettino di umanità urlante appena nata della quale all'improvviso, e con urgenza, devono farsi carico.

I benefici della stimolazione cutanea

La sensibilità della pelle è una delle funzioni del corpo che si sviluppa per prima ed è particolarmente importante. La stimolazione dell'epidermide è, infatti, essenziale per uno sviluppo organico e psicologico adeguato sia per gli animali che per gli esseri umani. Quando gli fu chiesto cosa pensasse del massaggio infantile, l'antropologo Ashley Montagu ha risposto: "Le persone non si rendono conto che la prima forma di comunicazione che il neonato riceve e il primo linguaggio del suo sviluppo avvengono attraverso la pelle. Se solo la maggior parte di queste persone lo avesse compreso, avrebbe dato ai propri bam-

bini tutta la stimolazione di cui avevano bisogno".
Potreste chiedervi come mai ho cominciato parlando di bambini e ora mi metto a parlare di animali. E' perché gli studiosi hanno scoperto che i comportamenti e le reazioni del mondo animale spesso corrono su binari paralleli a quelle dei nostri piccoli: e questi parallelismi sono veramente affascinanti!
Dal punto di vista comportamentale, i mammiferi tendono a dividersi in due tipi: le specie che "nascondono" i loro piccoli per lunghi periodi mentre le madri vanno alla ricerca del cibo e quelle che li portano con sé nutrendoli spesso e mantenendo un contatto continuo con loro. Nel primo caso, i piccoli devono rimanere in silenzio per lungo tempo senza piangere per non essere attaccati dai predatori. Per lo stesso motivo non urinano a meno che non vengano stimolati a farlo dalla madre stessa; molti hanno un meccanismo interno che controlla la loro temperatura corporea.
Al contrario, nel secondo tipo di mammiferi si nota che essi succhiano spesso e lentamente il latte materno, urinano frequentemente, piangono quando sono preoccupati o non sono a stretto contatto con il genitore e hanno bisogno della sua presenza per stare caldi. Il latte materno ha un basso contenuto di proteine e di grassi e per questo motivo hanno bisogno di succhiare spesso. L'essere umano è progettato per seguire questo secondo modello; infatti, il latte umano è identico in contenuto proteico e lipidico a quello della scimmia antropomorfa. I nostri bambini, poi, necessitano di un contatto intimo e prolungato con noi.
I famosi esperimenti sulle scimmie condotti da Harry Harlow, hanno per primi dimostrato che per i piccoli il benessere creato dal contatto è persino più importante del cibo. I cuccioli di scimmia, infatti, posti dinnanzi a due figure materne, una in filo metallico con una ciotola di cibo e una morbida e spugnosa senza cibo, hanno scelto la seconda. Alcuni bambini, affetti da una deficienza nella crescita, esibiscono lo stesso tipo di comportamento in quanto - sebbene venga continuamente dato loro

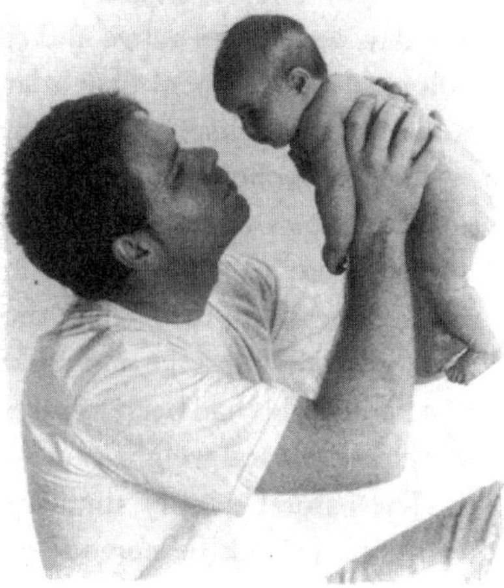

il cibo di cui necessitano - portano avanti un processo di deterioramento a meno che non intervenga un fattore che implichi un nutrimento emotivo, un contatto benefico e una cura costante.
Dal punto di vista fisico, il massaggio agisce nell'uomo in modo equivalente al leccamento tipico degli animali. Gli animali leccano i loro cuccioli per mantenere uno stretto contatto di pelle; gli animali che non vengono leccati, carezzati, o ai quali venga impedito un contatto, crescono magri e vulnerabili. Tendono a combattersi l'un l'altro e a rifiutare i loro stessi piccoli. Leccare serve a stimolare il sistema fisiologico e a creare un legame tra la madre e il proprio cucciolo. Una mamma gatta passa più del 50% del suo tempo a leccare i suoi gattini… e non vi imbatterete mai in un gatto soggetto a coliche! Infatti senza quel tipo di stimolazione che aiuta il loro apparato gastrointestinale a funzionare bene, il gattino appena nato morirebbe.
Uno studio ha mostrato come alcuni topi cui erano state tolte la tiroide e la paratiroide (ghiandole endocrine che regolano il sistema immunitario) reagivano in modo sorprendente al massaggio; essi venivano massaggiati delicatamente più volte al giorno; con loro si parlava ed essi erano rilassati e docili, non si spaventavano facilmente e il loro sistema nervoso rimaneva stabile. Il gruppo di controllo, che non aveva ricevuto questo tipo di attenzioni, era nervoso, irritabile, furioso e i topi morivano nel giro di 48 ore. Un altro studio condotto sui topi ha mostrato una elevata immunità alle malattie, un rapido incremento di

peso e uno sviluppo neurologico migliore tra quelli che erano stati delicatamente strofinati durante i primi tempi di vita.
Salendo di grado nel regno animale, cani, cavalli, mucche, delfini e molte altre razze hanno mostrato differenze sorprendenti a seconda che fossero stati toccati o meno durante la loro infanzia. Un contatto e uno strofinio delicati ne incrementavano le funzioni di tutto l'organismo (apparato respiratorio, circolatorio, digerente, escretorio, sistema nervoso ed endocrino) e cambiavano drasticamente gli schemi comportamentali riducendo la soglia della paura e dell'eccitazione per incrementare la gentilezza, il coraggio e l'affettuosità. Nel suo libro *Il linguaggio della pelle* (Armando Editore), Ashley Montagu scrive: "Quanto più impariamo sugli effetti della stimolazione cutanea, tanto più ci rendiamo conto di quanto sia significativa per uno sviluppo salutare".
In quasi tutti gli uccelli e i mammiferi studiati, è stato scoperto che un contatto fisico stretto è essenziale sia per una sopravvivenza sana del piccolo che per le capacità di accudimento della madre. Nel sopracitato esempio dello studio sui ratti, se alle femmine incinte veniva impedito di leccarsi (una forma di auto-massaggio) le loro attitudini materne venivano sostanzialmente ridotte. Ma se venivano delicatamente massaggiate ogni giorno, i loro cuccioli, una volta nati, mostravano un incremento maggiore di peso e una minore eccitabilità mentre le madri avevano maggiore interesse in loro e approvvigionamenti più ricchi di latte.
E si possono trarre le stesse conclusioni per l'essere umano. Le ricerche fatte su bambini prematuri, utilizzando tecniche simili a quelle riportate in questo libro, hanno evidenziato che il massaggio quotidiano è estremamente vantaggioso. Alcuni progetti portati avanti dalla dottoressa Tiffany Field - fondatrice del Touch Research Institute - presso l'Università del Medical Center di Miami hanno prodotto risultati di notevole interesse. In uno di questi, venti bambini prematuri venivano massaggiati tre volte al giorno per quindici minuti: essi acquisivano in media ogni giorno il 47% di peso in più, erano più attivi e vigili e il loro sviluppo neurologico risultava più completo rispetto ai

bambini che non venivano massaggiati; inoltre la loro degenza ospedaliera diminuiva di circa sei giorni.
La psicologa Ruth Rice ha condotto a Dallas uno studio su trenta bambini prematuri dopo che erano stati dimessi dall'ospedale. Li ha divisi in due gruppi: alle madri del gruppo di controllo veniva detto di prendersi cura di loro secondo i metodi classici; alle madri del gruppo sperimentale, invece, veniva insegnata una tecnica di massaggio e cullamento da proporre ogni giorno. All'età di quattro mesi i bambini che erano stati massaggiati erano in vantaggio sia per quanto concerneva lo sviluppo neurologico che l'aumento di peso. La naturale stimolazione sensoriale del massaggio accelera il processo di mielinizzazione del cervello e del sistema nervoso. La guaina mielinica è un rivestimento grasso che ricopre ogni nervo, come quello che isola un filo elettrico. Protegge il sistema nervoso velocizzando la trasmissione degli impulsi che dal cervello si trasmettono al resto del corpo. Il processo di rivestimento dei nervi non è ancora completo alla nascita ma la stimolazione dell'epidermide lo accelera intensificando l'incremento delle cellule neurali e della comunicazione cervello-corpo.
Nel 1978 è stato sviluppato un sistema di monitoraggio transcutaneo dell'ossigeno che ha consentito ai medici di misurare la pressione dell'ossigeno nel corpo attraverso un elettrodo posizionato sulla pelle. Si è così scoperto che l'esperienza ospedaliera dei bambini era in grado di cambiare radicalmente i loro livelli di ossigeno quando erano sotto stress. Il massaggio e il rilassamento (vedi Capitolo 5) sono stati in grado di attenuare queste oscillazioni, tant'è vero che oggi vengono utilizzati di routine negli ospedali per aiutare i neonati a mantenere uno stato di quiete durante procedure stressanti come il cambio dei pannolini, il prelievo di sangue dal tallone o altre pratiche invasive.
Nuove ricerche ci danno dimostrazione di risultati simili ogni giorno, confermando ciò che ci ha tramandato la vecchia tradizione: i bambini hanno bisogno di un contatto d'amore.

Lawrence Schachner, medico e professore presso il Dipartimento di Dermatologia e Chirurgia Cutanea della Facoltà di Medicina dell'Università di Miami, sottolinea come il contatto possa essere di gran beneficio per quei bambini che soffrono di patologie quali, ad esempio, l'eczema: "può ulteriormente incrementare l'interazione tra bambino e genitore" dice. Mentre la dottoressa Tiffany Field concorre dicendo che: "le nostre ricerche suggeriscono che il contatto è importante per i neonati e i bambini tanto quanto il mangiare e il dormire". Fa notare che il massaggio mette in moto tutta una serie di cambiamenti che aiutano il bambino a crescere e svilupparsi, stimola i nervi cerebrali che facilitano l'assorbimento del cibo e abbassa i livelli dell'ormone dello stress a vantaggio di un miglioramento delle funzioni del sistema immunitario. Un resoconto del Families and Work Institute afferma che durante i primi tre anni di vita del bambino si forma la grande maggioranza delle connessioni tra le cellule cerebrali e conclude che una interazione come quella fornita dal massaggio può influenzare direttamente lo sviluppo emotivo di un bambino e la sua capacità di reagire adeguatamente allo stress da adulto.

Un contatto di pelle e un massaggio amorevoli giovano anche alla mamma e al papà; le madri che hanno massaggiato costantemente il pancione durante la gravidanza tenderanno ad avere un travaglio più semplice e saranno più sensibili verso i loro bambini. Inoltre, alcuni studi hanno dimostrato che coloro che hanno avuto una gravidanza molto stressata spesso hanno bambini che piangono di più e per più tempo rispetto a quelle donne che non sono state supportate e la cui gravidanza è stata serena.

I papà che fanno lo sforzo di creare un legame con i loro bambini massaggiando la loro compagna con amore, parlando al nascituro, ascoltando i suoi movimenti nel pancione della mamma, partecipando ai corsi di preparazione al parto e informandosi sullo sviluppo fisico e psicologico del bambino, tenderanno a essere solleciti e realizzati. Massaggiando regolarmente la vostra bambina (e facendovi fare qualche massaggio durante la gravidanza) metterete in moto un ciclo di reazioni positive che miglioreranno le vostre qualità materne giorno dopo giorno e miglioreranno il benessere della vostra bambina, il suo temperamento e il rapporto fra voi tre.

Stress e rilassamento

Ai tempi delle nostre bisnonne quando un bambino si ammalava non si sapeva quali sarebbero state le conseguenze. I bambini di sempre sono andati incontro a qualche malattia debilitante ma, sebbene molte di queste siano state debellate grazie a un miglioramento delle condizioni generali di vita e alla medicina, il secolo passato è stato caratterizzato da un malanno più subdolo e insidioso: lo stress.

Lo stress può cominciare a nuocere alla bambina prima ancora della sua nascita. I livelli di ormone dello stress presenti costantemente nel flusso sanguigno di una donna colpiscono direttamente il nascituro penetrando nella placenta fino ad arrivare al sangue della bambina. Alcune ricerche hanno evidenziato che protratti stati di ansia e tensione possono ostacolare la capacità di assorbimento delle sostanze nutritive da parte della futura mamma e di conseguenza la bambina potrebbe nascere sotto peso, iperattiva e irritabile.

Se riuscissimo a comprendere che le nostre esperienze e i nostri modi di agire influenzano la nostra biochimica inviando, attraverso il nostro corpo, reazioni chimiche che migliorano la vita o producono paura, allora non dovrebbe essere difficile capire anche che queste reazioni chimiche possono passare attraverso il corpo di nostra figlia. Le sue cellule ricevono queste "informazioni" e programmano la sua struttura conseguentemente. Perciò, anche prima della nascita, una bambina può percepire il mondo circostante come un luogo di ansia e stress, contro il quale combattere o soccombere, oppure come un luogo sicuro e ricco di amore nel quale divertirsi e da cui trarre esperienze complete. Con questo non voglio dire che tutto è perduto se le circostanze non sono più che perfette; il massaggio infantile è uno degli strumenti di cui disponiamo per aiutare la nostra bambina a ricreare la sua interpretazione del mondo, per alleviare le sue sofferenze e le sue paure e per aprirla all'amore e alla gioia. Poiché noi ci evolviamo per divenire esseri sempre più consapevoli sappiamo per certo quanto i nostri stati mentali siano importanti sia per la nostra salute e la nostra longevità sia per la salute, la longevità, l'intelligenza, le capacità di fare esperienza e di donare amore e gioia dei nostri bambini.

I bambini nati nei secoli scorsi in culture più primitive avevano il vantaggio delle famiglie allargate, di contesti ambientali naturali e di mutamenti relativamente piccoli. I nostri figli, nati in un mondo in rapido progresso, devono essere in grado di controllare lo stress se vogliono sopravvivere e prosperare. Pertanto dobbiamo fornire loro ogni opportunità, dal concepimento in avanti, affinché imparino a reagire positivamente e in modo adeguato allo stress e per credere nelle loro forze e nelle loro capacità di adattamento.

Chiaramente non possiamo, né vogliamo, eliminare lo stress, poiché nelle giuste dosi costituisce una componente fondamentale per lo sviluppo dell'intelligenza. Vediamo come funziona: nei momenti di stress, la ghiandola pituitaria produce un ormone, l'ormone adrenocorticotropico (ACTH) che attiva gli ormoni adrenergici che organizzano il corpo e il cervello a combattere contro emergenze sconosciute o imprevedibili. Nel corso di esperimenti condotti su animali da laboratorio si è scoperto che questo ormone stimola la produzione di nuove proteine nel fegato e nel cervello - proteine utili sia per l'apprendimento che per la memoria. Dando agli animali l'ormone ACTH, il loro cervello sviluppa milioni di nuovi collegamenti tra i neuroni (cellule cerebrali). Questi collegamenti permettono al cervello di elaborare le informazioni.

Lo stress cui i nostri bambini sono sottoposti nell'andare incontro a situazioni sconosciute per trasformarle in qualcosa di familiare e prevedibile è essenziale per lo sviluppo del loro cer-

vello. Ma lo stress costituisce solo una parte del ciclo di apprendimento: senza il rilassamento, che costituisce il suo opposto ed è egualmente importante, lo stress può portare a una sovrastimolazione, all'esaurimento e a uno shock. Quando allo stress si sovrappone altro stress senza il sollievo fornito da una identica parte di rilassamento, il corpo comincia a escludere ogni forma di apprendimento sensoriale bloccando, di conseguenza, il processo cognitivo. Così come ha detto il neurologo Bruce Lipton tra due possibilità di scelta - un meccanismo di protezione e la stimolazione della crescita - i comportamenti biologici del meccanismo di protezione prendono il sopravvento ostacolando lo sviluppo e l'apprendimento.
Quale attinenza ha tutto ciò con il massaggio infantile? Innanzi tutto il massaggio è un modo per far provare ai nostri bambini un'esperienza rilassante e piacevole. Attraverso l'uso di tecniche che danno reazioni condizionate simili a quelle sviluppate da Lamaze e altri, possiamo insegnare ai nostri bambini come rilassare il loro corpo per reagire allo stress. La capacità di rilassarsi consciamente costituisce un vantaggio incredibile nella lotta che si instaura durante il processo di crescita nella società moderna. Se lo si acquisisce in tenera età può divenire parte integrante dell'organismo dei nostri figli, così come lo sono gli anticorpi che li proteggono dalle malattie.
Lo stress è una componente naturale della vita di un bambino, ma spesso i nostri figli non sono in grado di beneficiarne come dovrebbero. La nostra società così "veloce" da un lato li sovraccarica di input ma dall'altro li porta a non accettare il pianto come valvola di scarico della tensione. Questo doppio legame non porta ad altro se non a bambini frustrati con molte ansie e tensioni represse.
Attraverso il massaggio i bambini imparano a gestire ogni input e a reagire con il rilassamento. Provate a osservare una mamma esperta che massaggia la sua bambina: vi accorgerete che nel ritmo impresso dal massaggio vi sarà una componente di stress e una di rilassamento e questo lo si noterà anche nel modo di

reagire della bambina. I bambini provano tutti i tipi di nuove sensazioni, sentimenti, odori, suoni e immagini visive. I brontolii del suo pancino, la sensazione di calore prodotta da un miglioramento della circolazione, il contatto dell'aria con la sua pelle - tutto ciò è per lei lievemente stressante. Ma il dolce tono della voce della mamma, il suo sorriso e il contatto sono rilassanti e alleviano le sensazioni di disagio di queste nuove sensazioni. La mamma le farà capire che il mondo al di fuori del pancione, come dice Frederick Leboyer, "è un mondo vivo, pieno di calore, un mondo dal cuore che batte, un mondo amichevole".
Il massaggio quotidiano innalza la soglia della stimolazione. I bambini che hanno difficoltà a gestire gli stimoli impareranno gradualmente ad essere più tolleranti. I neonati molto esigenti cominceranno a reagire allo stress in modo più regolato, riducendo così i livelli di tensione che sviluppano durante la giornata. Quei bambini che soffrono di coliche riusciranno a rilassare il loro corpo impedendo alla tensione di aumentare il loro disagio. Un massaggio svolto con regolarità rappresenta un programma di gestione dello stress che avrà valore anche in futuro.

Verso l'età adulta

Gli psicologi studiano i tipi di attaccamento che formiamo durante la nostra infanzia come fattori di previsione del nostro modo di relazionarci con gli altri da adulti. Le persone cresciute in un ambito protetto, che sono state considerate e ascoltate, che hanno avuto uno stretto contatto con i loro genitori durante l'infanzia e sono stati curati con amore tendono ad avere rapporti più salutari con gli altri; per loro è facile stare vicini agli altri e non hanno problemi di interdipendenza (cioè la capacità di dipendere da qualcuno o di essere qualcuno su cui si può fare affidamento). Queste persone hanno relazioni felici e affidabili; le loro storie d'amore durano moltissimo e solo in pochissimi casi terminano con una separazione. Dall'altra parte, quei bambini i cui legami sono stati insicuri o ansiosi saranno meno comprensivi con gli altri e meno efficaci nel ricevere sostegno e aiuto da altre persone. Le loro relazioni sono prive di fiducia e intimità; la gelosia, i problemi legati all'assunzione di impegni e le loro paure insidiano le amicizie quanto i matrimoni. Le persone i cui legami sono stati costantemente spezzati durante l'infanzia vanno incontro a un rischio maggiore di divenire individui psicopatici a meno che non si intervenga seriamente su di loro in tenera età.

I legami di amore e fiducia, le lezioni di indulgenza, di calore, di apertura e rispetto che sono insiti nel massaggio verranno portati dai vostri figli nell'età adulta. E soprattutto, se il vostro modo di comportarvi rifletterà gli stessi valori del massaggio infantile il vostro bambino sarà più propenso a reagire con calore e comprensione verso gli altri, a reagire ai problemi della società con condiscendenza e altruismo e a vivere la vita come una piacevole avventura nella quale avrà l'opportunità di amare e di essere amato, di aiutare gli altri e di impegnarsi in un autentico servizio per l'umanità.

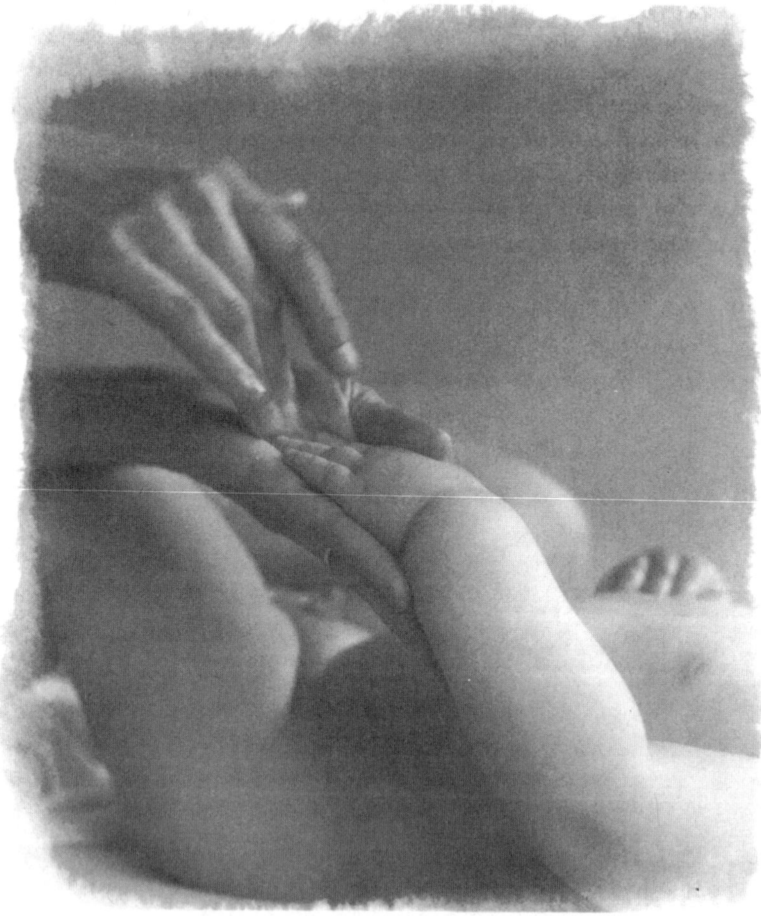

CAPITOLO II
Il mondo sensoriale del bambino

Due piccoli occhi per guardarsi intorno
Due piccole orecchie per ascoltare un suono
Un piccolo naso per annusare
Una piccola bocca che adora mangiare
- Filastrocca tradizionale

I sensi dei neonati si sviluppano in successione: prima quelli che, per agire, necessitano della vicinanza di un oggetto e, in un secondo tempo, quelli che aiutano il bambino a percepire le cose che sono lontane. Al primo gruppo appartiene, e ne è il più importante, il tatto.

Tatto e movimento

Il tatto si sviluppa nell'embrione prima dell'ottava settimana di gestazione. Sebbene la bambina sia più piccola di 1 cm e non abbia ancora né occhi né orecchie, la sensibilità della sua pelle è già molto sviluppata. La Natura comincia il suo massaggio su di lei ben prima della sua nascita. La bambina si gira e fluttua; in seguito, il mondo che la circonda si farà sempre più piccolo intorno a lei e le delicate carezze dell'utero materno si faranno sempre più forti fino a trasformarsi in quelle contrazioni che la schiacceranno e la spingeranno fornendo una forte stimolazione alla sua pelle e al suo organismo.

I nascituri sono abituati alla stimolazione tattile data dal movimento continuo e necessitano che gli stessi ritmi si ripristino dopo la nascita. In due gruppi di studio sono state comparate alcune madri: al primo gruppo era stato chiesto di tenere in braccio i propri bambini in un marsupio più a lungo rispetto alla durata delle poppate o dei pianti; al secondo appartenevano madri che invece tenevano in braccio i neonati normalmente. Dopo sei settimane i bambini che avevano ricevuto un contatto "extra" piangevano per la metà del tempo rispetto agli altri. Oggi la "marsupioterapia" è divenuta, in diverse nursery, una pratica comune soprattutto grazie ai benefici che offre alla salute fisica, psicologica ed emotiva dei bambini prematuri. Ma non solo: grazie agli studi della dottoressa Tiffany Field anche il massaggio è parte della terapia sui bambini prematuri poiché si è dimostrato il suo notevole impatto sulla crescita e sullo sviluppo dei neonati.

Gusto e olfatto

Due sensi che sono legati al tatto, e che sono importanti per il neonato, sono il gusto e l'olfatto. Un bambino di cinque giorni è in grado di distinguere l'odore della madre e il sapore del suo latte da quello di altre donne. Ma anche i neonati possiedono una specie di "marchio" che viene riconosciuto dalle madri: alcune ricerche hanno evidenziato che molte donne sono in grado di riconoscere dall'odore gli indumenti indossati dal loro bambino anche solo per due ore.

Vista e udito

Questi due sensi appartengono al secondo gruppo e possono essere molto importanti per quanto concerne l'attaccamento del neonato nei confronti della madre, attaccamento che risulta essere essenziale per lo sviluppo del bambino e per il rapporto genitore-figlio. Ma a quei bambini che hanno avuto dei danni

alla vista o all'udito non mancherà questo legame affettivo se avranno dei genitori responsabili: infatti il senso del tatto e il suo impatto sull'attaccamento materno sono gli elementi più forti poiché il tatto è più energico ed è il senso più sviluppato e significativo.
Una bambina è in grado di vedere già prima della nascita. Prima ancora di scoprire che aspetti un bambino, sappi che il suo nervo ottico (struttura che trasmette i segnali dall'occhio al cervello) è già in via di sviluppo. A sei/sette mesi di gestazione il cervello del nascituro risponde alla luce e la bambina è in grado di aprire e chiudere gli occhi e di guardarsi intorno. La tua bambina è programmata per vederti; i suoi occhi mettono a fuoco a circa 25 cm che corrispondono alla distanza tra te e lei quando la tieni tra le tue braccia. E' particolarmente attratta dal contrasto e dalla forma rotondeggiante dei tuoi occhi e dei tuoi capezzoli; questa attrazione intensifica il vostro legame attraverso il contatto visivo e "di pelle" e, di conseguenza, garantisce la sua sopravvivenza. Inoltre, la stimolazione all'osservazione di queste cose è in grado di incrementare la mielinizzazione dei nervi e lo sviluppo fisiologico. L'uso istintivo di una voce acuta da parte delle mamme calza perfettamente con la naturale attrazione che il neonato ha verso le tonalità alte. La relazione tra i centri visivi e uditivi è già completamente instaurata a due settimane di vita. La tua bambina ama guardarti e sentire la tua voce. In un esperimento condotto su alcuni neonati sono stati dati loro quattro modelli visivi e uditivi tra i quali dover scegliere: la mamma che parlava con la propria voce; una figura sconosciuta che parlava

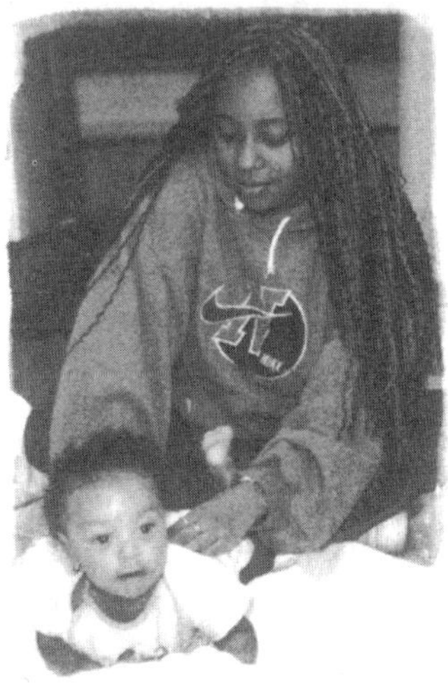

con la propria voce; una figura sconosciuta che parlava con la voce della mamma e la madre che parlava con una voce estranea. Il primo modello era per loro la felicità. I bambini guardavano meno la figura sconosciuta che parlava con la propria voce ma le due combinazioni tra la mamma e l'estranea erano per loro intollerabili: ogni qualvolta venivano loro proposte la reazione era di un pianto disperato. In un altro esperimento i neonati venivano allattati con delle cuffie sulle orecchie dalle quali usciva una voce che raccontava una favola. Se avessero succhiato rapidamente dalla tettarella avrebbero udito la voce della mamma, altrimenti una voce sconosciuta avrebbe raccontato loro la storia. I bambini imparavano quale era il meccanismo per sentire la voce materna e la preferirono alle altre.
Le origini dell'apprendimento verbale di un neonato si possono riscontrare nei movimenti del suo corpo che seguono il ritmo e la sincronia dei modelli vocali della madre, le sue intonazioni e le pause. Alcuni studi computerizzati il cui scopo era quello di studiare i movimenti della mamma e della sua bambina, hanno rivelato che ogni neonato possiede un suo unico repertorio di movimenti corporei che si sincronizzano con il linguaggio: ogni reazione del corpo corrisponde a un modello linguistico. Man mano che la bambina cresce, questi movimenti diventano microcinesici (microcinesica= studio delle comunicazioni mimiche che sottolineano o determinano un fatto linguistico - N.d.T.) distinguibili solo attraverso strumentazioni molto sofisticate. In principio il neonato manifesta movimenti riflessi, seguiti dallo sviluppo della vocalizzazione, delle inflessioni, dal contenuto emotivo e dalla lallazione. Poi giungono le prime parole e infine queste parole assumono un significato proprio non necessitando più di movimenti motori riflessi. Ma anche una bambina in fase prescolare muoverà il piede quando le verrà chiesto di pronunciare la parola "piede". C'è ancora una traccia della voce dei genitori, ormai interiorizzata, mentre diciamo "piede" e il corpo reagisce; i suoni emessi da un genitore, inclusi quelli che imitano il linguaggio del bambino

(maternese), le canzoncine e filastrocche coinvolgono l'emisfero cerebrale destro che, in questa fase, è maggiormente sviluppato rispetto a quello sinistro. La bambina ha sentito la voce dei genitori sin da quando il suo udito si è sviluppato nell'utero materno e i ritmi delle parole ancora prima, attraverso le vibrazioni dei suoni che passano attraverso le ossa della madre. Si è ormai portati a pensare che il nascituro riesca a decifrare il linguaggio ad appena sei settimane di gestazione mentre altri studi hanno evidenziato che i nascituri riescono a differenziare distinti tipi di frasi e parole che sembrano andare di pari passo come, ad esempio, l'articolo *il* prima del sostantivo *cane*.

Nel 1997 alcune ricerche svolte presso l'Università di Washington dalla neuropsichiatra Patricia Kuhl hanno sottolineato come spesso i genitori tendano a esagerare, in modo inconscio, il suono delle vocali per aiutare i bambini a sviluppare una padronanza della fonetica. (Questo accade soprattutto con la lingua inglese dove sono molte le parole che, a seconda di come vengano pronunciate, cambiano di significato. L'autrice cita l'esempio fatto dalla Kuhl nel quale si evidenzia come il vocabolo *bead* possa essere facilmente confuso con *bed* o *bid*. Una mamma, per far capire la parola al suo bambino, sarà portata a "forzare", con un tono piuttosto acuto e cantilenante, sulla vocale dicendo così *beeeeed*. - N.d.T.) Così facendo i genitori aiutano i loro figli in modo naturale a comprendere la distinzione tra le vocali creando le basi per imparare a parlare e, in un secondo tempo, a leggere.

La Kuhl ha scoperto che i bambini di sei mesi catalogano una serie di vocali che sono significative nel loro linguaggio. Ha evidenziato come l'esagerazione nella pronuncia di certe vocali sia un fatto universale riscontrabile in ogni lingua da lei studiata. Così parrebbe che siamo "programmati" a fornire con un certo ordine le informazioni uditive di cui necessitano i nostri bambini al fine di aiutarli a cominciare a comprendere e parlare la loro lingua. Quando, più avanti, cominceremo a svolgere gli esercizi di massaggio infantile noterete come ad alcuni gesti

corrispondano ritmi o suoni particolari atti a raggiungere uno specifico obiettivo.
Nel fare il massaggio che ho chiamato "I Love You" che si effettua sulla pancia del bambino, insegno ai genitori ad allungare le vocali e a pronunciarle con una tonalità alta. In ogni corso in cui ho insegnato o a cui ho partecipato, ho notato che i neonati entravano in immediata sintonia con questo massaggio e ne erano deliziati.
Spesso accade che alcuni bambini siano agitati e allora consiglio a tutte le mamme di fare simultaneamente l'esercizio "I Love You" pronunciando le parole all'unisono ad alta voce e in modo prolungato. L'agitazione si placa e tutti i neonati cominciano a sorridere e a ridacchiare e vanno in estasi ogni volta che il massaggio riprende. Questo esercizio è molto richiesto anche dai bimbi più grandicelli (13/14 mesi) che amano ripetere i suoni pronunciati dai genitori mentre viene fatto loro il massaggio.

La "stimolazione" del bambino

Sebbene nessuno metta in dubbio che i neonati siano portati, per loro natura, a quel tipo di stimolazione di cui necessitano per un corretto e salutare sviluppo, i ricercatori sono in disaccordo sulla validità della stimolazione artificiale dei cinque sensi del bambino.
I sostenitori della stimolazione precoce affermano che guardare immagini in bianco e nero (palline in movimento, scacchiere e strisce), ascoltare registrazioni, anche di "rumori bianchi" (suoni monotoni come un'aspirapolvere o il motore di un'auto) e altri stimoli sensoriali possa velocizzare lo sviluppo del bambino, incrementare la sua intelligenza, aiutarlo a dormire o alleviare le colichette.
Henry Williams, medico enormemente rispettato e già cattedratico della Anthroposophical Society's Fellowship of Physicians, suggerisce che, venendo i neonati da un luogo dai contorni morbidi e dai colori tenui, sia ragionevole che vengano intro-

dotti gradualmente in questo nuovo mondo spigoloso. “Vogliamo portarli con delicatezza a questo livello di esistenza, con una transizione dolce, contorni attenuati e colori attutiti presentando loro tutte queste cose in modo lento poiché esse sono nuove e per loro molto affascinanti. Non c’è fretta per tutto ciò”.

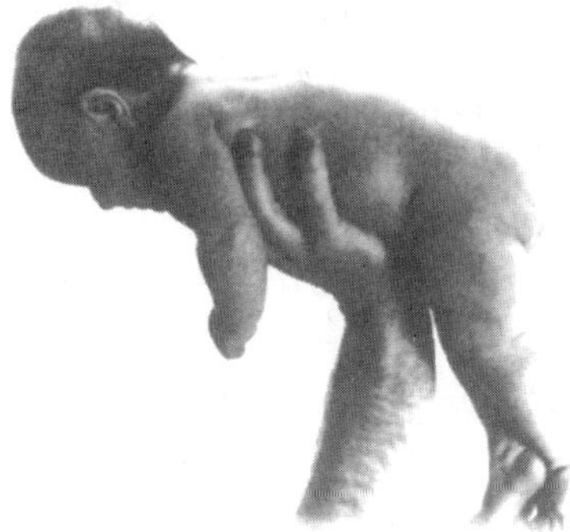

La nostra più grande preoccupazione sulla capacità dei nostri figli a svolgere i test di intelligenza ci può portare ad accettare programmi che possono o non possono essere validi e che potrebbero essere determinanti per il loro sviluppo emotivo e spirituale a lungo termine. Soprattutto chi fabbrica prodotti per bambini insinua che i nostri figli non saranno capaci di realizzarsi economicamente e socialmente in un ambiente competitivo a meno che non siano stati “svezzati” a oggetti particolari o a un determinato modo di elaborare le informazioni. Attaccare i bambini a oggetti materiali come gli “stimolatori sensoriali” certamente beneficia le compagnie che producono i prodotti e gli esperti che li promuovono. Allo stesso tempo i genitori, che non ricevono un supporto culturale per il loro ruolo o ne ricevono poco, sono spesso sollevati dai sensi di colpa e dallo stress grazie a queste mediazioni meccaniche. Io sono preoccupata da come si stanno lentamente deteriorando le nostre capacità intuitive e la nostra fiducia in noi stessi. Forse un giorno arriveremo a credere che gli oggetti siano realmente degli stimolatori migliori, dei calmanti più competenti e degli “sviluppatori di cervello” più efficaci di quanto non siamo noi e che senza questi prodotti i nostri figli cresceranno svantaggiati rispetto ad altri. Invece di dare loro nutrimento emotivo, insegnamenti spirituali e un desiderio di esplorare il mondo vivente, lavoriamo

sempre più duramente per garantire loro oggetti di stimolazione "indispensabili".
Da quando i ricercatori hanno dimostrato più interesse nella incredibile gamma di benefici dati dal massaggio infantile, questo loro interesse non è passato inosservato agli occhi di chi è a caccia di profitti. Molti anni fa ho scherzato sul fatto che, se avessimo voluto fare una montagna di soldi, avremmo dovuto costruire un "apparecchio per il massaggio infantile" che potesse essere incentrato è applicato sui bambini. L'unico inconveniente sarebbe stato che tutti i benefici del massaggio infantile sarebbero andati perduti. Con mio immenso stupore e costernazione, una compagnia ha progettato realmente un "baby massaggiatore" simile a quelli usati nel massaggio shiatsu e così popolari nei centri commerciali (che poi finiscono in un cassetto perché nulla può alleviare la tensione come il massaggio vero). Molti genitori inconsapevoli lo compreranno credendo che possa essere utile per i loro bambini. Ma anche questi finiranno in un cassetto nel momento in cui i genitori realizzeranno che nulla può sostituire le loro mani piene di amore.
Gli psicologi dell'età evolutiva convengono sul fatto che i neonati apprendono in modo naturale e sono in grado di estrapolare da un ambiente caldo e amorevole tutte le informazioni di cui necessitano. La sicurezza di base offerta da un buon legame genitore-figlio permette ai bambini di proiettarsi verso il loro mondo e di evolversi verso le loro piene potenzialità mentali, fisiche e spirituali. Il massaggio infantile fornisce una ricchezza di esperienze sensoriali affascinanti: i tuoi occhi, i tuoi capelli, il tuo sorriso, il tuo profumo e il suono della tua voce che racconta una storia o canta una ninnananna offrono non soltanto quei contrasti che il tuo bambino va cercando, ma anche un riscontro caldo e amorevole. Non solo velocizza la mielinizzazione, ma fa capire alla tua bambina che è giunta in un mondo vivo e vibrante. Non vi è musica più dolce del suono di una madre che canta; non ci sarà mai gioco che possa raccontare una storia in modo così reale come solo un papà sa fare.

Nessuno potrà mai inventare un sostituto del contatto d'amore tra genitori e figli. Nessun apparecchio per la stimolazione vestibolare potrà reggere il confronto con l'essere massaggiato e tenuto tra braccia amorevoli. E, per quanto concerne i rumori bianchi, niente potrà mai sorpassare il suono del respiro e i cuori che battono all'unisono.

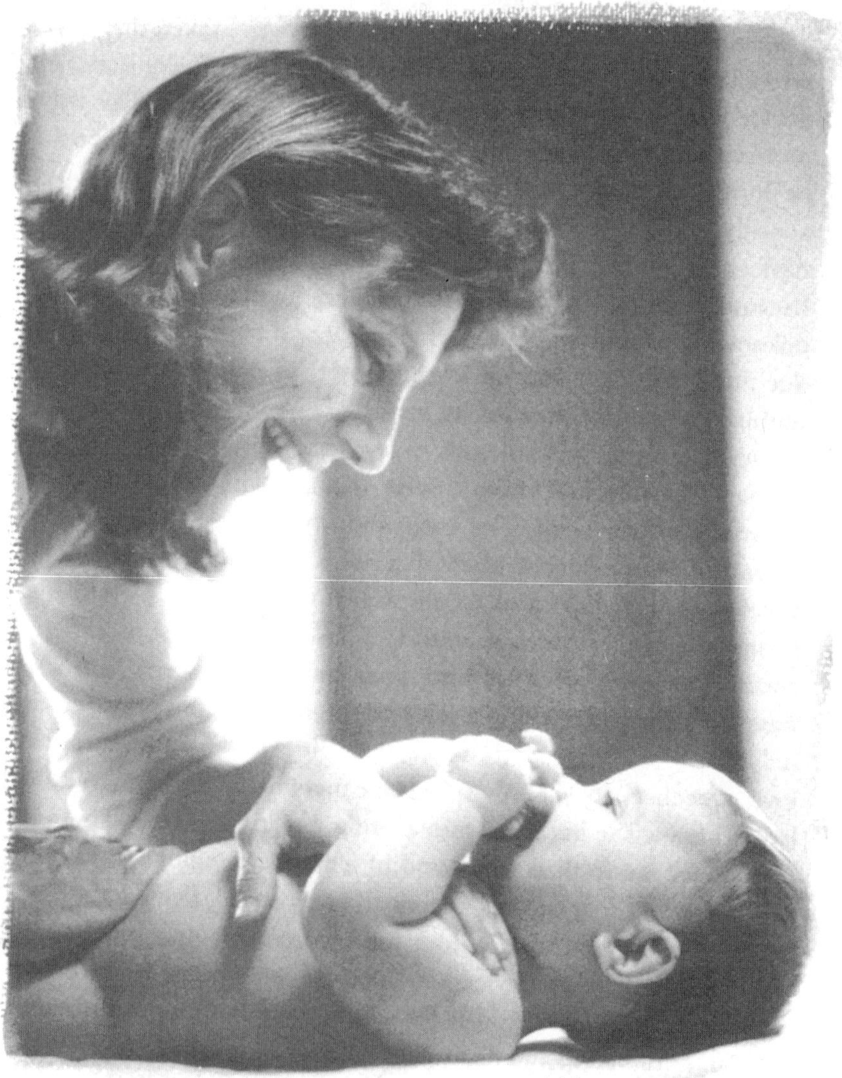

CAPITOLO III
Bonding, affetto e massaggio infantile

Bimbo, sono qui accanto a te e ti guardo
dimenticando ogni altra cosa.
Nei sogni le cose del mondo mi passano accanto
ma quando sono sveglia non do loro importanza.
Sento il tuo respiro che va e viene,
il tuo respiro che si è da poco rivelato,
e guardo i tuoi occhi ignari
la cui luce è pura come il cielo.
- Anonimo, 1860

L'importanza del bonding e dell'affetto

Il bonding è un fenomeno che si riscontra a livello universale. Nella fisica si stabilisce all'interno del campo energetico dal quale derivano le particelle. Due particelle di energia avvicinate ruotano e si polarizzano in modo identico, anche quando vengono separate. Due cellule viventi di un cuore umano avvicinate cominciano a battere insieme. Sia nel regno animale che nella vita dell'essere umano, i legami affettivi e tattili tra la madre e la sua creatura garantiscono una sana interazione e un buon sviluppo per il futuro. La vicinanza tra genitore e figlio, attraverso l'esperienza sensoriale e un'interazione amorevole, li spinge verso una reciproca e fondamentale sincronia.

Gli etologi hanno scoperto anni fa l'imprinting, quando Konrad Lorenz mostrò che i cuccioli di oca erano biologicamente programmati a seguire e a creare un legame con la prima cosa che avevano visto dopo la loro nascita. Nel frattempo, Harry Harlow studiò, insieme ai suoi colleghi, il comportamento delle scimmie e delle capre e scoprì alcuni momenti ed elementi critici dal punto di vista affettivo che erano fondamentali non solo per la sopravvivenza fisica dei cuccioli ma anche per ciò che potremmo chiamare con il nome di "salute emotiva". Se il legame affettivo di una scimmia adulta era stato in qualche modo disturbato durante la sua infanzia, tale scimmia avrebbe avuto un comportamento di rifiuto con i propri cuccioli.
Negli animali, il momento cruciale in cui si instaura il bonding avviene nel giro di pochi minuti o poche ore dalla nascita. La madre si lega al cucciolo leccandolo e compiendo pertanto una specie di massaggio che, a turno, aiuta i cuccioli ad adattarsi fisicamente al mondo extrauterino. Se madre e figlio vengono separati in questi momenti per poi venire riuniti successivamente, è facile che la madre rifiuti il cucciolo o lo trascuri; di conseguenza, spesso accade che il cucciolo muoia per la mancanza degli stimoli materni persino qualora venga nutrito in altro modo.
In studi svolti parallelamente a quelli sugli animali, i dottori John Kennell e Marshall Klaus hanno, tra le altre cose, evidenziato che anche per l'essere umano vi è un periodo particolarmente sensibile alla creazione di un legame. Ma questo periodo sembra essere meno rigidamente stabilito e potrebbe durare per mesi, addirittura anni, dopo la nascita. Un altro termine spesso connesso a quello di bonding è affetto. Mentre il concetto di bonding è specifico della nascita e della nostra relazione con il regno animale, in quello di affetto ci si può imbattere in qualunque momento ed è un sentimento che può nascere tra due individui qualsiasi.
Frank Bolton, nel suo libro *When bonding falls* descrive il bonding come un processo unidirezionale che parte dalla madre

durante la gestazione e continua passando attraverso la nascita e i primi giorni di vita del neonato. Viceversa, l'affetto è una interazione che si instaura tra genitori e figli, siano essi naturali o meno, che si sviluppa durante il primo anno di vita che trascorrono insieme e viene rinforzato durante tutta la vita. L'autore lo descrive come quella sensazione grazie alla quale l'altra persona diviene "insostituibile".
Spesso questi due concetti sono usati in maniera interscambiabile, poiché nell'essere umano il periodo del bonding viene liberamente definito come parte del legame affettivo. Kennell e Klaus considerano il bonding come "un rapporto unico, specifico e duraturo tra due persone". Tale definizione si potrebbe applicare anche al concetto affettivo. In questo libro userò entrambi i termini poiché non è mio compito quello di conformarmi a un linguaggio strettamente medico o da ricercatore. Piuttosto, useremo questi concetti nel nostro linguaggio di tutti i giorni per sottintendere ogni tipo di amore che si crea tra un genitore e il neonato, sia esso naturale, adottato o si tratti di un bambino più grandicello. Nel modo in cui li useremo, bonding e affetto rappresenteranno quel continuum completo di intimità che può presentarsi ripetutamente e che può essere incrementato con la pratica del massaggio infantile.

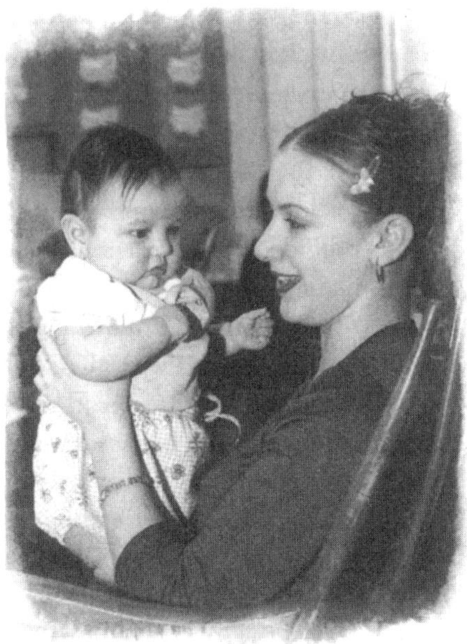

Kennel e Klaus citano l'atto del cullare, del baciare e del guardare con intensità quali indicatori di un legame in via di formazione. Risulta evidente dai loro studi e da quelli di altri colleghi la correlazione tra la mancanza di un legame e di un affetto precoci e un successivo rifiuto, una trascuratezza e un insufficiente crescita. Le madri separate dai neonati durante i primi giorni sono spesso più restie a imparare i compiti materni basilari e si dimostrano anche meno abili. Anche separazioni molto brevi talvolta influenzano negativamente il rapporto madre-figlio.

Esperti di molti campi sono sempre più allarmati per quella che è stata denominata la "crisi del legame" nei Paesi occidentali. Molto prima che scoppiassero i primi focolai di violenza tra i bambini degli Stati Uniti, il dottor Ken Magid, psicologo e autore del libro *High Risk: Children without a Conscience*, focalizzò la sua attenzione su quella che chiamò "una profonda rivoluzione demografica" che sta cambiando il corso della storia. "Alle madri lavoratrici" dice "- e alla possibilità che i loro figli soffrano di una rottura del legame affettivo - non viene data sufficiente importanza". Nel 1988, con una agghiacciante profezia di tutta una serie di eventi che sarebbero in seguito accaduti, parlò delle pressioni finanziarie che gravavano su famiglie monoreddito, di genitori single che lottano quotidianamente per la sopravvivenza, di una società che dipende dal successo, di scuole materne sotto organico e malamente funzionanti, di congedi parentali brevi o addirittura inesistenti nel mercato del lavoro, di adozioni gestite malamente e disposizioni inadeguate per la custodia dei figli in caso di divorzio come di fattori ad alto rischio per le generazioni a venire. Bambini ansiosamente attaccati o privi di affetto possono crescere andando incontro a una gamma di disordini che possono andare da una difficoltà di formare e mantenere i rapporti con le persone fino a comportamenti sociali criminali. Il fatto di sviluppare un attaccamento ansioso significa che al bebè non viene corrisposto in modo consistente l'amore di cui necessita da parte di chi si prende cura di lui: il bebè non può rilassarsi e fidarsi del fatto che i propri bisogni vengano soddisfatti e che il mondo sia un

luogo positivo e sicuro dove poter vivere. Questi bambini hanno paura del mondo e hanno difficoltà a fidarsi degli altri, ad aprirsi, o spesso hanno soltanto risentimenti che emergeranno più avanti nel tempo e in modo inappropriato. Per loro diviene difficile costruire legami solidi e pieni di amore poiché le loro ansie non gli permettono di fidarsi degli altri.
Contrariamente al cucciolo di scimmia, quello umano non ha la capacità fisica di dare inizio al contatto con la propria madre per soddisfare i propri bisogni; la sua vita dipende dalla forza del legame affettivo con i suoi genitori. In caso di un contatto madre-figlio precoce e duraturo si sono evidenziati risultati incredibilmente positivi. Quelle madri che hanno "legato" con i loro figli nelle prime ore e nei primi giorni di vita hanno poi mostrato maggiore intimità con loro, un comportamento più delicato, contatti visivi e tattili più prolungati. Inoltre avevano maggior successo con l'allattamento al seno e passavano più tempo a osservare i loro bambini durante i pasti con un conseguente incremento di peso da parte dei piccoli. All'età di tre anni il loro QI evidenziato dai test di Stanford-Binet risultava più alto rispetto a quello dei bambini che erano stati separati dalle madri.

La cura quotidiana dei bambini

Gli esperti che hanno studiato gli effetti dell'asilo nido sui bambini al di sotto di un anno hanno dato l'allarme già nel 1985, quando molti studi cominciavano a sostenere la conclusione secondo cui la scarsa professionalità di chi si occupa dei bambini a casa e fuori casa e un inserimento troppo precoce nei nidi può causare situazioni di stress a lungo termine e un possibile danno ai legami parentali.
Sono passati diversi anni da allora e adesso siamo allarmati dal numero dei bambini che non si fanno scrupoli a usare la violenza come mezzo per arrivare a una posizione, per essere accettati e per trovare sollievo da paure e frustrazioni. Sebbene molti fat-

tori contribuiscano a questo fenomeno, inclusi i media, una maggiore tolleranza verso la violenza a livello di cultura generale, lo smembramento dei legami familiari esterni e la pressione finanziaria - tutti fattori che apportano uno stato di irragionevole tensione sulle famiglie -, alcuni esperti suggeriscono che la frattura nel processo affettivo possa penetrare profondamente nella psicologia dei bambini generando rabbie che alla fine si esprimono ferendo altre persone. La separazione precoce dai genitori può minacciare i legami familiari e seminare distruzione nella futura vita del bambino e nell'armonia familiare. I bambini che hanno avuto dei vincoli inadeguati o ansiosi o la cui famiglia non è capace di esercitare la propria influenza o di dare dei limiti al loro comportamento spesso crescono con problemi psicosociali piuttosto seri che è difficile indirizzare o sanare. Molti neogenitori hanno poca scelta riguardo al loro contributo alle entrate familiari; devono lavorare e così la cura dei figli diviene un problema significativo per le nuove famiglie. Non voglio qui generare sensi di colpa in quei genitori che lavorano poiché non è importante determinare il valore del genitore che sta a casa rispetto alle baby sitter o gli asili nido, quanto piuttosto il fatto che si tratta di una decisione da prendere con estrema accuratezza. Io credo che l'aspetto più importante di questa discussione sia la qualità delle attenzioni ricevute dal bambino, indipendentemente da chi le dà, e la qualità dell'ambiente che il bambino trova al suo ritorno a casa. Detto questo, conti-

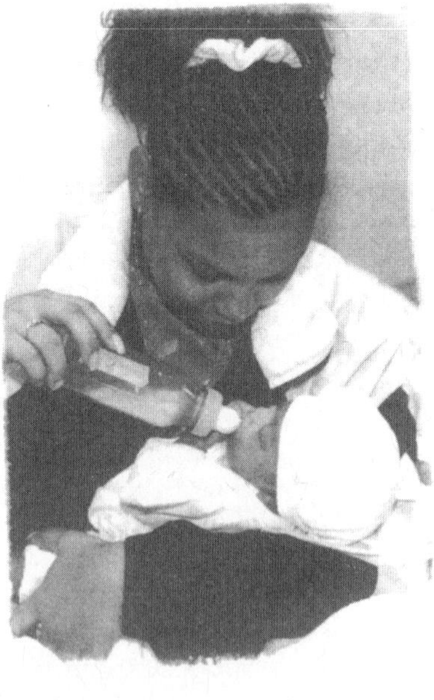

nuo a credere che i genitori siano le persone più adatte ad accudire i loro figli piccoli perché in questo periodo si formano i vincoli più stretti che avranno un profondo impatto sulla psiche e sul comportamento della bambina e, di conseguenza, sul modo in cui lei sarà sensibile alla cultura e alle altre persone.
Magid, nel suo libro *High Risk*, enfatizza i pericoli del lasciare precocemente in custodia ad altri i propri figli: "dopo aver dato uno sguardo a tutta la letteratura in merito, è mia opinione che nessun bambino dovrebbe essere lasciato senza genitori per un periodo significativo durante il primo anno di vita. I genitori dei neonati devono agire con estrema cautela quando prendono in considerazione il fatto di lasciare che altri si curino dei loro figli, sia che si tratti di una baby sitter o di un altro parente. Questi sono i momenti più importanti della vita dei nostri figli".
In alcune ricerche effettuate nel 1996 dal National Institute on Child Health and Development sono state seguite 1300 famiglie nel periodo che andava dalla prima infanzia al compimento del settimo anno di età dei figli; queste famiglie sono state osservate sia a casa che in situazioni in cui i figli venivano curati da altre persone. Lo studio ha rilevato che i bambini lasciati alle cure di persone di scarsa qualità o nelle mani di persone sempre differenti erano più propensi a sviluppare un attaccamento morboso verso le loro madri soprattutto se queste erano a loro volta insensibili alle loro necessità. Non è allora il tempo passato all'asilo o con una baby sitter a influenzare lo sviluppo di legami positivi o meno, quanto piuttosto la qualità dell'ambiente e del tipo di interazione che si instaura con le persone che si devono prendere cura di loro (possibilmente il minor numero possibile).
Altre ricerche sottolineano come un elevato standard qualitativo di queste cure sia in grado di evitare la caduta del quoziente intellettivo che spesso si attua tra il 12° e il 30° mese di vita in quei bambini che vengono tenuti in un contesto di povertà o sporcizia. Da ciò sembra trasparire il fatto che a essere messa in discussione non sia la cura dei bambini: il fattore di maggiore

rischio per lo sviluppo di disordini affettivi è un ambiente stressato nel quale il bambino non riceve l'amore, l'affetto e l'attenzione di cui necessita. Pertanto, anche se un genitore resta a casa per prendersi cura del proprio figlio ma il lasciare il lavoro rappresenta non solo una perdita finanziaria ma anche di stima verso se stesso, tutto ciò influenzerà negativamente il piccolo molto più che se fosse lasciato nelle mani di una o due persone competenti e amorevoli. I genitori sarebbero felici al rientro a casa e potrebbero ricolmare di amore, affetto e gioia il proprio figlio focalizzando la loro attenzione su di lui fuori dal lavoro.

I genitori che non si possono permettere di lasciare il lavoro per accudire i loro neonati ricevono però poco aiuto a livello sociale nel procurarsi dei degni sostituti. Devono soffrire l'angoscia della separazione, il senso di colpa che ne deriva e le preoccupazioni che sorgono circa l'adeguatezza della loro scelta. Spesso questi sentimenti contribuiscono ad allontanare ulteriormente i genitori dai loro figli e a deteriorare quei legami affettivi che dovrebbero invece essere rafforzati.

Il massaggio, se svolto quotidianamente, può essere di grande aiuto nel mantenere e rafforzare i legami affettivi tra genitori e figli. Mezz'ora di massaggio fatto dopo il lavoro può aiutare il genitore a focalizzare la propria attenzione sulla vita che si svolge tra le pareti domestiche e aiuta il bambino a sentirsi sicuro e appoggiato.

"Il nostro bambino adora il momento del massaggio e sorride e squittisce per tutto il tempo" racconta Barbara madre di John, sei mesi. "Da quando sia io che mio marito lavoriamo fuori casa il massaggio rappresenta un modo per districarci dal lavoro e riavvicinarci a John e tra di noi dopo una giornata stressante. Siamo certi che il nostro bambino è felice e rilassato perché passiamo molto tempo a massaggiarlo".

Altri genitori lavoratori trovano che i loro bambini si lamentino per buona parte del tempo dedicato al massaggio. Una madre mi ha detto di aver pensato che il suo bambino amasse di più la baby sitter di lei perché il piccolo piangeva per più di un'ora e si lamentava durante il massaggio mentre appariva molto felice durante il resto del giorno. Spesso lasciava perdere e lo lasciava piangere finché non si addormentava ma poi si sentiva frustrata e inadeguata. Quando le suggerii che il pianto del bambino indicava proprio il contrario di ciò che pensava, cominciò a vedere le cose in modo diverso: il bambino conservava tutta la sua tensione fino a quando non arrivava lei, la persona più fidata sulla quale scaricare ogni stress dovuto a tutti gli stimoli della giornata. Considerando il pianto sotto questa nuova luce, avrebbe potuto aiutare il figlio a provare sollievo attraverso la sua voce e il linguaggio del corpo, e continuando a massaggiarlo alternando tecniche di cullamento a pause. Dopo poche settimane il bambino cominciò a piangere sempre di meno e alla fine la loro intimità aumentò e lei poté massaggiarlo sentendosi competente, amorevole, protettiva, con la consapevolezza di essere una buona madre e che il suo bambino si sentiva al sicuro con lei più che con qualsiasi altra persona. Il bambino si adattò al massaggio e cominciò a divertirsi, guardando sua madre e rilassandosi con il movimento ritmico delle sue mani e della sua voce che lo cullava.

GLI ELEMENTI FONDAMENTALI DEL BONDING E DELL'AFFETTO

I fattori importanti che contribuiscono alla formazione del bonding tra genitori e figli includono un contatto visivo, epidermico, la vocalizzazione, la reazione del bambino al genitore, l'attivazione di ormoni materni e paterni attraverso il contatto con il bambino, la regolazione della temperatura corporea, gli anticorpi e i batteri immunologici che i genitori passano al figlio grazie a un contatto così stretto.
Sebbene tutti questi elementi vengano messi in gioco durante il massaggio, gli elementi vitali che rafforzano il legame affettivo sono il contatto visivo, il contatto epidermico, la vocalizzazione e la comunicazione nonché le reazioni del bambino e la "danza" dell'imparare e conoscersi.

Contatto visivo

Il contatto visivo è uno dei sistemi più potenti di comunicazione che conosciamo e, tra genitore e figli, rappresenta un collegamento vitale. I neogenitori sembrano non poter resistere alla tentazione di trovarsi faccia a faccia con la loro bambina e poterla guardare negli occhi. Canticchiano frasi come: "Ti prego, apri gli occhi. Mi vuoi guardare?" E quando il neonato instaura il contatto visivo fanno seguito esclamazioni deliziose. I genitori raccontano che la prima volta che provano una vera intimità con la loro bambina è proprio quando si crea questo contatto. L'apparato visivo della bambina è biologicamente programmato a cercare il contrasto che gli occhi creano sul viso e a cercare l'areola scura intorno ai capezzoli della madre. Infatti, durante la gravidanza gli ormoni materni scuriscono questa parte forse proprio per attirare lo sguardo del neonato. Gli esperti nel settore fanno considerazioni sul ruolo del contatto visivo come un potente segnale per il sistema psicologico del neonato; il messaggio ricevuto dal cervello gli permette di bloccare la produzione degli ormoni dello stress cominciata durante il parto. Durante il massaggio il neonato si trova faccia a faccia con il genitore e la qualità di questa interazione fornisce diverse reazioni per entrambi, attraverso il contatto visivo, rinforzando continuamente il messaggio secondo cui "è tutto OK e ora puoi rilassarti".

Contatto epidermico

Sembra che massaggiare il neonato subito dopo il parto sia qualcosa di innato nelle madri poiché con questo atto favoriscono la mielinizzazione dei nervi e risvegliano i sensi del bambino. Il tatto è un elemento fondamentale nel bonding. Le persone che si amano, i bambini che fanno amicizia, anche le persone che hanno dei cuccioli di animale passeranno diverso tempo a creare un contatto intimo fino a che il legame affettivo non sia saldo. Gli animali che crescono senza un contatto sono antisociali e aggressivi e tendono a rifiutare i propri cuccioli. Richard

Restak, autore di *The Infant Mind*, commenta così l'importanza del contatto:

> *Il bambino si volta verso la madre. Ma lei come reagisce? Lo toccherà? Si volterà dall'altra parte? Che situazione semplice e apparentemente priva di contenuto e importanza. Ma noi veniamo ingannati dalla semplicità di questo scambio che si realizza in pochi secondi ma che durerà per decenni. La madre si volta verso il suo bambino e lo tocca. Nessuno dei due parla. Chi avrebbe mai potuto immaginare che il semplice atto del toccare un altro essere umano potesse essere così importante!*

Vocalizzazione

Un altro elemento di questa "danza" è la vocalizzazione. Dal momento in cui il nascituro risponde ai suoni, e cioè intorno al settimo mese di gestazione, sappiamo che sta ascoltando la voce materna. Il suo corpo si muove al ritmo delle parole e l'alta tonalità della voce materna è particolarmente dolce alle sue orecchie. Mentre lo massaggi potresti cantargli una canzone o raccontargli una storia. Così facendo assocerà determinati suoni al massaggio. Ripeti il suo nome e usa la parola *rilassati* per insegnargli a rilasciare la tensione (approfondiremo questa tecnica nel Capitolo 5).

Il massaggio infantile contribuisce a rafforzare il legame cominciato con il parto. Il bambino impara a trarre piacere dal benessere e dal senso di meravigliosa protezione offerti dall'atto di amare e di essere amati. Acquista consapevolezza del proprio corpo e i suoi genitori gli mostrano come rilassare un braccio o una gamba in tensione o lo aiutano a liberarsi dall'aria che ha nel pancino. Lo guarderanno negli occhi, canteranno, parleranno con voce soffusa e massaggeranno delicatamente la sua pelle. Così facendo, la "danza" del bonding ricomincia ancora una volta.

"Mi sento molto più vicina alla mia bambina e più in sintonia

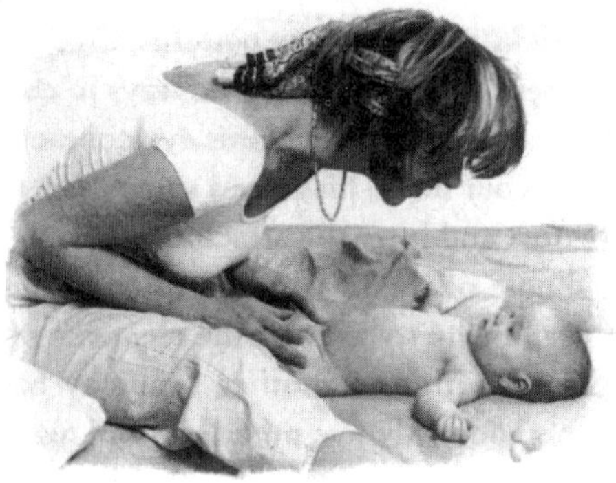

con il suo corpo" dice Debbie, madre di Kelly, tre mesi. "So che sta crescendo in fretta ed è così importante che io resti in contatto con il suo corpicino e osservi la sua crescita giorno dopo giorno. Penso che anche lei percepisca che le sono vicina e tra di noi si sta sviluppando una vera fiducia reciproca, proprio grazie al massaggio. Voglio fare tesoro della sua infanzia con tutti i suoi problemi e le sue gioie e il massaggio è un modo meraviglioso per realizzare tutto ciò. I benefici che ne trae la mia bambina - fisicamente ed emotivamente - sono un dono extra".

Imparare a conoscersi

Il massaggio svolto con regolarità fornisce al genitore l'opportunità di fare conoscenza intimamente con il linguaggio corporeo della propria bambina, dei suoi ritmi di comunicazione, della sua soglia percettiva della stimolazione e di come il suo corpo si sente e reagisce a seconda che si trovi in uno stato di tensione o di benessere.

La ricerca sul bonding sottolinea inoltre che i genitori si sentono più vicini ai loro figli quando riescono a provocare in loro una reazione a una serie di azioni specifiche. Il massaggio, che costituisce una combinazione di intimità, comunicazione, gioco e carezze, riesce a intensificare enormemente il sentimento di competenza dei genitori. Al di là del tempo dedicato a toccare e a coccolare la propria bambina attraverso il massaggio, un genitore le manda comunque un messaggio molto speciale che dice: "Ti voglio bene e voglio comunicare con te, solo con te". Vi posso garantire, da tutta la mia esperienza, che la maggior parte dei bambini riceve questo messaggio! I miei stessi figli, ora che sono divenuti adulti, continuano tuttora a beneficiare del massaggio che ogni giorno facevo loro quando erano piccoli; sono persone affettuose, generose e complete. La nostra intimità è rimasta intatta mentre crescevano, anche durante l'adolescenza e dopo i vent'anni quando si sono staccati per creare la loro identità e farsi una vita propria. Anche se abbiamo avuto la nostra parte di incomprensioni, ogni volta ci siamo ritrovati con amore - migliorandoci, unendoci di nuovo e divenendo ancora più intimi e comprensivi gli uni con gli altri. Il nostro impegno a mantenere l'unità della famiglia è indistruttibile e posso dire, senza essere equivocata, che attribuisco la qualità della nostra intimità e i nostri impegni reciproci alle nostre esperienze di costruire legami affettivi forti attraverso il massaggio pieno di amore e sensibilità.

Il bonding rinviato

Una madre e il proprio bambino riusciranno sicuramente a recuperare terreno, qualora il momento del bonding sia stato ritardato a causa di una separazione, se verranno dati loro gli strumenti adeguati e una grande dose di incoraggiamento. Non disperate se non siete riuscite a stabilire un legame intimo e affettuoso fin dal primo momento: il bello dell'essere umano è quello di possedere una meravigliosa capacità di superare gli imprevisti e imparare nuovi schemi. Se siete consapevoli dell'importanza di questo legame troverete di certo il modo per aiutare la natura.

Un neonato che evita il contatto visivo, che è freddo e non si modella al vostro corpo, necessita forse di un po' più di attenzione per cominciare ad avere fiducia e a forgiare i legami affettivi di cui ha bisogno per uno sviluppo in piena salute. Alcune delle idee che proporrò nel Capitolo 14 potrebbero esservi di aiuto. Il massaggio quotidiano è in grado di cominciare a ricreare gli elementi del legame affettivo che vi aiuteranno ad entrare in sincronia tra di voi. Comincerete facendo un massaggio molto breve - solo cinque minuti - per incrementare gradualmente man mano che il bambino comincerà ad accettare sia il massaggio che il contatto con i vostri occhi. Potrà essere di aiuto anche passare un po' del vostro tempo a cullarlo, a dormire con lui, a fare il bagno insieme e a giocare ogni volta che sarà sveglio e attivo. Qualsiasi attività che includa il contatto, la parola, lo sguardo e l'affetto è un'attività su cui focalizzare la propria attenzione. Andate piano, però. Alcuni genitori, nella loro ansia di aver perso la cosiddetta "finestra del bonding" apportano una sovrastimolazione che stressa i loro bambini; lasciatevi condurre da loro, fornendo loro l'attenzione, l'affetto, il contatto visivo, le coccole e le rassicurazioni che essi sono in grado di accettare.

Altri genitori trovano che questa riappropriazione del legame affettivo sia difficoltosa a causa di un accumulo di stress e depressione causato dalla separazione dai loro piccoli. Se vi sentite stressate o depresse, chiedete aiuto. L'atto di sfogarsi può essere utile; dar voce al dolore è un mezzo fondamentale per alleviarlo. Anche uno psicologo o un consulente possono aiutare a trovare una soluzione che forse non avevate pensato. Per il bene del vostro bambino, per un rapporto duraturo tra di voi, un aiuto dall'esterno potrebbe essere prezioso.

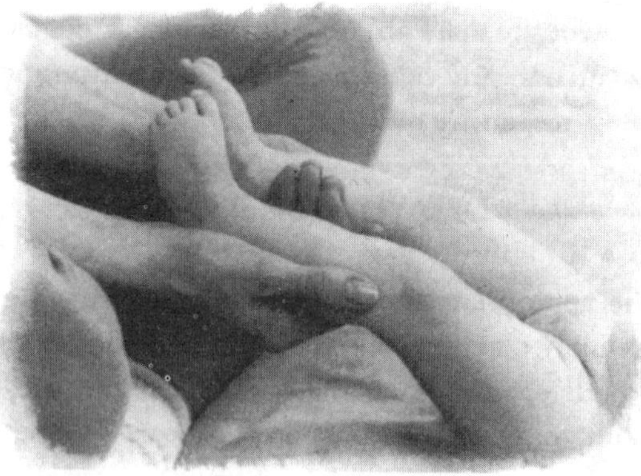

Nei prossimi capitoli parleremo anche di adozione, affidamento, bambini prematuri e altre situazioni particolari. Ognuna di queste richiederà un approccio diverso al massaggio ma nessuna può essere esclusa come parte dei tuoi compiti di genitore.

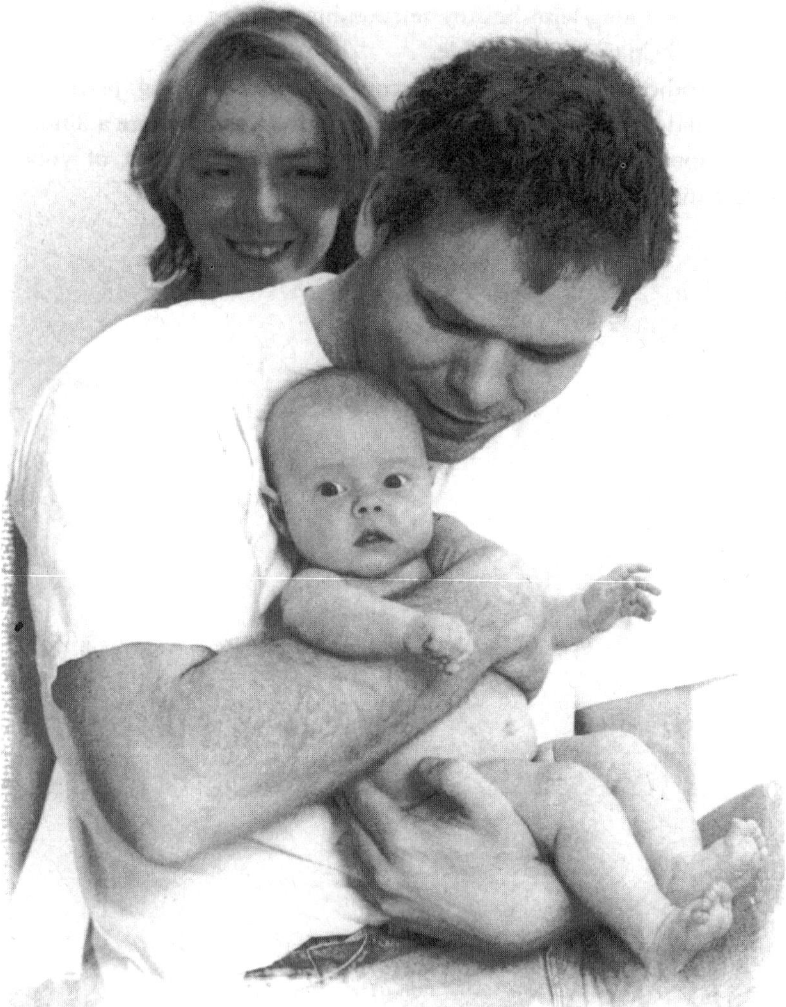

CAPITOLO IV
Dedicato ai papà

Il nostro uccellino del Paradiso
è sveglio, papà. Io credo
che nella sua mente sappia già
che se tanto gorgoglierà
presto la sua testolina
sul tuo ruvido cappotto
che tanto lo affascina
appoggerà.
- Norman Gayle

Coinvolgere il papà sin dal principio

I papà di oggi hanno un interesse sempre più attivo verso la cura dei propri figli. L'immagine del papà goffo e spaventato che lascia il neonato nelle mani della madre fino a quando non avrà raggiunto un'età in cui potrà giocare, sta ormai diventando un'eccezione piuttosto che una regola. Nonostante questa brama a partecipare alla cura dei figli sin dai primi istanti, un neopapà potrebbe incontrare alcuni problemi logistici. Il suo tempo potrebbe essere limitato alle ore serali e ai fine settimana e potrebbe essere stanco dopo una giornata di lavoro; potrebbe inoltre trovarsi ad affrontare un sovrappiù di stress a causa del dover far fronte al mantenimento della famiglia o all'incremento della pressione finanziaria. Inoltre, è possibile che sua

moglie lavori fuori casa e che lei stessa debba affrontare i medesimi problemi addizionati alle complicazioni legate all'allattamento, dovendo comunque conservare la sua immagine lavorativa e le aspettative poste su di lei.
Durante le prime settimane dopo il parto è facile che una mamma sia stanca al termine della giornata e che il bambino sia un po' noioso. L'immagine della mamma che sta a casa godendo della gioiosa compagnia del proprio bambino è un'immagine da soap opera ed è ben lontana da quella reale che la vede impegnata in un numero interminabile di compiti da dover svolgere senza tregua durante il giorno e con pochi contatti con il mondo adulto. Molti di questi compiti sono ripetitivi: pulire, lavare, cambiare i pannolini, nutrire, tranquillizzare, fare la spesa - e non vi è neppure un riconoscimento in denaro o una pacca sulla spalla. Così, quando il papà torna dal lavoro, la maggior parte delle mamme non è propriamente di buon umore. Un padre, la cui moglie era morta, disse che era sempre stato molto vicino ai suoi figli in passato ma non si era mai reso conto "di quanto fossi estraneo fino a che non mi misi a fare tutte le migliaia di cose che servono per tirare su un figlio".

Non aspettate di essere invitati

Cari papà, non aspettate che qualcuno vi inviti a prendervi cura del vostro bebè. All'ospedale, in clinica, a casa, durante i primi giorni non lasciate che zie e nonne, armate di buone intenzioni, vi estromettano. Chiedete all'infermiera, all'ostetrica o alla nonna come si fa a cambiare un bambino, a fargli fare il ruttino, a misurargli la temperatura e a fargli il bagnetto. Se entrambi sarete d'accordo, fatevi insegnare da vostra moglie ad allattare il neonato (anche i bambini allattati al seno non disdegnano talvolta il biberon). Se la vostra compagna si lamenta per come fate le cose, non mettetevi sulla difensiva ma chiedetele di mostrarvi come si fa e ringraziatela. Come ha detto un neopapà: "Dopo qualche tempo si stuferà di fare il 'capo' del bambino e

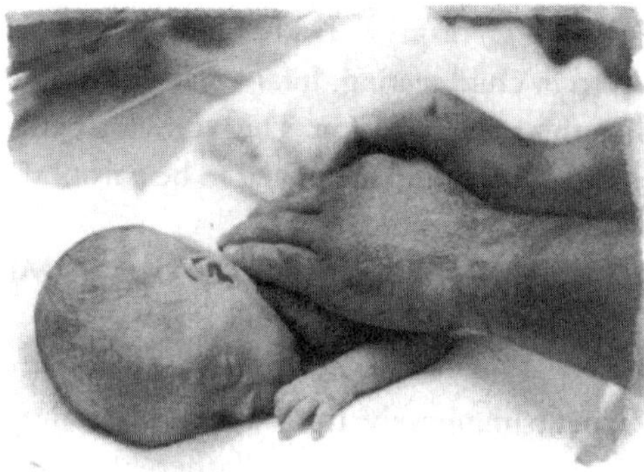

vi cederà sempre più il controllo". Diverse ricerche hanno evidenziato che un appoggio sensibile da parte del papà apre la strada a un sicuro affetto e che un rapporto di coppia caloroso e gratificante incoraggia il coinvolgimento paterno con i figli.
Entrambi i genitori possono sentirsi costretti a trovare tempo per se stessi e per la loro relazione oltre che del tempo per essere buoni genitori. Un papà potrebbe talvolta avere una reazione di riservatezza proprio quando sia la madre che il bambino avrebbero bisogno di una reazione esattamente opposta. Oltre a ciò, l'opprimente responsabilità di doversi occupare 24 ore su 24 del neonato significa spesso, per lo meno al principio, una privazione delle ore di sonno per entrambi i genitori.
Questi elementi stressanti rappresentano per i papà una barriera nell'imparare a prendersi cura dei propri bambini con gentilezza e tenerezza. Così pure le loro carenze verso un "comportamento materno": poiché la maggior parte degli uomini non sono divenuti adulti imparando a comportarsi verso i bambini allo stesso modo delle donne, è ovvio che all'inizio dovranno ricevere un aiuto e un incoraggiamento particolari. Ma tutti i papà possono passeggiare, cullare, cantare, ballare, raccontare fiabe e massaggiare i loro bambini così come possono anche nutrirli, cambiarli e far loro il bagnetto. Molte persone non si rendono conto che anche i papà hanno degli "ormoni" che ven-

gono attivati quando si trovano in stretta intimità con i loro piccoli.
Lo psicologo Tom Daly commenta: "Nel processo del massaggio i papà imparano a conoscere i loro bambini in un modo straordinario. Si mettono in relazione con una parte intima di se stessi e dei loro figli: il loro lato più coccolone. I ragazzi vengono condizionati a reprimere questo loro aspetto verso i nove anni ma il fatto di occuparsi dei neonati in questo modo li porta a riappropriarsene. I papà si rendono conto di essere dei bravi educatori quando vengono posti in una situazione in cui la loro virilità non viene compromessa".
Egli sottolinea, inoltre, come i bambini si dimostrino più creativi e abbiano più fiducia in se stessi quando i loro papà danno loro maggiori attenzioni: "gli uomini e la natura umana stanno cambiando" dice. "Continuiamo a coinvolgere sempre di più i papà nell'educazione dei figli. Il massaggio infantile è una ghiotta opportunità per aiutarli in questa trasformazione. Il mondo diventa sempre più bello quando un bambino viene massaggiato, e gli uomini hanno bisogno di far parte di tutto ciò".

Uomini che educano, donne di successo: come renderlo possibile

I bambini traggono un enorme beneficio dalla interazione con entrambi i genitori.
"Un rapporto caloroso e affettuoso tra padre e figlio può potenziare lo sviluppo della virilità in un bambino" osserva Michael Lamb, autore di *The Role of the Father in Child Development*. "Un papà che sta vicino ai propri figli rappresenta un modello più accessibile di quanto non lo sia un padre non disponibile. Il comportamento del 'papà-educatore' è molto spesso associato ad affetto e approvazione e acquisisce così un valore ricompensativo maggiore. Pertanto, un bambino di sesso maschile che ha

un padre che si prende cura di lui è maggiormente incentivato ad imitarlo rispetto a un bambino che non ha un papà così vicino".

Anche le bambine necessitano di un legame forte con il proprio padre. Il Berkerey Longitudinal Study indica che le donne più equilibrate e sane sono proprio quelle cresciute in ambienti nei quali entrambi i genitori erano coinvolti e affettuosi. Le donne di maggior successo hanno avuto padri che hanno apprezzato la loro femminilità e hanno incoraggiato le loro capacità, che sono stati calorosi e affettuosi con le loro figlie ma, allo stesso tempo, hanno sostenuto i loro sforzi verso l'indipendenza.

Il massaggio è un'esperienza qualitativa per genitori e figli e da esso ne traggono immenso vantaggio entrambi. Il neonato impara che il papà lo può massaggiare con tenerezza e amore e che potrà contare anche su di lui nel mettere insieme le sue esigenze fisiche ed emotive. Un padre che prende coscienza di queste sue qualità attraverso l'esperienza del massaggio sarà certamente un genitore che avrà molta fiducia in se stesso.

L'effetto più importante che si ottiene con un massaggio costante tra un padre e il suo bambino è l'approfondimento del bonding. Così come l'allattamento al seno fornisce alle madri la possibilità di incrementare il bonding - grazie al cullare, al contatto epidermico, alla comunicazione viso a viso - così il massaggio può rappresentare quell'elemento che mette letteralmente "in contatto" un papà con il suo piccolo. I papà che massaggiano regolarmente i loro bambini durante l'età infantile, ricorderanno questi momenti con tenerezza.

"Non dimenticherò mai come il mio bambino fremeva e sorrideva nel sentire l'olio che strofinavo sulle mie mani", racconta Roy, padre del piccolo Jason, sette mesi. "Sarà divertente raccontarglielo quando sarà più grande e ricordarglielo quando avrà dei figli propri. Chissà, magari un giorno massaggerò anche suo figlio!" Certo il neopapà dovra organizzarsi con un po' di creatività per trovare quei 20/30 minuti al giorno da dedicare al massaggio. Il momento migliore è generalmente al

mattino nel giorno libero, quando è più facile rilassarsi.
Dopo aver acquisito da tua moglie, da questo libro o da un corso, le tecniche di base, dovresti rimanere da solo con tuo figlio; infatti è preferibile che non siano presenti entrambi i genitori al momento del massaggio poiché la vostra presenza concomitante potrebbe dargli dei messaggi incrociati e metterlo a disagio.
In principio procedi con molta delicatezza massaggiando solo le gambe e la schiena. Potresti provare la sensazione di essere troppo vigoroso o inesperto, che le tue mani siano troppo grandi o rudi. Quasi tutti sono un tantino goffi e nervosi all'inizio. Comincia con il passare delicatamente le mani sulla schiena del bambino percependo amore e rilassamento che scorrono attraverso le tue mani per giungere a lui. Non devi necessariamente muoverle sin da subito: cerca semplicemente di sentire la connessione tra voi due e concentrati a rilassare il tuo corpo e a lasciare che il tuo amore passi attraverso di lui. Quando ti sentirai più a tuo agio allora potrai cominciare un leggero massaggio fermandoti di tanto in tanto per rilassarti. Ricorda di compiere movimenti sempre delicati e lenti, quasi al rallentatore; parla o canta dolcemente, crea un contatto visivo con tuo figlio quando lui si sentirà pronto e, in linea generale, cerca di seguire i suoi ritmi comunicativi. Man mano che trascorre il tempo e tuo figlio acquisisce maggior familiarità con il contatto, potresti desiderare di dedicare più tempo al massaggio e di passare ad altre parti del corpo, sviluppando tecniche del tutto personali.
Per maggiori suggerimenti e consigli utili, prosegui con la lettura del libro, poiché è indicato anche per te.

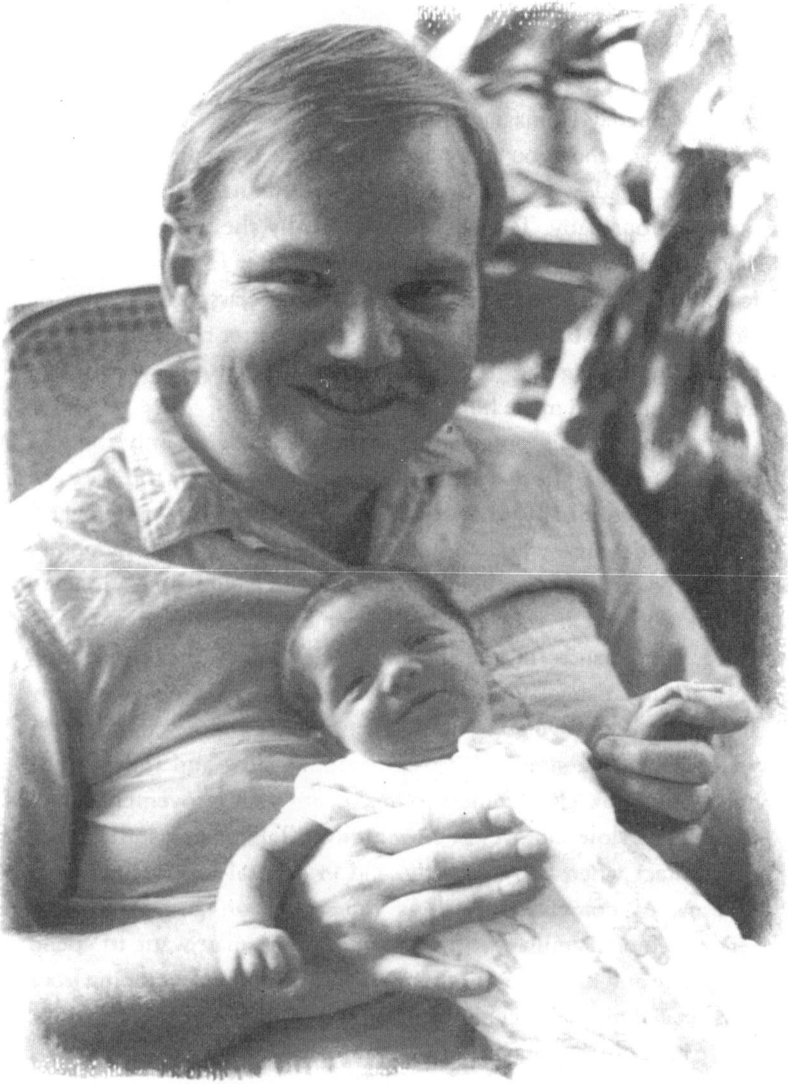

CAPITOLO V
Impariamo a rilassarci

C'era una volta un bambino che si affacciava al mondo,
giorno dopo giorno,
e il primo oggetto che lui osservava,
quell'oggetto lui diveniva.
- Walt Whitman

La visualizzazione

Chiudi gli occhi per un istante e immagina la tua bambina. Cosa vedi? Dorme o è sveglia? Piange? E' attiva o tranquilla? Tesa o rilassata? Paffuta o magrolina? Com'è la tua immagine mentale rispetto al suo reale aspetto in questo momento?
Spesso formiamo immagini inconsce di noi stessi o di altre persone, inclusi i nostri figli, che si basano su esperienze limitate. Ad esempio, la mia secondogenita è rimasta in ospedale subito dopo la nascita per un malanno. E' tornata a casa con un certificato di fine malattia ma io, per un lungo periodo, ho continuato a pensare, inconsciamente, che lei fosse fragile e malaticcia. Persino dopo essermi resa conto che stavo portando avanti solo le mie paure e che le proiettavo su di lei mi è stato difficile mutare quella immagine che mi ero fatta. Era divenuto un modo di pensare abituale: e queste abitudini possono danneggiare direttamente le persone cui sono destinate, specialmente i nostri bambini, che contano su di noi per farsi una chiara idea di loro stessi.

Dato che il pensiero dei genitori si traduce in parole e azioni, una bambina le adotta come se fossero proprie. Affermazioni e visualizzazioni positive possono aiutare a liberarci da concetti restrittivi e a fornire ai nostri figli informazioni che possono portarli a un pieno sviluppo delle loro potenzialità. Il massaggio quotidiano costituisce una perfetta opportunità per fare pratica con le immagini positive e feedback verbali. Mentre massaggi la tua bambina cerca di costruire di lei un'immagine rilassata, aperta e che lasci emergere ogni tensione. Visualizzala sana e serena. Cerca di immaginare i suoi organi interni mentre la massaggi; visualizza il suo cuore che pulsa, i suoi polmoni sani, il suo apparato intestinale che funziona in modo armonioso. Immagina il sangue che fluisce nelle vene e nelle arterie e immagina che il massaggio faciliti la circolazione verso le gambe e le braccia. Loda la sua capacità di rilassarsi, il suo bel sorriso, la setosità della sua pelle. Qui di seguito cito alcuni esempi di affermazioni che possono aiutare i bambini ad adottare comportamenti positivi verso se stessi:

"Il tuo pancino è così morbido e carino!"
"Sento le bollicine di aria che si muovono nella tua pancia. Mi aiuti a farle uscire?"
"Stai imparando a rilassare le tue gambette. Ma è meraviglioso!"
"Ah, ora sei libera e rilassata. Sei così felice ora!"
"Sara, aiuta la mamma a massaggiarla. Che ragazza grande!"

Sei rilassata?

I primissimi mesi dopo la nascita di un bambino sono eccitanti e felici ma possono essere anche stressanti. Ora fai una specie di inventario del tuo corpo. Quali parti sono in tensione? Respiri a pieni polmoni? Forse, mentre stai leggendo, stai tenendo in braccio il tuo bambino o lo stai cullando. E' nervoso? Quando piange, come reagisce il tuo corpo? Diventi un fascio di nervi, trattieni il respiro, respiri superficialmente? Se il tuo bambino sta dormendo

sei ansiosa, nervosa o tendi l'orecchio per sentire se piange?
I cambiamenti cui sei andata incontro durante la gravidanza e il parto, la richiesta di attenzioni del nuovo arrivato, la mancanza di sonno e di momenti tranquilli sono tutti fattori che si sommano all'ansia e alla tensione e che sono piuttosto comuni nelle prime settimane e mesi di maternità. Il massaggio quotidiano al tuo bambino ti offre un momento per rilassarti e distenderti: uno stato mentale rilassato è infatti indispensabile.
Ogni madre ha, prima o poi, provato un senso di tensione o nervosismo e, nonostante ogni suo migliore sforzo, ogni bambino ha cominciato a piangere o ad agitarsi poiché i bambini sono degli esseri estremamente sensibili in grado di cogliere ogni sfumatura nel comportamento materno. Se gli dirai "rilassati" con la fronte corrugata, tuo figlio riceverà entrambi i messaggi ma la fronte corrugata è ben più significativa per lui rispetto alle parole.
E' probabile che durante il giorno, o di sera, sia un po' agitato. Prova a massaggiarlo circa un'ora prima che cominci questo momento di agitazione in modo da fornirgli una via d'uscita per la sua tensione. Un semplice massaggio di 15 minuti può costituire un gradito sollievo per il circolo vizioso bebè agitato-mamma tesa.
Durante la prima infanzia di mio figlio mi sono resa conto che il massaggio, seguito da un buon bagno caldo fatto insieme, ci era di grande aiuto per evitare l'irritabilità del tardo pomeriggio. Durante l'estate, un massaggio fatto sotto al caldo sole del mattino e un tuffo nella piscinetta (riscaldata aggiungendo acqua calda dal rubinetto) mi dava il tempo per meditare con calma e attenzione e per mio figlio costituiva un'esperienza sensoriale meravigliosa.

La Respirazione Addominale

Negli ultimi anni della mia esperienza e del mio insegnamento ho sviluppato una tecnica denominata "Respirazione Addominale" che svolgo ogni mattina appena sveglia e ogni sera prima di coricarmi. Questa tecnica può essere molto utile

per rilassare e per scaricare la tensione sia quando ci si prepara per un nuovo giorno sia quando si è pronti per un sonno ristoratore. Può essere di grande aiuto quando il bambino è malato e non si riesce a dormire quanto si vorrebbe oppure può rappresentare un modo per lasciar scorrere ogni elemento caotico che la vita familiare porta generalmente con sé.
Ti suggerisco di provare a utilizzarla per almeno un mese per vedere se apporta una differenza nella tua vita. La Respirazione Addominale è facile da fare e da incorporare nella vita quotidiana e, se un giorno desiderassi svolgere particolari preghiere o meditazioni, costituirà una splendida preparazione. La puoi fare in ogni momento, in auto, sull'autobus, mentre cucini, prima di una riunione, ovunque. E' particolarmente utile come preparazione a momenti particolarmente stressanti come l'appuntamento dal dentista, un'operazione chirurgica o in occasione di attacchi da parte di persone o cose verso di te (molti terapisti raccomandano l'uso di tecniche simili a persone che soffrono di stati ansiosi o attacchi di panico). Puoi usarla quando ti accorgi che tuo figlio sta tirando troppo la corda e sei così arrabbiata e stanca che non sai come comportarti. Puoi anche usarla prima di cominciare il massaggio come metodo per rilassarti e focalizzare la tua attenzione sul tuo amore per tuo figlio. Si svolge così:

1. Siedi dove preferisci con la schiena piuttosto diritta. Gli occhi possono restare aperti o chiusi. Espira, buttando fuori tutta l'aria dai polmoni.
2. Ora inspira lentamente, attraverso il naso contando fino a 4 (*1 e 2 e 3 è 4 e*).
3. Allo stesso ritmo lascia uscire l'aria dai polmoni (*1 e 2 e 3 e 4 e*).
4. Ripeti l'intero ciclo di inspirazione ed espirazione per tre minuti, cronometrandolo.

Noterai una lieve pausa alla fine di ogni ciclo (*e*), dentro e fuori. Lascia che ci sia. Non forzare la tecnica ma immagina che sia l'aria a "respirarti". Respira con la parte più profonda della pancia lasciando che essa si dilati quando l'aria entra e si contragga quando l'aria esce. Durante questo esercizio potresti dire a te stessa "rilassati" o qualsiasi altra parola ti venga in mente e ti aiuti a rilassare il corpo e a liberare la mente da preoccupazioni, affanni e ostacoli. Avverti ogni parte del tuo corpo che è in tensione e consciamente rilassa quell'area. Alcuni preferiscono dire "rallenta" altri "vai" ma se vuoi puoi semplicemente usare la tecnica con i numeri che ho sopra elencato.

Il Tocco di Rilassamento

Una delle cose migliori che un genitore possa fare per la propria figlia è quello di insegnarle ad essere di aiuto a se stessa. La capacità di rilassarsi completamente è una qualità che ognuno di noi potrebbe usare e quanto prima la tua bambina imparerà, tanto più naturale sarà per lei utilizzarla quando ne avrà bisogno. Uno dei benefici del massaggio quotidiano che hanno ereditato i miei figli è il modo di comportarsi "rilassato" che hanno oggi. Erano dei "modelli" di riferimento quando tenevo i miei corsi perché sapevano come rilassarsi anche quando erano molto agitati. I bambini che hanno imparato la tecnica del Tocco di Rilassamento durante la prima infanzia continuano a trarne giovamento anche quando crescono.

Le tecniche del Tocco di Rilassamento mi sono state molto utili durante gli anni della crescita dei miei figli. La mia bambina di 8 anni dovette un giorno subire un'estrazione di diversi denti per prepararsi a una ortodonzia e si trattava di una esperienza dolorosa e terribile. Dalla sala d'attesa potevo udire le sue urla; entrai nella stanza e chiesi al dentista il permesso di restare con lei durante l'estrazione. Il dentista era piuttosto scettico ma, siccome mia figlia era molto rabbiosa, mi diede questa opportunità. Mi sedetti accanto a lei e cominciai a massaggiarle le mani usando il Rolling e gli altri massaggi che avevo proposto per i neonati. Le ho parlato con la voce acuta tipica delle mamme che avevo spesso usato quando era piccola, le ho detto di respirare a fondo per qualche momento, di chiudere gli occhi e immaginare di fluttuare su una nuvola riscaldata dal sole. Il suo corpo si è rilassato all'istante e il dentista è riuscito a procedere senza altre difficoltà. Le ho detto che ogni volta che avesse desiderato rilassarsi più a fondo, la sua gattina Blackie sarebbe venuta a strofinarsi sulle sue gambe. Quando percepivo che stava innervosendosi di nuovo mi bastava dirle "Ecco Blackie che viene" e massaggiarle la mano: il suo corpo si lasciava andare. Lo stress fisico come le malattie o le ferite, gli stress emotivi come il primo giorno di scuola o la perdita di un cucciolo, la tensione che si trova nell'ambiente circostante come ad esempio un trasloco costituiscono situazioni durante le quali le tecniche di rilassamento hanno un valore inestimabile.

Come usare il Tocco di Rilassamento

Le tecniche del Tocco di Rilassamento - usate tra un massaggio e l'altro e alla fine del massaggio stesso - sono facili da eseguire. Calzano a perfezione con il rito del massaggio ma possono essere fatte anche in altri frangenti. Se hai frequentato un corso di preparazione al parto ti ricorderai di certo i tentativi fatti per rilassare ogni parte del tuo corpo. Con la tua bambina userai un principio simile richiamando la sua attenzione su un punto preciso, mostrandole come rilassarlo e poi, una volta che avrà imparato, dandole riconoscimenti positivi.

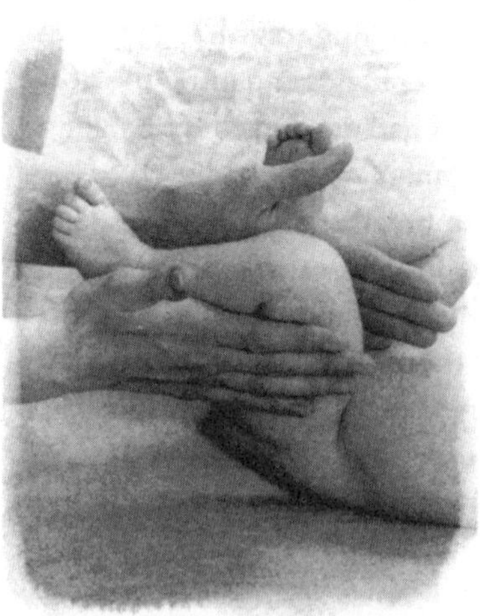

Ad esempio, immaginiamo che stai per massaggiare le sue gambe e lei ti sembra rigida e tesa: prendi con delicatezza la sua gamba racchiudendola tra le tue mani e modella la tua mano sulla sua gamba. Mentre la tua mano si conforma alla sua pelle percepisci un grande rilassamento. Ora, sempre con delicatezza, fai rimbalzare la gamba tra una mano e l'altra e ripeti, con un tono delicato, "Rilassati" ponendo l'accento sulle vocali e allungandole così come abbiamo detto nel Capitolo 2 ("Riiii-laaaa-ssati). Ricorda di usare sempre lo stesso tono ogni volta che pronunci questa parola. Non appena percepirai un rilassamento in qualche muscolo del suo corpo dalle un riconoscimento dicendo: "Splendido! Hai rilassato la tua gamba" e regalale un bacio e un sorriso. La stessa dinamica può essere usata con altre parti del corpo. Per sciogliere le zone tese usa movimenti, rimbalzi, strofinii molto delicati ricordandoti di darle un riconoscimento positivo ogni qualvolta riceverai una reazione favorevole. Tutto ciò non solo la aiuterà a focalizzare la sua attenzione sul suo corpo in modo da sapere come rilassarsi anche in futuro ma la aiuterà anche ad associare il tuo contatto con i benefici positivi del rilassamento. Nel Capitolo 13 dirò come usare questi benefici durante le fasi della crescita di tua figlia.

L'Appoggio delle Mani

Talvolta all'inizio, in special modo con neonati fragili, prematuri e pieni di aria nel pancino, nelle diverse fasi del massaggio può essere utile una semplice tecnica che consiste nell'appoggiare le mani (letteralmente anche "le mani che si riposano" - N.d.T.).
Helena Moses, insegnante di massaggio infantile, ha sviluppato la mia tecnica preferita chiamata Appoggio delle Mani. Dopo aver riscaldato le mani, mettile semplicemente sulla bambina, ovunque ti trovi in quell'istante. Potresti appoggiarle su una gamba, posarle sul pancino o sul petto, tenerle su un braccio o posarle sulla schiena. Lascia che diventino calde e pesanti. Rilassa intenzionalmente anche il tuo corpo e rallenta il respiro.

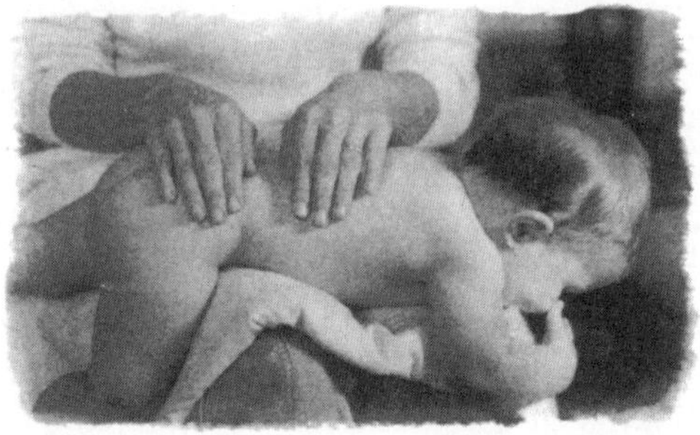

Immagina che benessere e rilassamento scorrano attraverso le tue mani per giungere a lei. Cerca di capire se riesci a riscaldare le tue mani semplicemente usando il potere della tua mente e poi rilassa profondamente il tuo corpo.
Credo che ogni forma di massaggio debba cominciare in questo modo per aiutare madre e figlia a lasciarsi andare e a rilassarsi per giungere al piacere di un contatto consapevole e salutare.

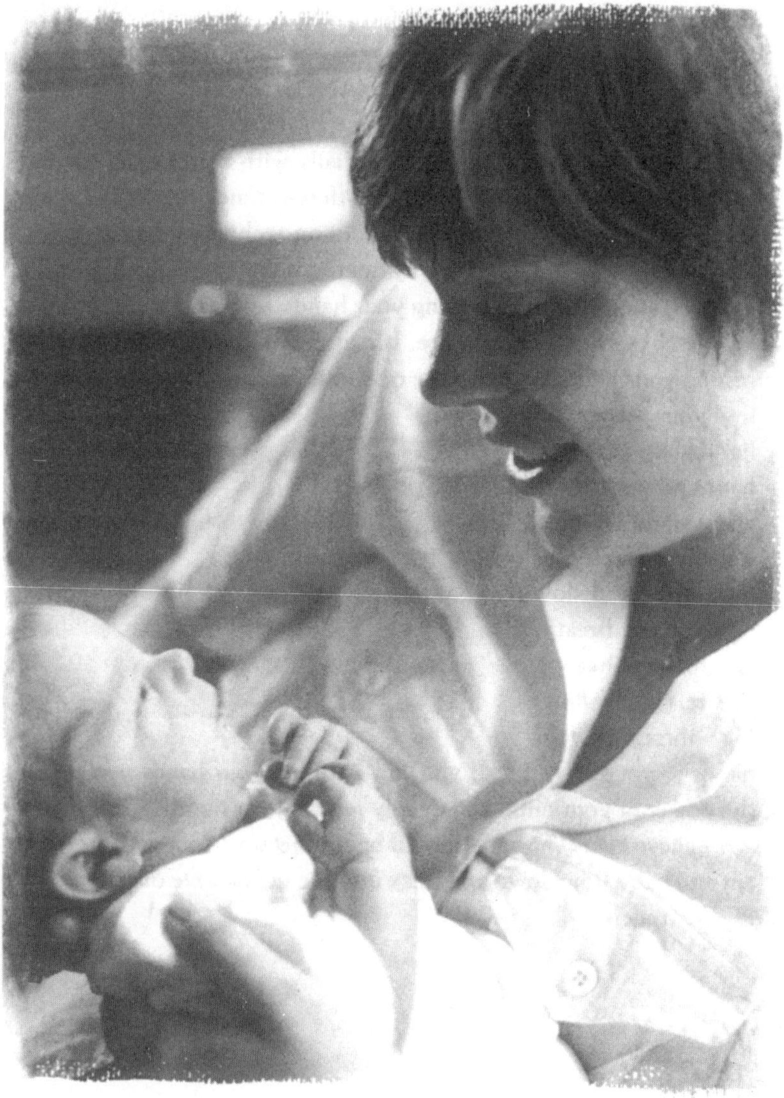

CAPITOLO VI
Musica e massaggio

A quale strumento siamo abbracciati noi due?
E quale suonatore ci tiene tra le sue mani?
Oh, dolce canto.
- Rainer Maria Rilke

La tua voce può svolgere un ruolo importante per il massaggio del tuo bambino. Parlando dolcemente, canticchiando o mormorando crei un'atmosfera di calma. Questa forma di comunicazione verbale ti aiuterà inoltre a non divagare e a focalizzare la tua attenzione sul bambino.
Cantare è un modo meraviglioso per rilassarsi. Canta sempre per il tuo bambino - quando gli cambi il pannolino, gli dai da mangiare, lo tieni in braccio o quando passeggiate. Scoprirai che ci sono alcune canzoni che lui amerà ascoltare più e più volte e la sua percezione musicale ti sorprenderà!
Le filastrocche della tua infanzia sono perfette. Pensa al giradischi di tua mamma che suonava la ninnananna di Brahms o la deliziosa e ritmata "Alouette" che hai imparato alle scuole elementari. Cerca poi di ricordare la voce di tua madre che cantava ai tuoi fratellini "Ninna nanna, ninna oh, questo bimbo a chi lo do", fa la stessa cosa con il tuo bambino.
Durante una ricerca è stato chiesto a un gruppo di genitori di cantare una canzone a loro scelta in due modi diversi. Prima avrebbero dovuto cantarla nel modo in cui l'avrebbero cantata

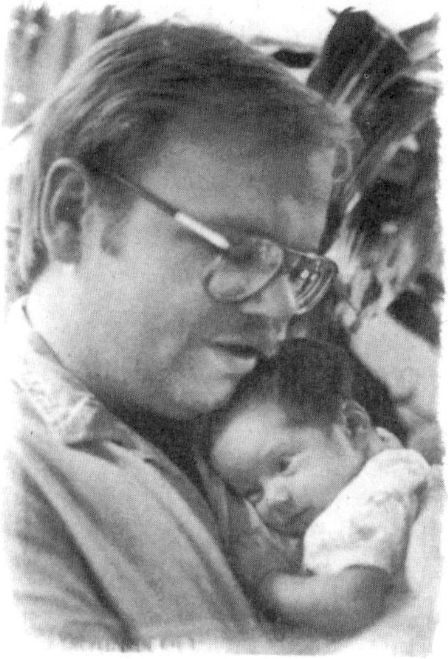

ai loro figli, nonostante che i bambini non fossero presenti. Poi è stato chiesto loro di cantarla direttamente ai bambini. Quando a un altro gruppo di genitori venne fatta ascoltare la registrazione delle canzoni, quasi tutti riconobbero quella cantata direttamente poiché il tono di voce usato tendeva a essere più acuto, più coinvolgente dal punto di vista emotivo, più allungato sulle vocali e più lento. La cosa interessante è che i papà cantavano più lentamente di quanto facessero le mamme.

Questa ricerca mi aiuta a confermare la mia idea di quanto i bambini reagiscano alla vocalizzazione dei genitori soprattutto quando i genitori facilitano la comprensione allungando il suono delle vocali. Pertanto i bambini amano realmente il modo in cui i genitori vocalizzano; vi è una sincronia di interazioni che è parte della danza del bonding. Cantare è un modo meraviglioso per calmare il tuo bambino e catturare la sua attenzione. Di seguito sono segnalate alcune filastrocche provenienti da tutto il mondo. (Nota come molte di queste hanno molte vocali allungate nel loro testo.) Indubbiamente ne avrai qualcuna delle tue preferite da aggiungere a questa collezione. Nella parte *Riferimenti e segnalazioni* ho evidenziato una serie di libri e musiche che potrebbero aiutarti a utilizzare al meglio questo splendido strumento durante il massaggio.

FILASTROCCHE DA TUTTO IL MONDO

Hushabye — Stati Uniti

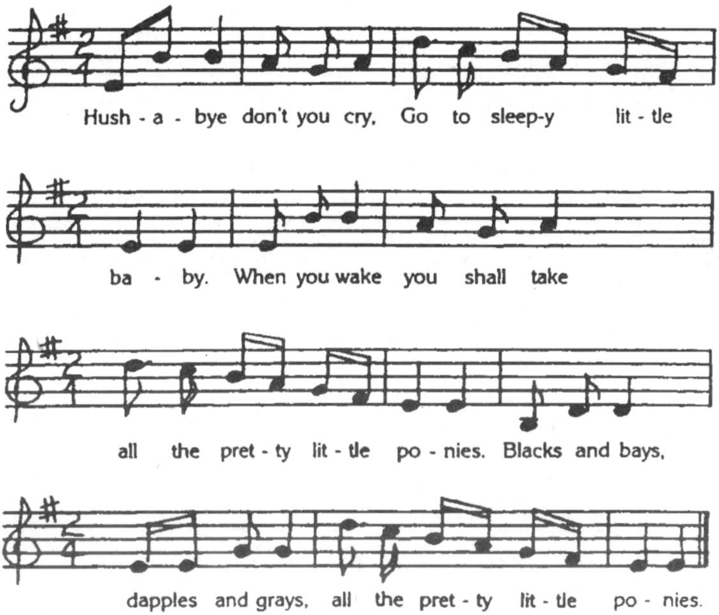
Hush - a - bye don't you cry, Go to sleep-y lit - tle
ba - by. When you wake you shall take
all the pret - ty lit - tle po - nies. Blacks and bays,
dapples and grays, all the pret - ty lit - tle po - nies.

Bayushka Bayu — Russia

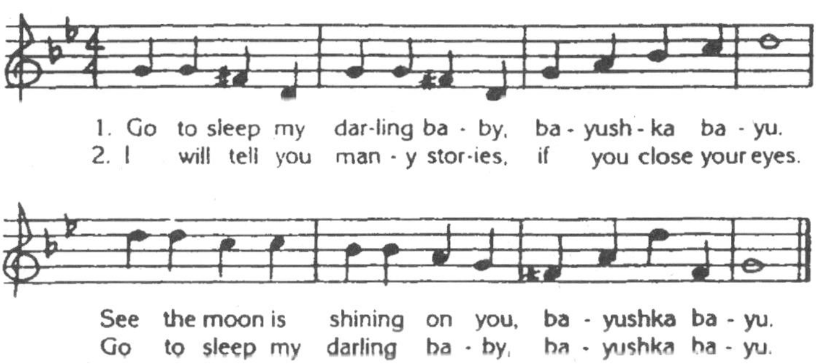
1. Go to sleep my dar-ling ba - by, ba - yush - ka ba - yu.
2. I will tell you man - y stor-ies, if you close your eyes.
See the moon is shining on you, ba - yushka ba - yu.
Go to sleep my darling ba - by, ba - yushka ba - yu.

Schlaf, Kindlein, Schlaf — Germania

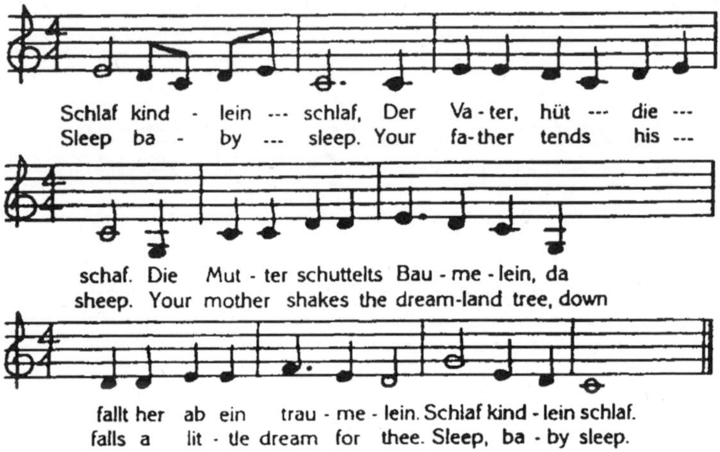
Schlaf kind - lein --- schlaf, Der Va - ter, hüt --- die ---
Sleep ba - by --- sleep. Your fa-ther tends his ---
schaf. Die Mut - ter schuttelts Bau - me - lein, da
sheep. Your mother shakes the dream-land tree, down
fallt her ab ein trau - me - lein. Schlaf kind - lein schlaf.
falls a lit - tle dream for thee. Sleep, ba - by sleep.

Dors, Mon Petit Enfant — Francia

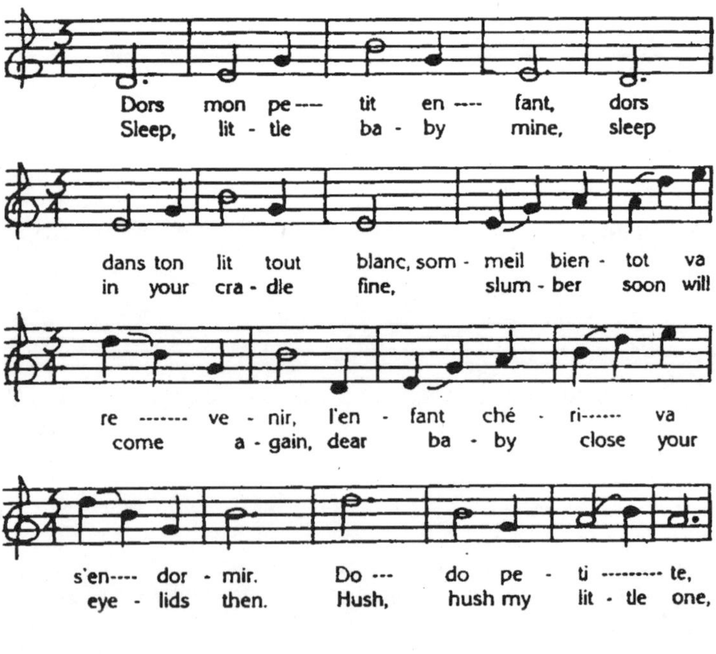
Dors mon pe--- tit en---- fant, dors
Sleep, lit - tle ba - by mine, sleep
dans ton lit tout blanc, som - meil bien - tot va
in your cra - dle fine, slum - ber soon will
re ------- ve - nir, l'en - fant ché - ri------ va
come a - gain, dear ba - by close your
s'en---- dor - mir. Do --- do pe - ti --------- te,
eye - lids then. Hush, hush my lit - tle one,

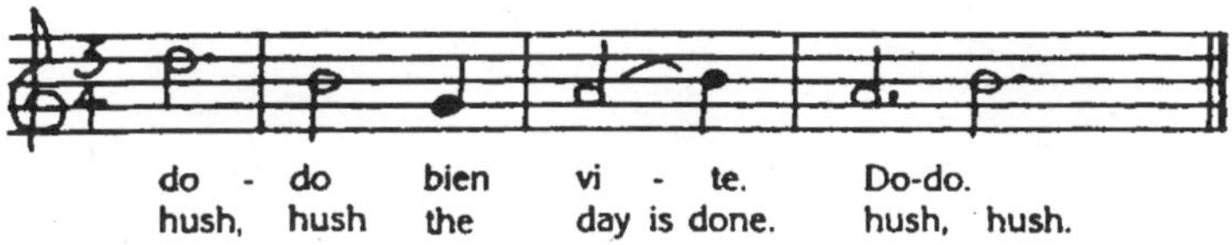
do - do bien vi - te. Do-do.
hush, hush the day is done. hush, hush.

Lullaby   Giappone

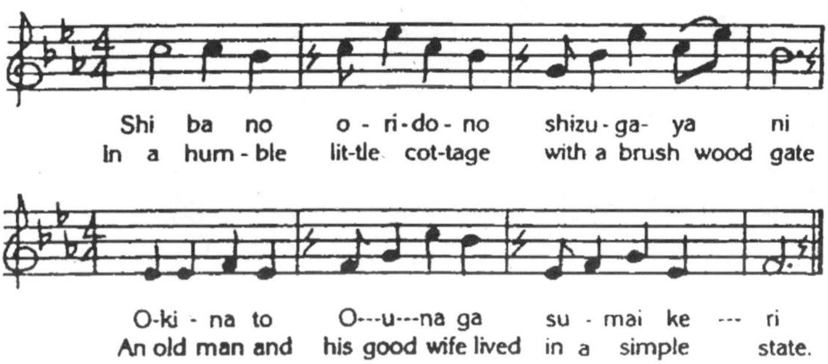
Shi ba no o - ri - do - no shizu - ga- ya ni
In a hum - ble lit-tle cot-tage with a brush wood gate
O-ki - na to O---u---na ga su - mai ke --- ri
An old man and his good wife lived in a simple state.

2. Okina wa yama ni
   Shibakari ni
   Ouna wa kawa ni
   Kinu susugi.

On the mountain every morning
He went gathering wood
While his old wife washed kimonos
In the river's flood.

Arrullo Mi Niño   Spagna

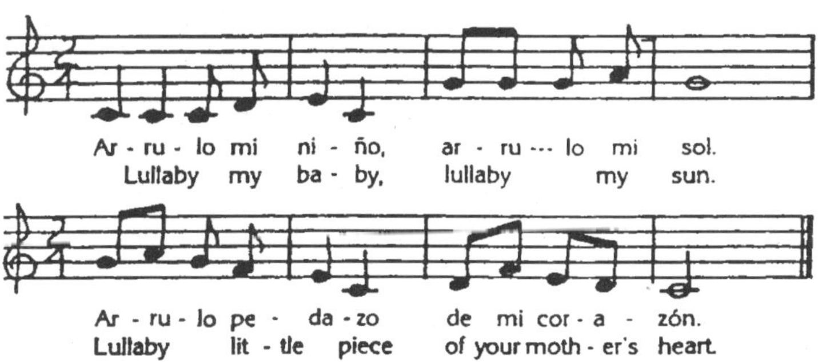
Ar - ru - lo mi ni - ño, ar - ru --- lo mi sol.
Lullaby my ba - by, lullaby my sun.
Ar - ru - lo pe - da - zo de mi cor - a - zón.
Lullaby lit - tle piece of your moth - er's heart.

2. Este niño lindo
   no quiere dormir,
   el pícaro sueño
   no quiere a venir

This pretty little child
just won't go to sleep,
that old rascal sleep
just won't come along.

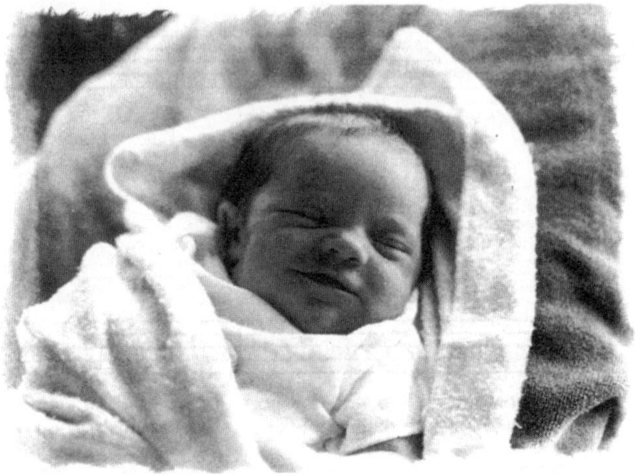

Il canto bengali che segue significa "Ti voglio bene, bimbo mio". Il suo effetto calmante ne ha fatto uno dei nostri preferiti durante i corsi di massaggio infantile ed è divenuto una sorta di "inno" dell'International Association of Infant Massage. Le parole vengono pronunciate così: ami-tomaké-balo-basci-bebi.

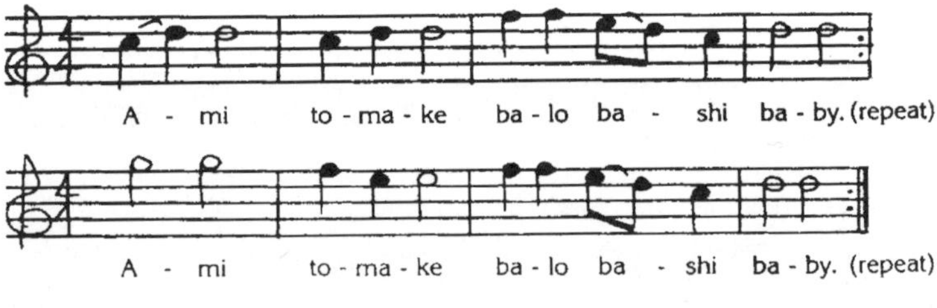

Metti un disco, racconta una fiaba

Se non ti trovi a tuo agio con il canto, puoi raccontare una storia o parlare del massaggio mentre lo svolgi. La cosa più importante, infatti, è il tono della tua voce non la qualità delle parole e della musica. I papà spesso considerano il momento del massaggio una occasione per ascoltare della musica di sottofondo. La chitarra e suoni ritmati che inspirano movimenti lenti e cadenzati sembrano funzionare meglio. E' probabile che tu abbia una musica che possa funzionare da accompagnamento durante il massaggio. Una dolce sinfonia, una musica reggae, il raga di un sitar indiano, musica corale argentina o il suono delle onde del mare, tutto ciò può essere uno splendido sottofondo per il tuo tocco d'amore.

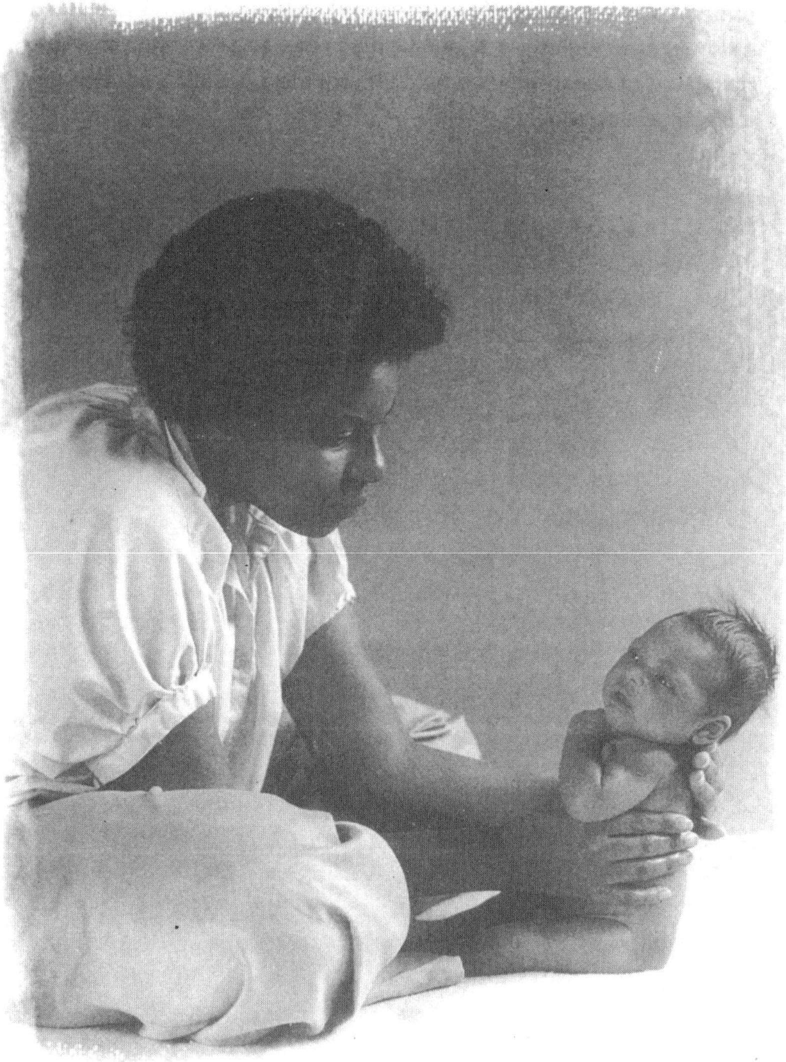

CAPITOLO VII
Prepariamoci

O giovane creatura, amore della tua mamma!
Come è delicata la fragranza del tuo corpo!
- Euripide

Quando cominciare

Anche senza esserne consapevole una madre comincerà a massaggiare il suo bambino, sempre delicatamente, già dal momento della sua nascita. Tutto ciò è parte del processo del bonding - un'esigenza biologica di arrivare a conoscere il proprio figlio attraverso tutti i sensi.
Le tecniche di massaggio proposte in questo libro possono essere cominciate quando lo si desidera. Per i primi sei o sette mesi il neonato trarrà il maggiore beneficio dal massaggio quotidiano. Crescendo diverrà più attivo, gattonerà e camminerà e potrai così ridurre il massaggio a una volta la settimana, come desideri. Il tuo giovanotto magari amerà un massaggino prima di andare a dormire o dopo il bagnetto; in tal caso faresti bene a proseguire col massaggio. Nel Capitolo 13 parleremo del tipo di modifiche che occorrono fare per far fronte alle diverse esigenze del bambino e per il suo corpo che cresce.

A che ora e dove

Cerca di trovare l'ora e il luogo che ti sembrano migliori per

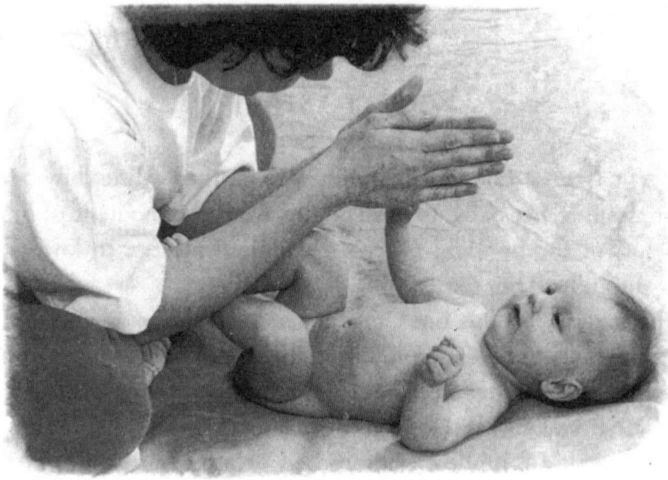

entrambi. La mattina è, in genere, un buon momento dopo che avete mangiato e siete pronti per affrontare un nuovo giorno. Ma vi sono vantaggi anche nel massaggio pomeridiano e in quello serale. Per alcuni neonati, il massaggio prima del sonnellino pomeridiano è positivo poiché consente di rilasciare le ultime energie per poi dormire più profondamente. Per altri, invece, ogni tipo di stimolazione è qualcosa di troppo mentre tutto ciò che desiderano è il riposo. Per questi bambini il massaggio ideale va fatto dopo il riposino. La sera è un buon momento per alcuni di loro; se il bambino è stanco, ma non troppo capriccioso, potrebbe essere di aiuto per farlo addormentare. Ma anche i tuoi tempi devono essere tenuti in considerazione. Magari lavori tutto il giorno o hai altri bambini a cui pensare; può darsi allora che la sera sia il momento migliore, quando tutte le faccende sono svolte e tuo marito può badare agli altri figli. Un massaggio fornirà sia a te che a tuo figlio quel po' di tempo insieme che entrambi meritate.
Durante i primi mesi può diventare una piacevole routine quella di massaggiare il neonato e poi fare un bel bagno insieme. Il bagno diviene una meravigliosa e rilassante esperienza e potreb-

be accadere che tua figlia si addormenti tra le tue braccia. Per lei, l'esperienza potrebbe somigliare a un "utero con vista" poiché nuota in un liquido caldo simile a quello amniotico ma, allo stesso tempo, può osservarti mentre la tieni con dolcezza e sicurezza. Potrebbe mettersi a piangere al momento di uscire dalla vasca (potrebbe ricordare il momento dell'uscita dall'utero e il contatto con il gelido mondo esterno) ma in genere un po' di coccole e di cullamenti riescono a calmarla.

Ti chiederai come farete a uscire entrambe dalla vasca sane e salve e senza congelarvi: innanzitutto assicurati che il bagno sia ben caldo; poi metti una sdraietta coperta di asciugamani vicino alla vasca e, quando sei pronta per uscire, metti la bimba nella sdraietta avvolgendola con gli asciugamani. Poi uscirai anche tu e ti asciugherai: magari, a questo punto, potreste anche farvi un pisolino insieme oppure continuare la vostra giornata.

A partire dal sesto mese circa, quando il bagnetto diviene una forma di gioco, il massaggio funzionerà meglio quando tua figlia sarà più stanca e quando sarà pronta per il sonnellino. Il massaggio l'aiuterà a liberarsi degli ultimi residui di energia e a dormire meglio.

Ricorda di fare il massaggio sempre in un luogo caldo e quieto. In estate prova al mattino sotto al sole, con gli uccellini che cantano e il profumo dell'aria estiva. Se puoi, porta la bambina in spiaggia e massaggiala vicino alla riva con accanto il suono dell'acqua. Prendi tutto il tempo che vuoi perché la tua bambina sarà piccola solo ora.

Il calore

Peter Wolff, famoso pediatra e ricercatore che ha condotto innumerevoli studi sui neonati e sul loro comportamento, ha osservato come la temperatura abbia un effetto importante sul sonno dei neonati e sul loro pianto. Egli ha scoperto come i bambini tenuti al caldo piangano meno e dormano più a lungo di quelli soggetti ad ambienti più freddi.

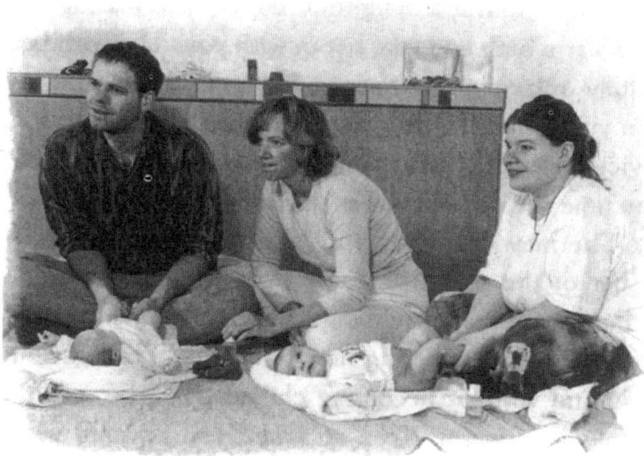

Rudolf Steiner, filosofo, scienziato, educatore e promotore del metodo educativo Waldorf, ha posto l'accento sull'importanza di tenere i bambini al caldo. Ha asserito che le capacità formative, sia fisiche che spirituali, che lavorano per aiutare il corpo e l'anima del bambino a crescere adeguatamente necessitano di calore per poter essere efficaci.
Durante i miei corsi di massaggio infantile ho avuto modo di notare come i bambini, specialmente quelli al di sotto dei tre mesi di età, si sentano più a loro agio, siano meno spaventati e si rilassino più facilmente quando vengono tenuti al caldo. Se la tua stanza è fredda potresti riscaldarla con un piccolo e sicuro termosifone portatile. Oppure potresti avvolgere una piccola borsa dell'acqua calda in un asciugamano e metterla in una coperta vicino ai piedi del bambino. La stanza dovrebbe essere sufficientemente calda per consentire di indossare abiti leggeri senza prendere freddo. Ricorda che tuo figlio ha meno grasso per riscaldarlo e, senza vestiti, potrebbe avere freddo e divenire irrequieto.

La posizione

Trova una posizione, da seduta, comoda per massaggiare il

bambino. La schiena deve rimanere piuttosto diritta con la maggior parte dei movimenti che provengono dal basso che rappresenta il centro. Puoi sedere sul pavimento o su un letto a gambe incrociate con il bambino di fronte a te sdraiato su un cuscino o su una coperta; alcune industrie di prodotti per l'infanzia fanno dei cuscini particolari per questo scopo. Ricorda di tenere il bambino il più vicino possibile con il sedere saldamente poggiato alle tue gambe incrociate.

La Posizione della Culla

Durante il primo periodo che fa seguito alla nascita la posizione che viene usata in India, e che io chiamo la Posizione della Culla, funziona perfettamente se sei in grado di effettuarla senza che il tuo corpo ne risenta. Funziona così: siedi sul pavimento con le gambe spalancate e la schiena appoggiata a un muro o a un mobile. Poi piega le ginocchia e porta le piante dei piedi a toccarsi tra loro. Imbottisci di coperte la zona che si è creata tra le tue gambe e fai una specie di buco nel centro dove metterai il bambino. Ora adagialo supino in questa "culla" fatta con le tue gambe. Questa posizione aiuta il bambino a sentirsi più protetto e aiuta a mantenere il calore. Poiché i bambini possiedono per i primi 4/6 mesi il riflesso tonico del collo, appena saranno sdraiati è naturale che lo pieghino da un lato. L'angolo creato dalle tue gambe in questa posizione lo aiuterà a voltarsi leggermente verso di te; mettendo la sua testa tra le arcate dei tuoi piedi vedrai che sarà allineata con il tuo viso per creare il contatto visivo.

Ma puoi fare il massaggio anche in altre posizioni. Puoi utilizzare il fasciatoio, ma è meglio se non è troppo alto così tu puoi sedere su una sedia e rilassarti. Il massaggio può essere fatto in diversi momenti e può essere frazionato. Dopo il cambio del pannolino puoi massaggiare le gambe, le braccia e la schiena e utilizzare la tecnica del Tocco di Rilassamento e quella dell'Appoggio delle Mani per rinforzare la parte dedicata al massaggio normale.

Cosa ti serve

Olio per massaggiare (di cui parleremo in seguito), asciugamani, qualche pannolino e un cambio di vestitini. Indossa vestiti comodi che non ti dispiaccia se si macchieranno. Prima di cominciare ricorda di scaldare la stanza, di lavare le mani, di togliere eventuali gioielli e di rilassarti.

Quali oli e perché?

La cosa che meno desideri quando vedi le tue mani che scivolano sulla pelle delicata del tuo bambino è di creare ogni tipo di resistenza sulla pelle. L'uso dell'olio elimina questa possibilità. La maggior parte delle volte userai un olio chiaro e naturale. L'unica eccezione è quando il bambino ha una pelle particolarmente secca: allora si usa una lozione a base di olio che si assorbe meglio nella pelle aiutandola a divenire più soffice. Ma per un massaggio normale l'olio funziona meglio della lozione perché la lozione tende a essere assorbita molto rapidamente dalla pelle e questo significa che dovresti continuare a fermarti per aggiungerne.
Il principale beneficio offerto dall'olio è quello di facilitare il movimento delle mani sulla pelle del tuo bambino. Mentre lavori applica l'olio sulle tue mani: io dico sempre ai genitori che frequentano i miei corsi di metterne poco meno di un cucchiaino da tè su un palmo e poi di strofinare le mani per scaldarlo; non mettere l'olio direttamente sulla pelle del bambino e mentre massaggi, se ne serve ancora, riapplicalo. L'importante è che non ve ne sia troppo per evitare di rendere tutto unto.
Per tutta una serie di ragioni preferisco l'uso di olio pressato a freddo e/o olio vegetale piuttosto che gli oli commercializzati come "oli per bambini". Ciò che mettiamo sulla nostra pelle viene assorbito all'interno del nostro corpo e va in circolazione, trasportato dalla linfa, un liquido analogo al sangue che pulisce

il corpo dalle tossine e spazza via i rifiuti. Se vogliamo usare un prodotto topico sulla pelle dei nostri bambini è normale che vorremmo usare prodotti che li nutrano piuttosto che quelli che li privino di sostanze nutritive essendo inorganici e chimici; la maggior parte degli oli per bambini in commercio è fatta con oli minerali. Per fare questi oli si tolgono gasolio e kerosene dal petrolio puro attraverso un processo di riscaldamento chiamato distillazione frazionata. Attraverso l'uso di acido solforico, applicando assorbenti e lavandoli con alcali e solventi, gli idrocarburi e gli altri agenti chimici vengono rimossi.
Non solo non vi è alcun valore nutritivo in questo tipo di olio ma alcune autorità in campo nutrizionista credono che l'olio minerale, se ingerito, produca carenze di alcune vitamine e si raccomandano che non venga usato regolarmente per il massaggio. Se mentre stai massaggiando il tuo bambino lui si mette una mano in bocca, certo non desidereresti che attraverso il suo delicato apparato digerente passino delle sostanze diverse dal cibo. I bambini, il cui cervello e sistema nervoso non sono ancora completamente sviluppati, sono particolarmente vulnerabili alle sostanze assorbite dalla pelle. Gli oli industriali asciugano la pelle e ne chiudono i pori e molti pediatri moderni scoraggiano dall'usarli solo per questo motivo. Questi oli non sono stati creati per farne un uso regolare nel massaggio poiché il massaggio favorisce l'assorbimento di qualsiasi sostanza tu stia usando e tale sostanza, secondo il mio parere, dovrebbe essere il prodotto

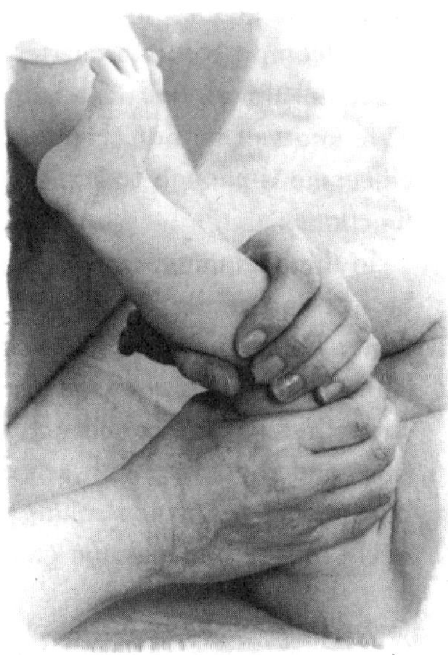

di alimenti in grado di nutrire la pelle.
In India le mamme cambiano più oli a seconda delle stagioni. In inverno usano olio di senape forte per mantenere il calore, durante l'estate utilizzano l'olio di cocco per rinfrescare. Gli oli fatti con nocciolino di albicocca e mandorle sono tra i miei preferiti perché sono delicati, leggeri e vengono prontamente assorbiti. Questi oli mantengono intatte le loro vitamine e i loro minerali ma anche gli acidi grassi che contribuiscono a rendere la pelle più sana. Non sono oli che la disidratano, ma piuttosto la nutrono e la idratano. Prova a fare un test cutaneo sulla pelle del tuo bambino con un olio da te scelto. Se in quel punto la pelle si arrossa, può darsi che sia sensibile a quel tipo di olio e allora dovrai sceglierne un altro. Fare spesso il bagnetto previene l'ostruzione dei pori ed evita che si sviluppino eventuali macchie sulla pelle.
Se l'olio che hai scelto è arricchito di vitamina E tanto meglio, poiché questa vitamina si è dimostrata particolarmente efficace per la pelle e ha l'ulteriore beneficio di conservare la freschezza dell'olio. Se decidi di usare un olio vegetale semplice potresti aggiungere una o due gocce di olio alla vitamina E come conservante naturale. Si tratta di un antiossidante naturale che impedisce all'olio di diventare rancido; gli oli pressati a freddo mantengono intatta la vitamina E mentre il riscaldamento e altre procedure di raffinazione tendono a distruggerla.
L'odore è una componente spesso trascurata del processo del bonding; il sistema olfattivo di un bambino è pronto a funzionare già a 17 settimane di gestazione e pertanto non può che essere una funzione importante per il neonato. Un senso dell'olfatto estremamente rifinito già subito dopo la nascita aiuta il bambino a percepire i segnali chimici della madre. Purtroppo ci capita spesso di "assalire" l'olfatto del nostro bambino con odori nocivi inibendo così questa forma di bonding. Per questa ragione raccomando l'uso di un olio non profumato per il massaggio del neonato (in Italia l'AIMI suggerisce quello prodotto dall'Infant Massage srl - vedi *Indirizzi utili*).

La tecnica del massaggio: quale tipo di pressione?

La manipolazione attuata nel massaggio infantile non è simile a quella utilizzata nelle tecniche di massaggio per gli adulti: non è un massaggio vigoroso. La parte muscolare di una bambina, che ricopre solo 1/4 del suo peso totale (rispetto a 1/2 negli adulti) non è così sviluppata da avere grovigli di tensione. Il suo corpo è così sottile che un tocco delicato ma fermo è sufficiente a stimolare la circolazione e a dare tono alle funzioni interne.
All'inizio, quando stai imparando, cerca di essere delicata e gentile poi, man mano che tua figlia crescerà, anche l'intensità del massaggio potrà aumentare. Non avere paura di toccarla con fermezza perché ti accorgerai che le piace essere maneggiata e massaggiata in un modo che le comunichi la tua forza, il tuo amore e la tua fiducia. Ogni tuo massaggio dovrà essere lungo, lento e ritmato con una pressione che sia allo stesso tempo stimolante e confortevole. Evita di massaggiarla con un tocco fluttuante, rigido o solleticante. Il massaggio qui proposto dovrebbe essere fatto con tutta la mano che scorre sul corpo della bambina con una pressione sufficientemente delicata e ferma per stimolare la circolazione e per dare modo a tua figlia di rendersi conto che si trova tra le mani di una persona forte, capace e che la ama.
La dottoressa Tiffany Field del Touch Research Institute nota: "Nonostante che i bambini, soprattutto quelli prematuri, sembrino fragili necessitano in ogni caso di una certa pressione nel massaggio affinché esso risulti efficace. Nella nostra letteratura sul massaggio infantile abbiamo osservato che l'uso di massaggi troppo leggeri non ha causato alcun aumento di peso mentre coloro che hanno massaggiato i loro bambini con maggiore pressione riportavano aumenti di peso".
Mi sono resa conto, nel mio lavoro con genitori e neonati, che piuttosto che dire loro di usare cautela dovevo spesso incoraggiarli a massaggiare in modo più fermo, ritmato e delicato. Inoltre un massaggio stentato e solleticante è in genere irritante per i bambini. Essi amano sentire il calore e la forza delle mani piene di amore dei loro genitori.

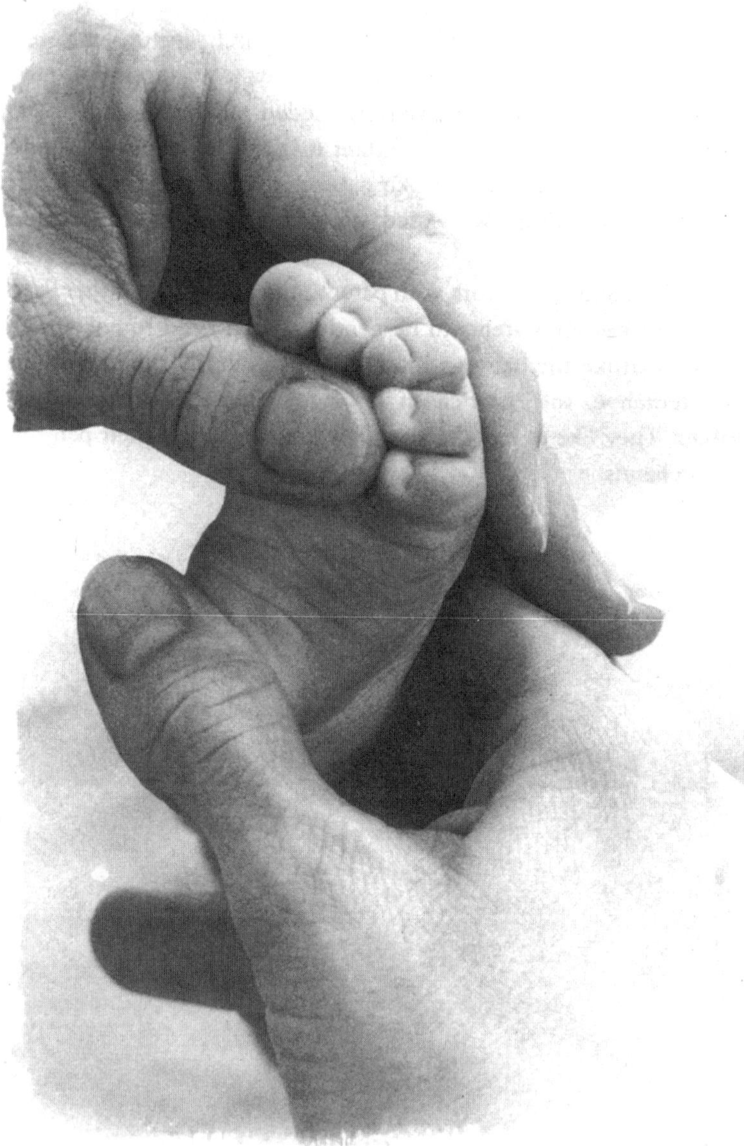

CAPITOLO VIII
Come massaggiare tuo figlio

Quando cerco sollievo
dalla gravosa battaglia della vita
guardo il volto del mio bambino
e vi trovo la pace.
- Martha F. Crow

Dopo aver radunato tutto ciò che ti serve e aver trovato un luogo comodo per entrambi, prenditi qualche minuto per rilassarti. Cominciando dalla testa, rilassa ogni muscolo del tuo corpo per quanto ti è possibile. Senti l'onda del rilassamento che ti purifica dalla testa alla punta dei piedi. Ora piega in avanti la testa cercando di toccare il torace con il mento e poi ruotala prima in senso orario e poi in senso antiorario allungando il collo in modo da fare un cerchio completo e ampio. Senti i muscoli del corpo e delle spalle che si tirano e si rilassano.
Ora spingi le spalle verso le orecchie; trattienile in questa posizione per qualche istante e poi rilasciale. Ripeti per un paio di volte. Poi ruota le spalle avanti e indietro e scuotile sentendo tutta la parte superiore del corpo e delle braccia che si rilassa e si concentra.

Rilassati e respira profondamente

Una mente armoniosa va di pari passo con una respirazione

lenta, profonda e regolare. Mentre massaggi la tua bambina, respira profondamente e lentamente in modo da riempire di aria i polmoni per poi svuotarli completamente. Una volta ogni tanto fai un bel sospiro, inspirando attraverso il naso ed espirando con la bocca e, allo stesso momento, prendi coscienza del tuo corpo che si rilassa. Tua figlia percepirà tutto ciò e magari cercherà di imitare i tuoi sospiri di rilassamento.
Prima di svestire la bambina e cominciare il massaggio mettiti nella posizione più comoda per il tuo corpo. Forse per terra con le gambe incrociate e la bambina di fronte a te, il più vicino possibile; oppure ti potresti sedere su una sedia, stare in piedi di fronte al fasciatoio o seduta sul letto ma è importante che la bambina stia in ogni caso a stretto contatto con te. Rilassati e respira profondamente espandendo la pancia per far entrare l'aria. Durante l'espirazione soffia dalla bocca dicendo dentro di te: "Ora lascio uscire tutta la tensione e il mio corpo è rilassato". Ogni traccia di tensione e ansia stanno lasciando il tuo corpo e tu sei concentrata e sicura di te.
Con il respiro successivo, espira dicendo dentro di te: "Tutti i miei pensieri se ne vanno e sono concentrata solo sulla mia bambina". Lascia che ogni preoccupazione e ogni tuo progetto lascino la tua mente come uccellini che si librano nel cielo. Tu ora sei qui, sola con la tua bambina. Vi meritate questi momenti insieme.
Inspira nuovamente a fondo e, mentre espiri, dì a te stessa: "Io sono la forza gentile dell'amore che scorre dalle mie mani verso la mia bambina". Visualizza tutto l'amore che provi per tua figlia come un sole che splende al centro del tuo cuore. Ad ogni suo battito il calore passa attraverso le tue braccia e le tue mani per arrivare alla tua bambina che ora puoi cominciare a massaggiare. Salutala con le parole, i sorrisi e il tuo contatto e falle sapere che stai per cominciare il massaggio.

Chiedi il permesso per cominciare

Quando sarai rilassata, concentrata e pronta, svesti tua figlia e

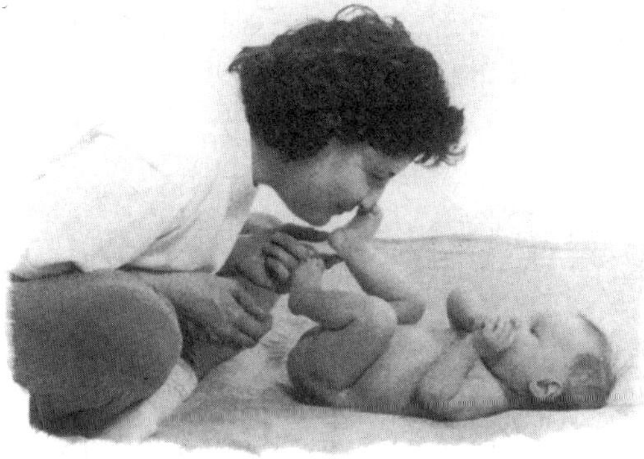

togliti ogni gioiello che indossi, soprattutto braccialetti, anelli e collane che possono essere per lui fonte di distrazione. Se si tratta della prima seduta svestilo per metà poiché consiglio di cominciare solo con le gambe. Togli il pannolino e tuttavia metti davanti qualcosa per proteggerti da eventuali "incidenti".

Nelle prossime sedute potrai aggiungere nuovi massaggi ma sappi che ci vorrà qualche tempo prima che tuo figlio impari a trarre piacere da un massaggio totale. Man mano che il massaggio diventerà una routine ti renderai conto di quanto ne desidera, di quanto ne ha bisogno e del grado di piacevolezza che ha raggiunto.

Quando gli togli i vestiti ricorda di dirgli che è il momento del massaggio e identifica un particolare "segnale" che gli faccia capire che stai per cominciare. Si fa così: metti una piccola quantità di olio tra le tue mani e sfregale tra di loro per scaldarlo. Nel frattempo dì: "E' l'ora del massaggio". Il piccolo sentirà l'olio che scivola tra le tue mani e si allerterà alla parola *massaggio*. Mostragli le palme delle mani e dì: "Posso massaggiarti?" La prima volta non capirà cosa sta per accadere ma successivamente queste frasi di routine lo faranno reagire.

Come ti puoi rendere conto se non vuole? In genere solleva le braccia come per proteggersi, volta la faccia da un'altra parte, scalcia e si arrabbia. Può darsi che gli venga il singhiozzo, che agiti le braccia o muova freneticamente gli occhi.

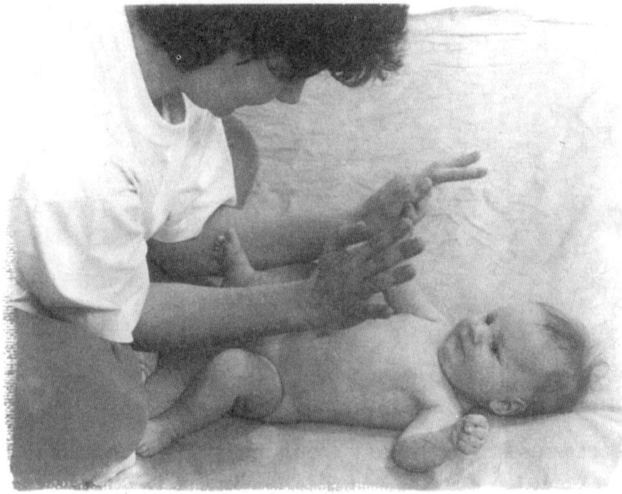

Se ti dice di "no" puoi provare a scaldare ulteriormente la stanza, coprirlo con delle coperte, avvicinarlo ancora a te e posare le tue mani ben calde sulle sue gambe usando la tecnica del Rilassamento Profondo o quella dell'Appoggio delle Mani di cui abbiamo parlato nel Capitolo 5. Poi prova a chiederglielo ancora perché spesso è sufficiente un piccolo cambiamento per farlo sentire più a suo agio. Oppure dovrai rilassarti ancora più a fondo; prova a pensare a cosa potresti fare per cambiare l'atmosfera circostante e renderla più confortevole. Se ti dirà un altro "no" aspetta ancora qualche minuto prima di ricominciare ma se è solo un po' scocciato e non determinato continua pure con il massaggio poiché spesso accade che il nervosismo che ha prima che il massaggio cominci si calmi subito dopo aver massaggiato una gamba. La prossima volta l'esperienza sarà per lui più familiare e si agiterà di meno.

Questa routine preparatoria serve per alcuni importanti scopi. Innanzitutto fa sapere al bambino che sta per cominciare una nuova esperienza e lo aiuta a sentirsi pronto. Inoltre comunica attraverso la tua voce e il tuo linguaggio corporeo il rispetto che nutri per lui. E' come se gli dicessi: "Sei degno di rispetto. Tu sei padrone del tuo corpo e bisogna chiederti il permesso per interagire in questo modo con te". Più avanti, nel Capitolo 13, discuteremo di come queste esperienze precoci possano essere di aiuto per il tuo bambino nel fargli comprendere la differenza fra un contatto positivo e uno negativo quando crescerà. Usare questo percorso prima di cominciare il massaggio ti aiuterà ora a costruire quella fiducia, quel rispetto e quei valori che gli assicureranno una vita sana.

Solo voi due

Durante il massaggio ogni movimento del tuo corpo diviene una forma di espressione del tuo amore. Il tuo tocco gentile e forte, il ritmo che crei, il modo in cui compi ogni movimento, i tuoi occhi, il tuo sorriso e la tua voce sono tutte parti di questa esperienza tanto quanto lo è il massaggio in se stesso. Guarda fisso negli occhi il tuo bambino e apriti all'amore che state condividendo. Rilassati e comincia il tuo massaggio con un leggero contatto con la sua pelle; senti le tue mani forti, calde e rilassate che lo sostengono. A meno che non vi siano altre indicazioni

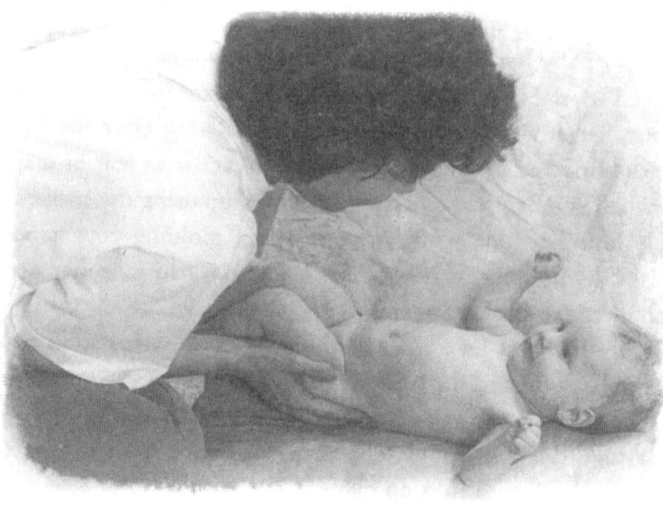

ripeti ogni movimento 3 o 4 volte.

"POSSO MASSAGGIARTI I PIEDI E LE GAMBE?"

Cominciamo dalle gambe e dai piedi per diversi motivi. Innanzitutto, i bambini conquistano il mondo con le gambe e con i piedi: osserva attentamente la tua bambina quando interagisce con altre persone: prima ancora di creare un contatto visivo la maggior parte di loro dimena gambe e piedi. Potresti in realtà percepire una sorta di linguaggio usato per creare un contatto con altre persone e stabilire un senso di fiducia. Anche due bambini messi vicini scalceranno e agiteranno le gambe come se "conversassero!"
Piedi e gambe sono la parte meno vulnerabile del corpo di un neonato. Se cominciassi a massaggiare tua figlia dalla parte alta del corpo è facile che lei divenga tesa e ansiosa. Istintivamente "chiuderebbe" le braccia e le gambe per proteggere i suoi organi vitali; cominciare dalle gambe e dai piedi le dà la possibilità di stabilire fiducia e di accettare il massaggio gradualmente.
Per molti bambini le gambe e i piedi rappresentano la parte più piacevole del massaggio; pertanto, cominciare a massaggiare da lì potrebbe aiutarli a rilassarsi completamente.
Se, per qualche motivo, tua figlia è stata in ospedale è facile che le abbiano fatto diversi prelievi nel tallone per gli esami del sangue. La sensibilità in questa zona può rimanere a lungo anche dopo che i buchini della siringa si sono rimarginati. Se ti sembra che reagisca con paura o disagio al massaggio del piede smetti di compiere ogni movimento e avvolgi semplicemente il piede tra le tue mani; ripeti questa operazione per qualche giorno fino a che non avrà accettato l'idea del contatto e allora prova a massaggiare nuovamente.
Il Massaggio Indiano e quello Svedese favoriscono la circolazione dai piedi verso il cuore e viceversa. Il Massaggio della Vite e il Rolling aiutano a ridare tono e a rilassare le gambe.
Massaggia una gamba e poi passa all'altra ma, prima di cominciare, ricorda di "salutare" la gamba di tua figlia con la tecnica dell'Appoggio delle Mani.

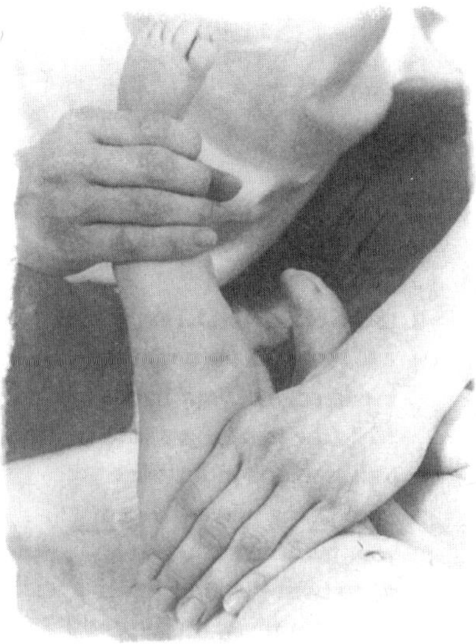

1. Massaggio Indiano

Massaggia la gamba con la parte interna delle mani (quella dove si trovano pollice e indice) circondando la gamba e racchiudendo le tue mani su di essa, facendole scivolare una dietro l'altra. La mano opposta tiene delicatamente ferma la caviglia. La mano esterna dovrebbe spostarsi verso il sedere mentre quella interna scivola all'interno della coscia, su fino alla caviglia. Compi gesti ritmici mantenendo la parte bassa/pelvica del tuo corpo come centro di gravità. Ricorda di usare la parte bassa della mano per tenere a terra il corpo del bambino onde evitare che si sollevi verso l'alto durante il massaggio.

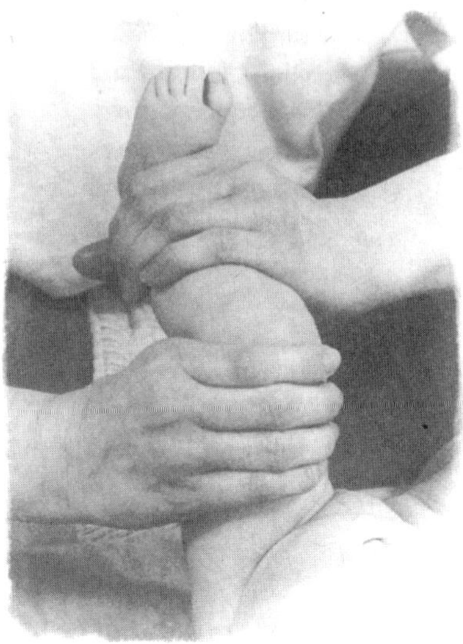

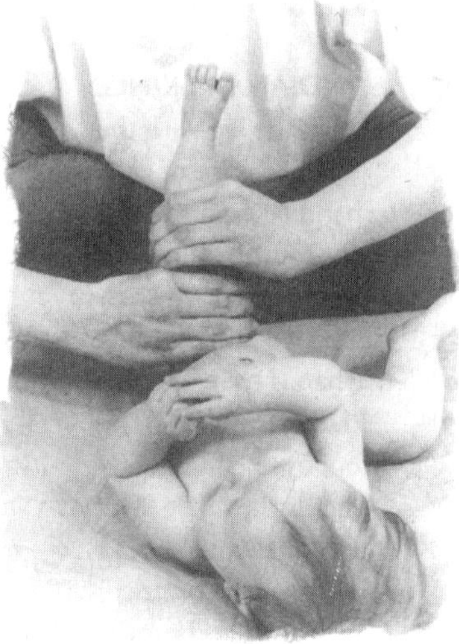

2. ABBRACCIA E SCIVOLA (LA VITE).
Prendi la gamba con la parte interna delle mani (dove si trovano pollice e indice) rivolta verso l'alto. Tienile molto vicine per evitare di torcere le giunture del ginocchio e circonda la gamba il più possibile. Massaggia dalla coscia alla caviglia dall'alto verso il basso e viceversa spremendo molto delicatamente. Questo massaggio percorre la muscolatura e aiuta a rilassarla.

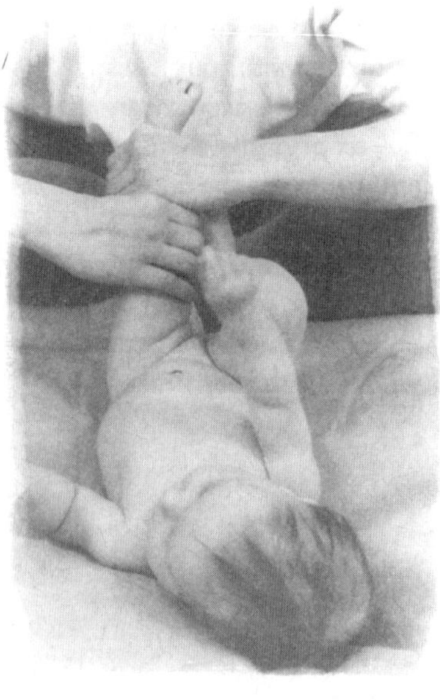

3. POLLICE DOPO POLLICE (SEMICERCHI). Muovi i pollici, uno dopo l'altro, disegnando dei semicerchi dal tallone alla base delle dita.

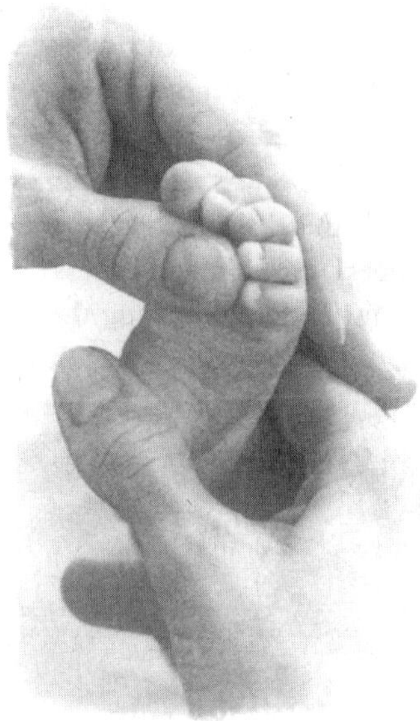

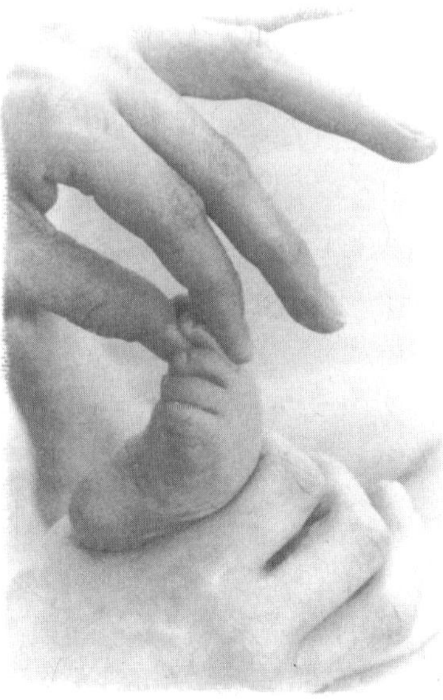

4. ROTEARE OGNI DITO. Spremi e rotea le dita, una a una.

Ci sono 72.000 terminazioni nervose in ogni piede. Le diverse teorie sul funzionamento del massaggio plantare sono concordi nel dire che ogni area del piede corrisponde a una specifica parte del corpo. Gli stress ambientali possono causare squilibri nel nostro sistema che poi si traducono in raffreddori, influenze, otiti e così via. I reflessologi (coloro che studiano e lavorano su questi punti del piede) affermano che i sottoprodotti di questi squilibri, acido urico ed eccesso di calcio, possono calcificare intorno alle terminazioni nervose dei piedi bloccando il flusso di energia che si muove verso il corpo. Il massaggio plantare, secondo loro, rimuove questo eccesso di calcio e l'acido urico in modo da farli assorbire dal sangue e dalla linfa per poi essere secreti dal corpo.

5. Con l'Indice sotto le Dita. Con l'indice fai una leggera pressione sull'avampiede proprio sotto le dita.

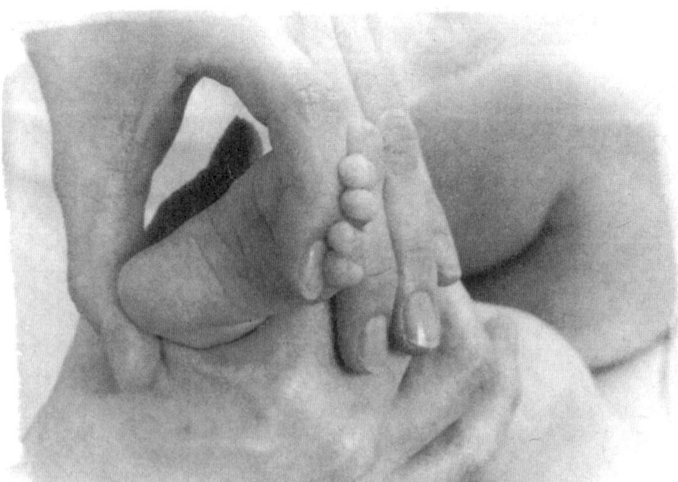

6. CON L'INDICE SOPRA IL TALLONE. Con l'indice fai una leggera pressione sull'avampiede dove comincia il tallone e massaggia questa zona delicatamente.

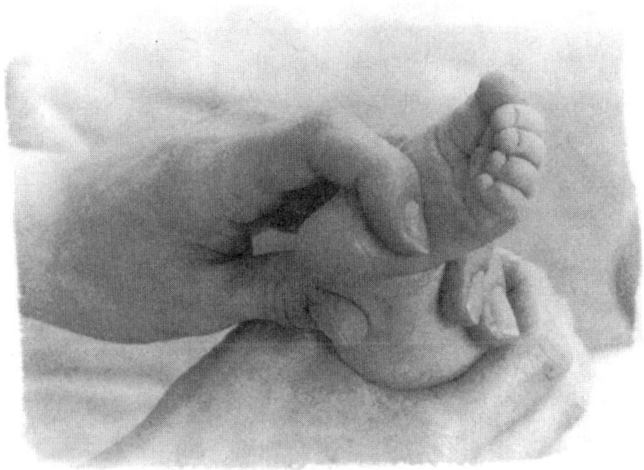

7. PRESSIONE CON I POLLICI. Compi una pressione con i pollici lungo tutta la pianta del piede.

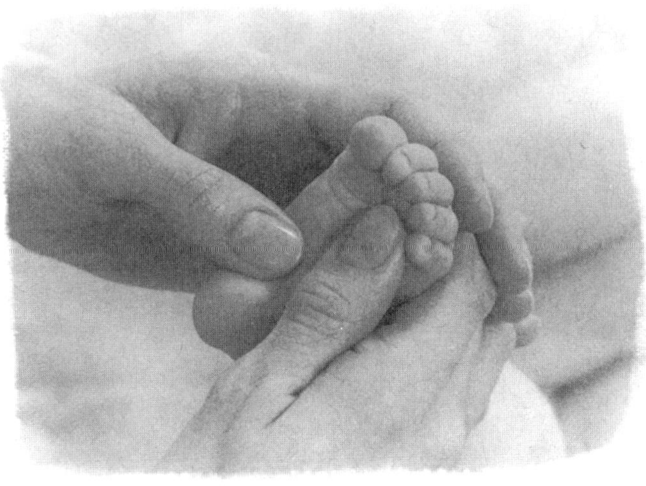

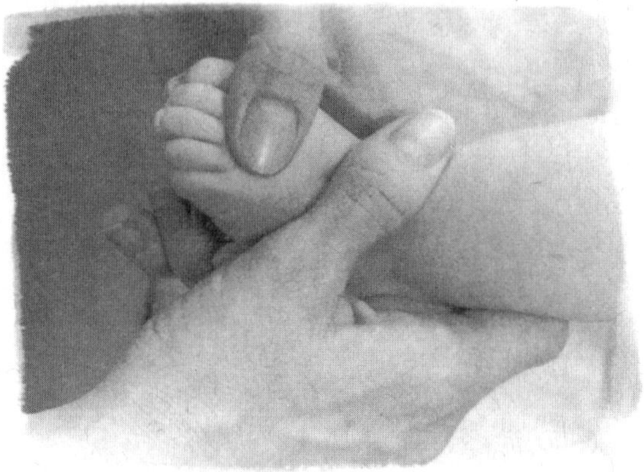

8. CON I POLLICI SUL DORSO DEL PIEDE. Lascia scorrere i pollici, uno dopo l'altro, lungo il dorso del piede fino alla caviglia.

9. CIRCOLETTI INTORNO ALLE CAVIGLIE. Fai dei piccoli cerchi con la caviglia aiutandoti con i pollici.

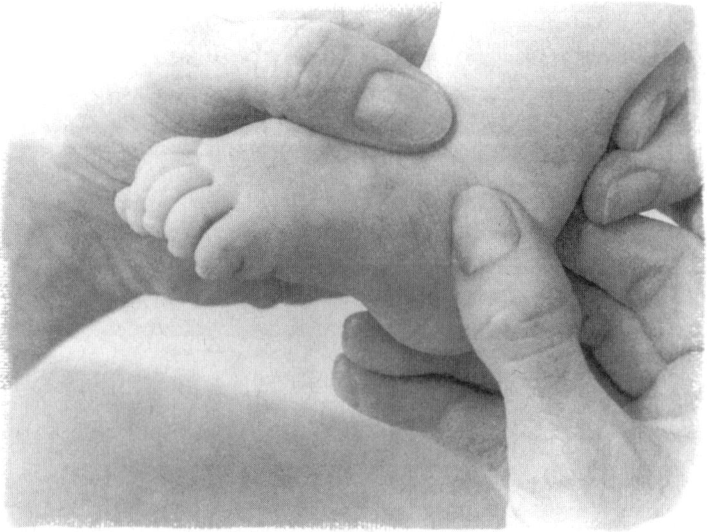

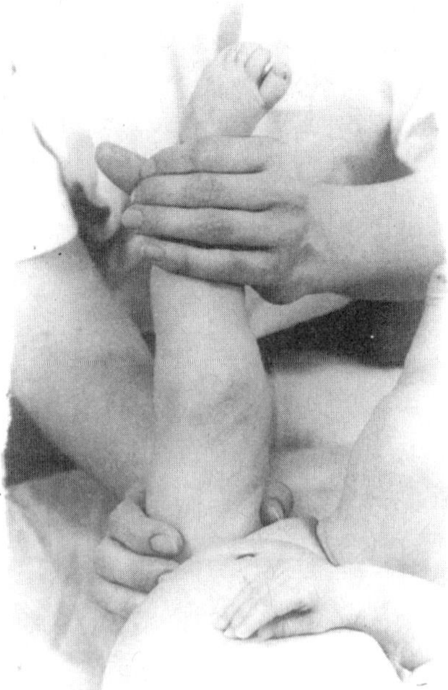

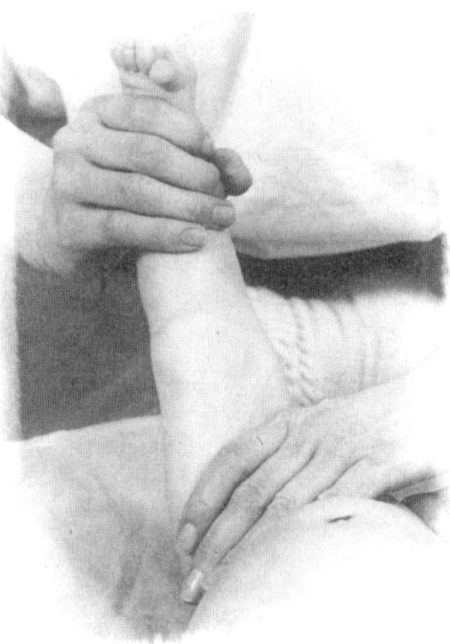

10. MASSAGGIO SVEDESE. Massaggia la gamba dalla caviglia all'anca tenendo ferma la caviglia e muovendo una mano lungo la parte esterna della gamba e poi l'altra lungo la parte interna. Ricorda di non sollevare il corpo del bambino dalla superficie su cui è sdraiato.

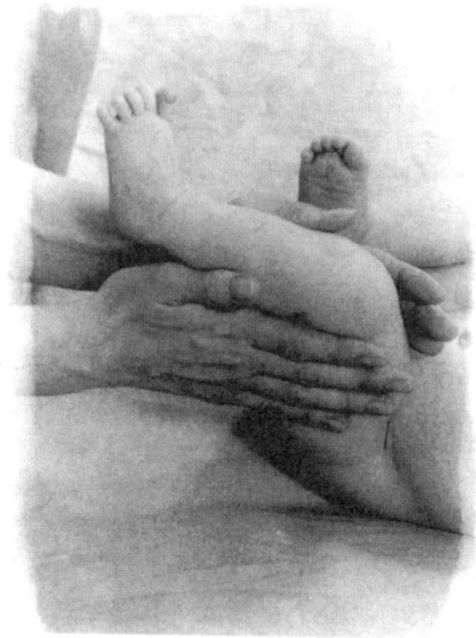

11. Rolling di coscia e gamba. Fai rollare la gamba dalla coscia alla caviglia tra le tue mani. Molti bambini adorano questo gesto.

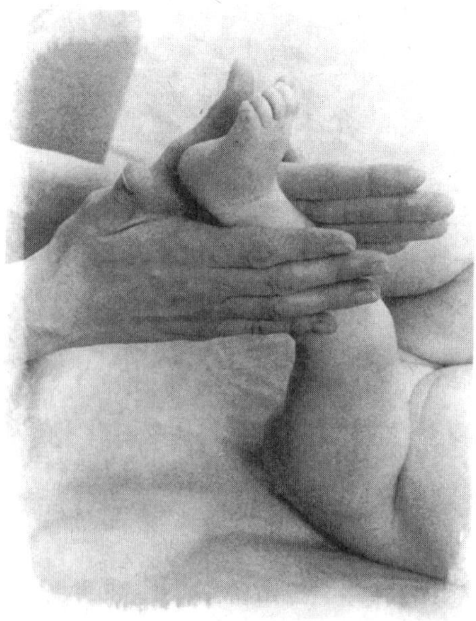

12. RILASSAMENTO DEL SEDERINO. Dopo aver massaggiato entrambe le gambe e i piedi massaggia il sederino in maniera circolare con tutte due le mani e poi scendi verso le gambe e i piedi dando lievi colpetti.

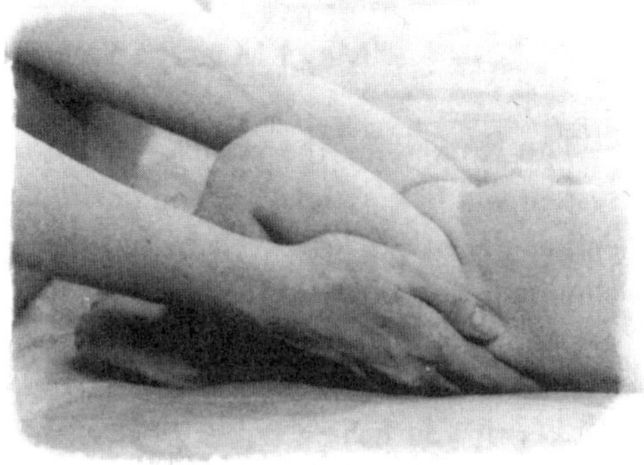

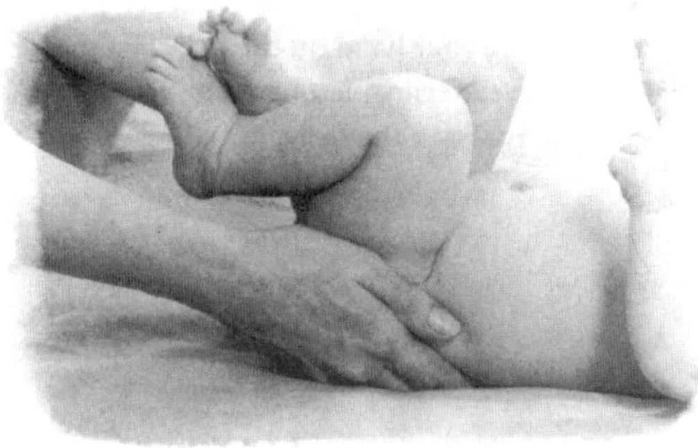

13. INTEGRARE. Fai un movimento leggermente strofinato dal sedere fino ai piedi. Questo massaggio integra i movimenti delle gambe a quelli del tronco e fa capire al tuo bambino che stai per spostarti verso un'altra parte del corpo.

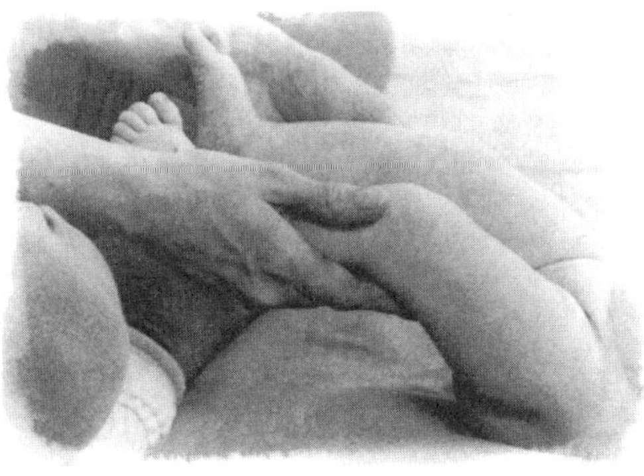

"POSSO MASSAGGIARTI IL PANCINO?"

I massaggi sull'addome sono di grande aiuto per tonificare l'apparato intestinale e per alleviare la costipazione e le coliche. La maggior parte di essi terminano nella parte bassa della pancia a sinistra (la tua destra) cioè dove si trova la parte dell'intestino atta all'evacuazione. Lo scopo di questo massaggio è quello di muovere l'aria e le scorie intestinali attraverso i visceri. Compi sempre dei massaggi che partono dalla gabbia toracica e si muovono verso il basso facendo dei movimenti circolari orari. Se tuo figlio soffre di coliche gassose abbiamo un massaggio particolare di cui parleremo nel Capitolo 10.

1. APPOGGIO DELLE MANI. Comincia creando un contatto con la pancia della tua bambina, posandovi la mano e lasciando passare una forte sensazione di calore e rilassamento. Falle capire che è giunto il momento di massaggiare il suo pancino.

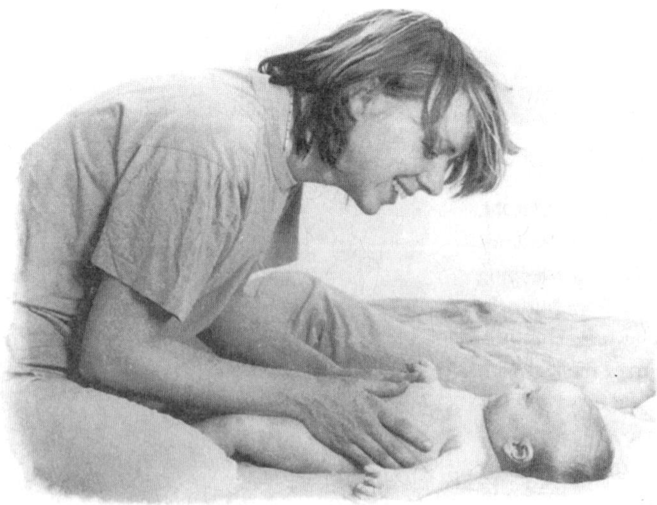

2. Ruota dall'Alto in Basso. Massaggia la pancia della tua bambina con una mano e poi con l'altra, di seguito, come se stessi scavando una piccola buca nella sabbia. Tieni le mani ben posate sulla sua pancia senza usare le estremità della mano. Ripeti il movimento circa sei volte.

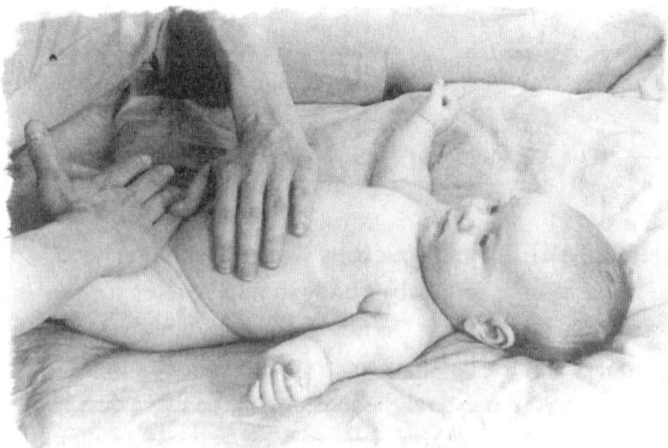

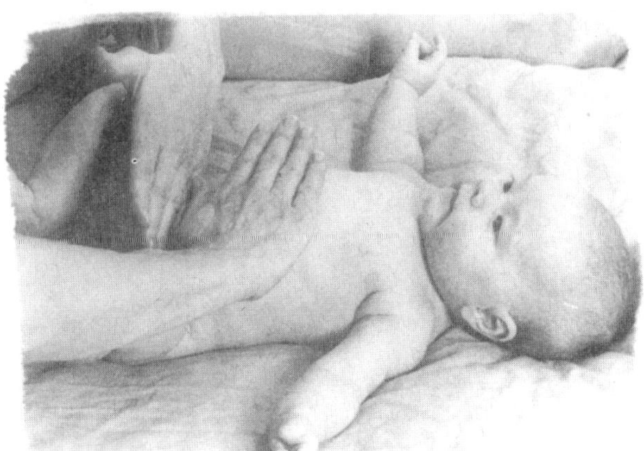

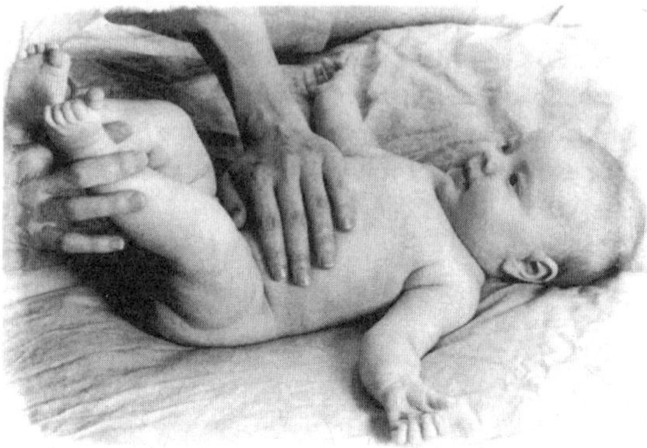

3. Ruota con le Gambe a 90 gradi. Solleva le gambe della tua bambina con una mano e afferra delicatamente le caviglie; il suo corpo deve rimanere molto vicino al tuo e le natiche ben salde a terra. Non sollevare il suo corpo. Con l'altra mano ripeti i massaggi che hai fatto prima. Questo movimento rilassa lo stomaco e ti permette di approfondire ulteriormente il massaggio.

Un altro modo per sollevarle le gambe per questo esercizio è quello di mettere la tua mano destra sotto la sua gamba sinistra, in modo che questa si sollevi, e tenere contemporaneamente la gamba destra: in questo modo entrambe le gambe saranno sollevate e il massaggio verrà effettuato con la mano sinistra (si può invertire la posizione se la mano dominante è la destra).

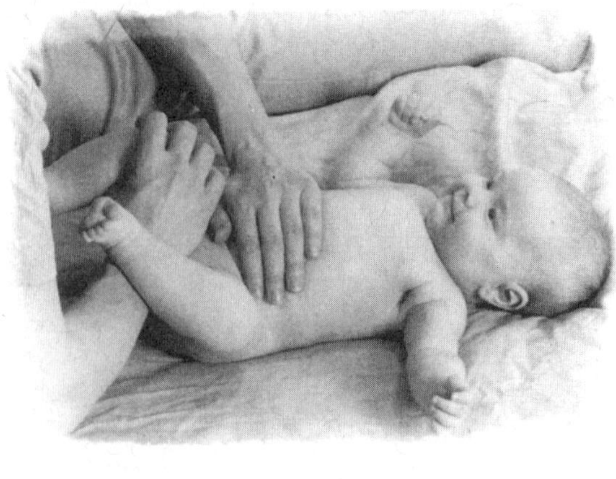

4. POLLICI SOPRA L'OMBELICO E IN FUORI. Con entrambi i pollici in posizione orizzontale posati sul suo ombelico muovili verso l'esterno facendo una leggera pressione. Assicurati di tenere i pollici piatti senza schiacciare troppo.

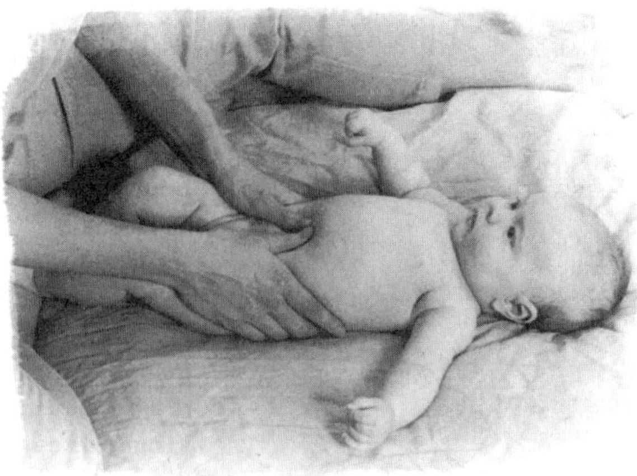

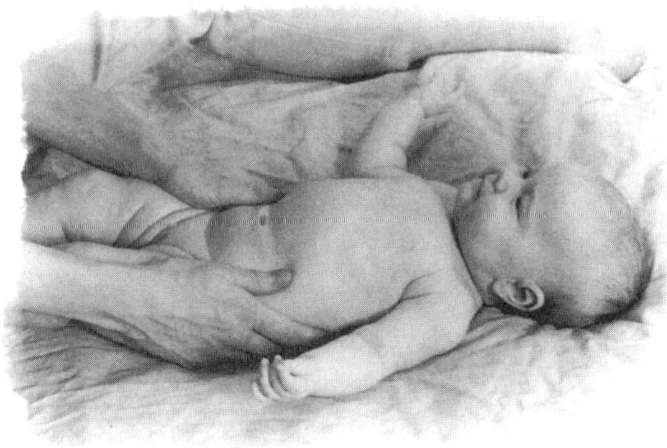

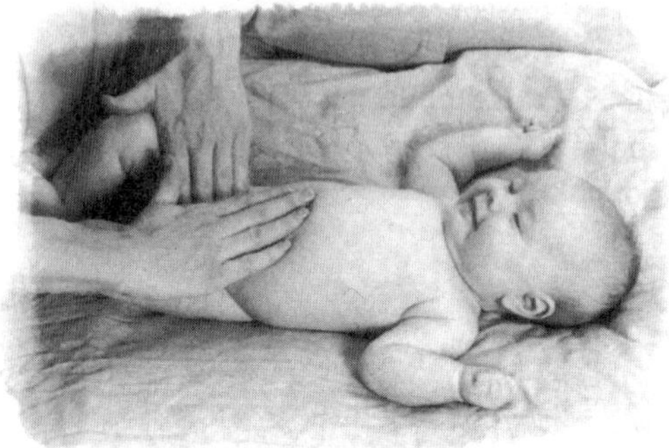

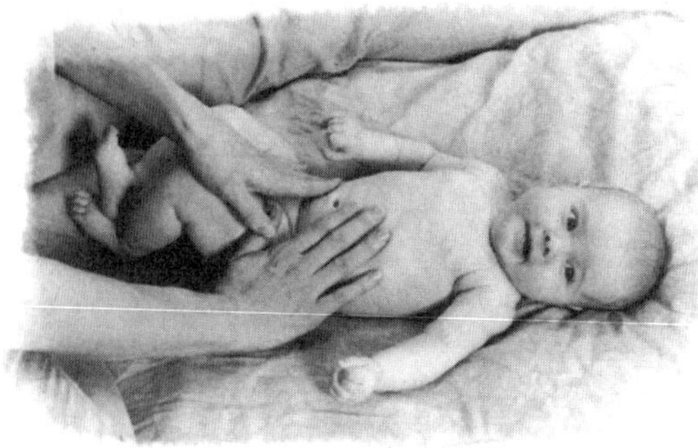

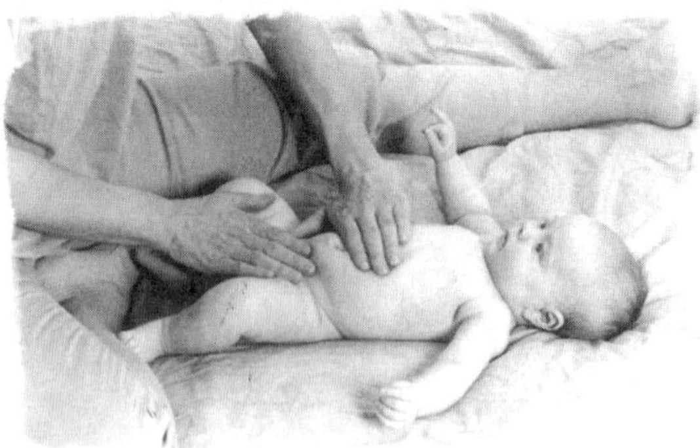

5. Il Sole e la Luna. La mano sinistra compie un movimento circolare completo in senso orario partendo dalla tua sinistra (ore 7 del mattino). Quando la mano sinistra si trova nella parte bassa del cerchio quella destra compie un movimento a mezza luna appena sopra quella sinistra e subito sotto la gabbia toracica da destra a sinistra della bambina (da sinistra a destra per te) come una U rovesciata.

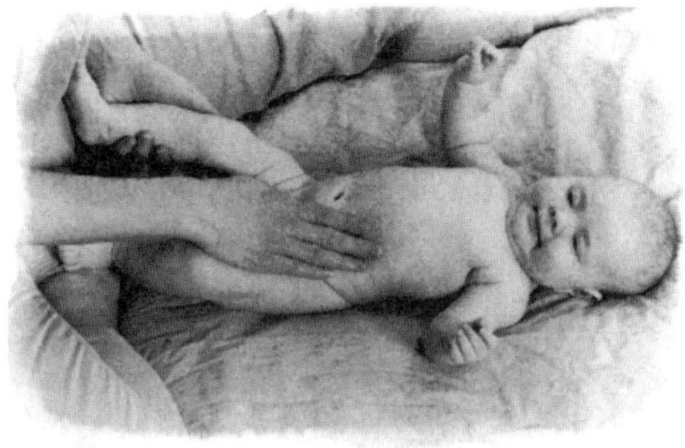

6. I LOVE YOU. In questa serie di movimenti ripeti la frase "I Love You" (ti voglio bene) utilizzando un tono di voce acuto, quasi come se stessi tubando. Tua figlia lo apprezzerà molto. Per prima cosa compi diverse volte un movimento a forma di I con la mano destra sulla parte sinistra della pancia facendo pressione con i polpastrelli e partendo dalla gabbia toracica per poi scendere verso il basso (IIIII).

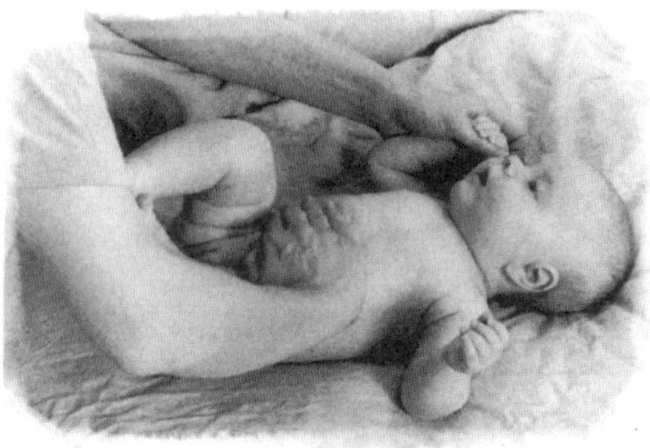

Poi fai un movimento laterale a ritroso a forma di L partendo dalla tua sinistra verso destra e poi di nuovo verso il basso (loooove).

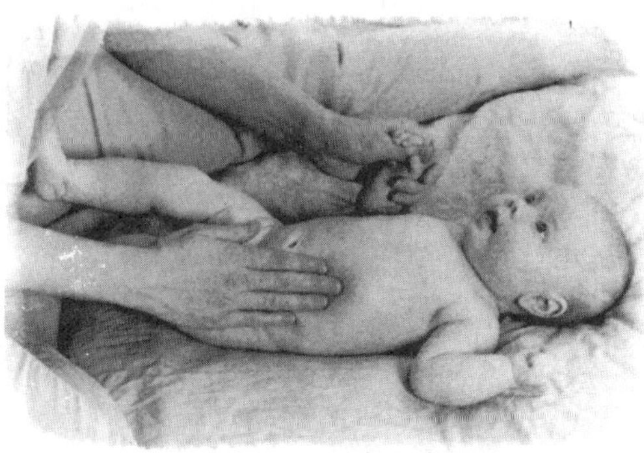

Ora fai una U rovesciata andando dalla tua sinistra verso destra (da destra a sinistra per la bambina) con l'apice del movimento sotto la gabbia toracica (yoooou!).

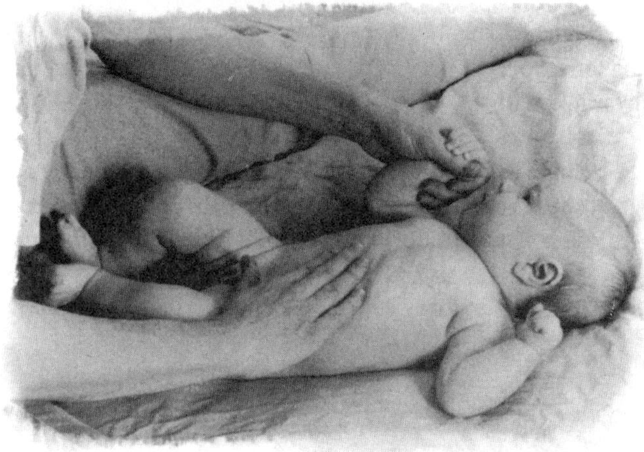

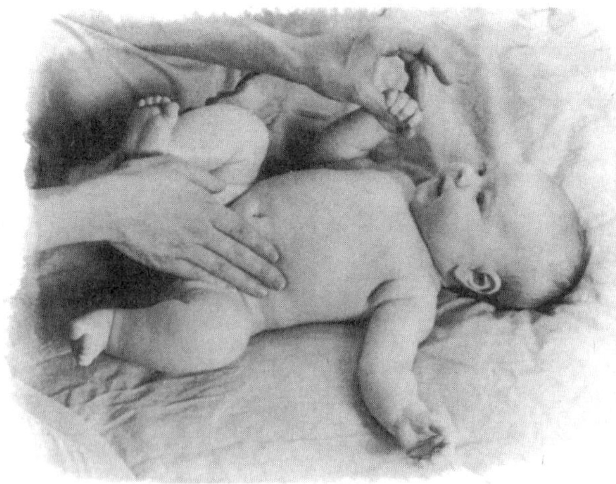

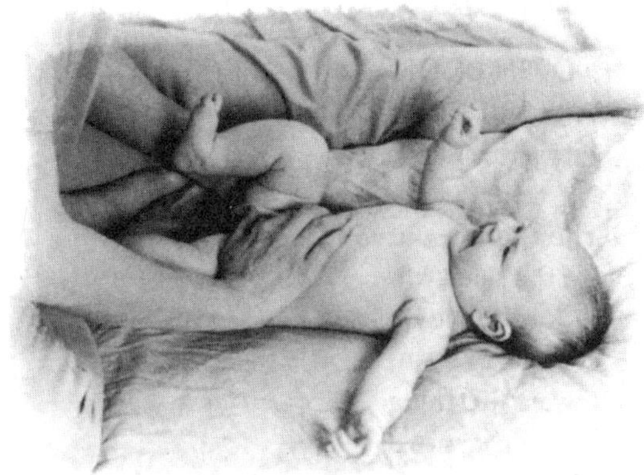

7. CAMMINATA. Usando la parte piatta delle dita cammina sulla sua pancia dalla tua sinistra a destra all'altezza dell'ombelico. Potresti sentire alcune bolle di aria che si muovono al passaggio delle tue dita.

Dopo aver massaggiato la pancia passa delicatamente al torace.

"POSSO MASSAGGIARTI IL TORACE?"

Il massaggio del torace aiuta a tonificare il cuore e i polmoni. Immagina di liberare il respiro della tua bambina e di riempire il suo cuore di amore. Comincia con il salutare il suo torace con la tecnica dell'Appoggio delle Mani.

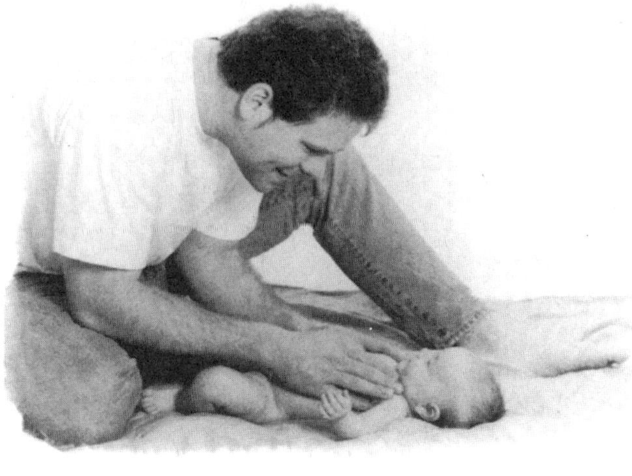

1. Libro Aperto. Con entrambe le mani posizionate al centro del suo torace compi un movimento verso l'esterno sentendo le costole sotto le dita come se stessi appiattendo le pagine di un libro. Tieni le mani sempre a contatto con il suo corpo mentre le muovi verso il basso, tutt'intorno e poi verso l'alto fino al punto di partenza, come se facessi un movimento a forma di cuore. La pressione parte dal centro e va verso l'esterno: poi non devi fare altro che mantenere le mani a contatto con il suo corpo.

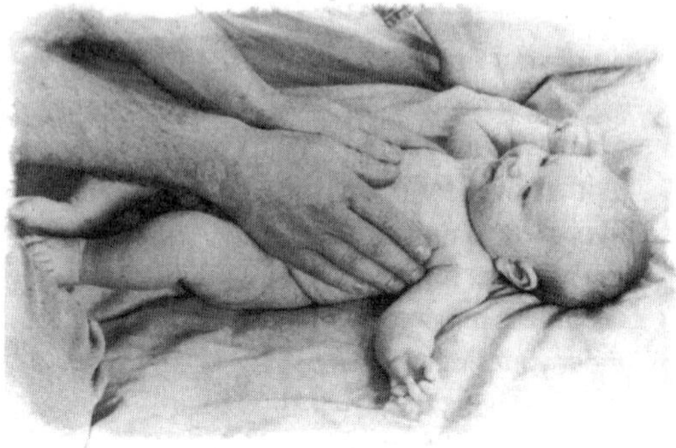

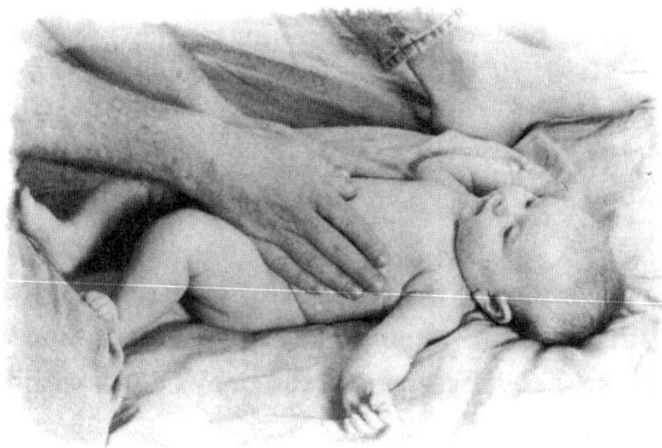

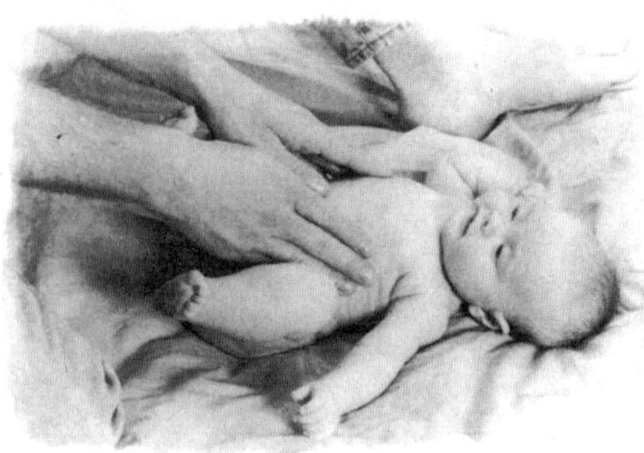

2. FARFALLA. Per cominciare questo massaggio entrambe le mani devono essere poste sulla sua gabbia toracica.

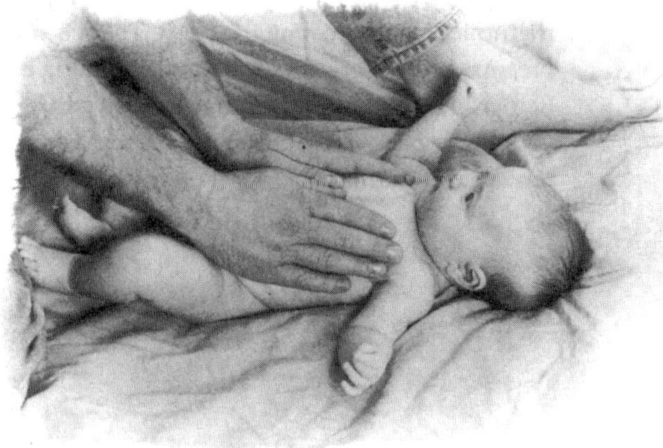

La mano destra si muove in diagonale attraverso il torace verso la spalla destra. Poi, schiacciando leggermente la spalla ritorna, sempre in diagonale, verso la gabbia toracica. Fai attenzione a non graffiare la bambina con le unghie.

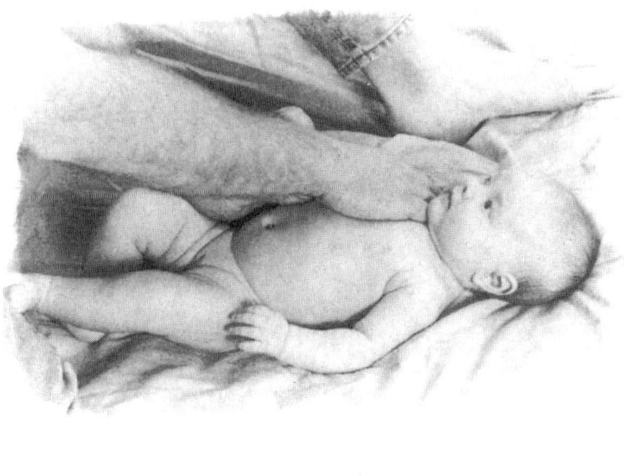

Poi la mano sinistra si muove in diagonale verso la spalla sinistra ripetendo lo stesso movimento. Attraversa più volte il petto alternando una mano con l'altra e facendo più pressione nel movimento di andata che in quello di ritorno. Ricorda di compiere questo movimento partendo dal tuo centro di gravità - la parte bassa - tenendo le braccia e le mani ben calde.

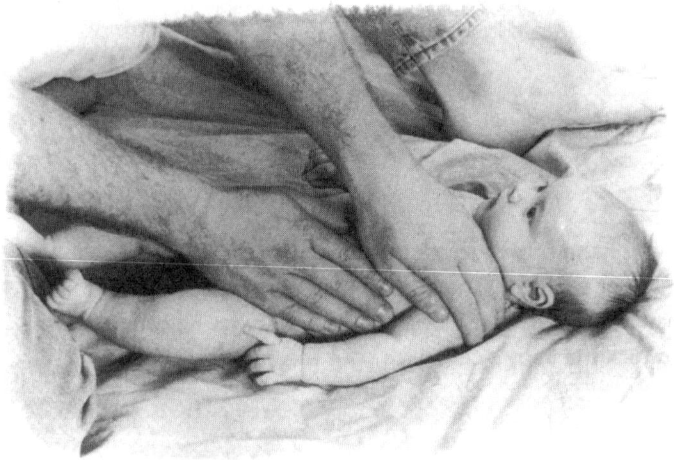

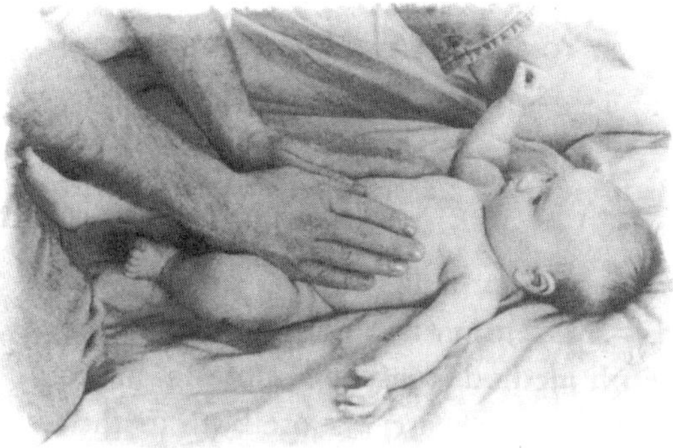

3. INTEGRARE. Lascia scivolare entrambe le mani dal torace alla pancia giù fino ai piedi per integrare tutti i movimenti che hai sino ad ora imparato.

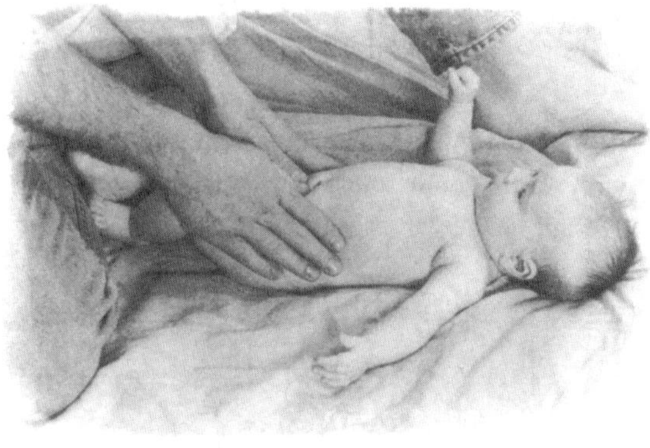

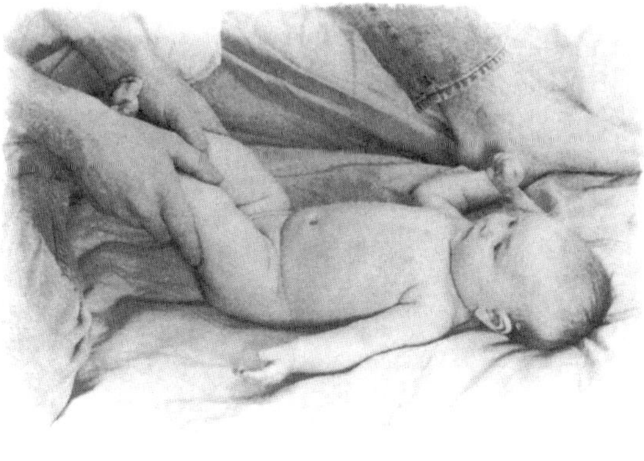

"Posso massaggiarti le braccia e le mani?"

Nel massaggio delle braccia le differenze sostanziali tra i metodi indiano e svedese si riscontrano soprattutto nella direzione del massaggio. Il metodo indiano massaggia il braccio dalla spalla al polso immaginando che stress e tensione abbandonino il corpo attraverso le dita della mano. Il metodo svedese è opposto in quanto il massaggio si attua dal polso alla spalla, verso il cuore. Noi utilizziamo entrambi i metodi combinando il concetto indiano di bilanciare e rilasciare l'energia con quello svedese che mira a tonificare la muscolatura per favorire una buona circolazione.

1. Appoggio delle Mani. Comincia "salutando" le braccia del tuo bambino toccandole con calore e delicatezza e chiedendogli il permesso per cominciare.

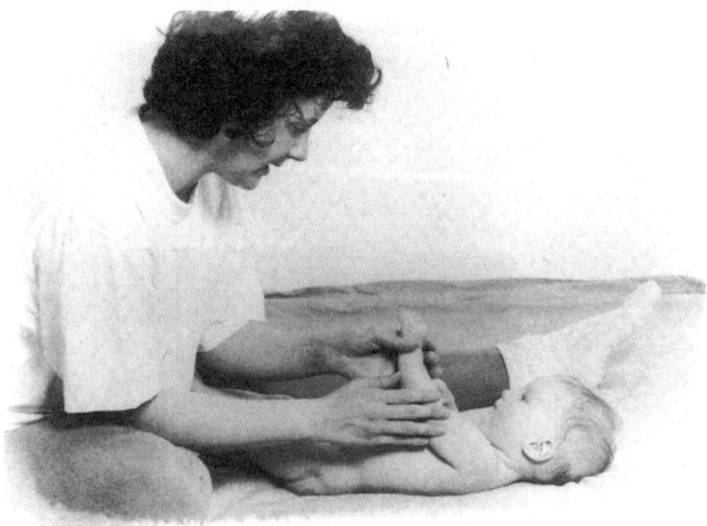

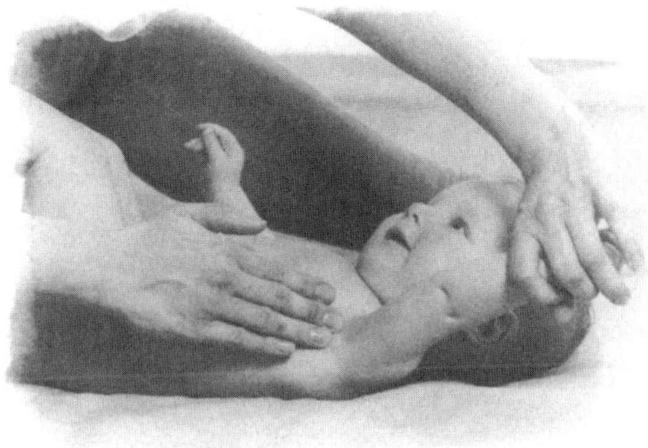

2. Pressioni del Cavo Ascellare. Per prima cosa massaggia alcune volte l'ascella soffermandoti in particolar modo sulle ghiandole linfatiche che si trovano in quel punto.

Alcuni bambini fanno resistenza al massaggio del braccio e istintivamente lo portano verso il torace per proteggersi. In questo caso, piuttosto che forzarlo ad aprire il braccio, massaggialo nella direzione in cui lo tiene. Cerca di sostenerlo nel suo istinto di autodifesa massaggiandogli il braccio in questa posizione di "abbraccio". Quando comincerà a sentirsi rilassato e incoraggiato anche il suo braccio si rilasserà e te lo porgerà per il massaggio. Questa foto mostra la tecnica del Massaggio Indiano fatta a una bambina che tiene il braccio vicino al corpo. La madre la aiuta massaggiandola, come meglio riesce, in questa posizione. Generalmente segue una spontanea apertura.

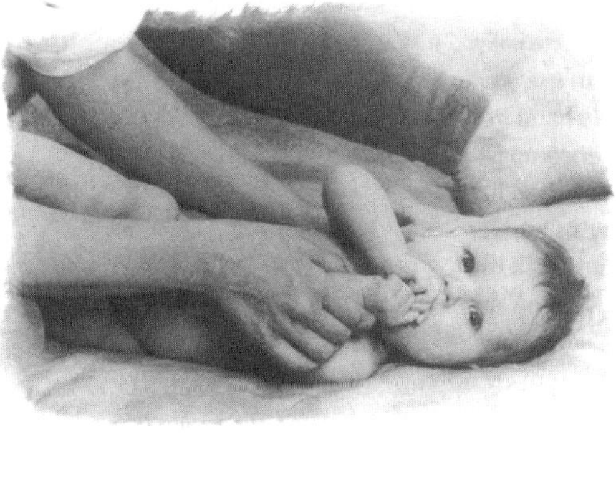

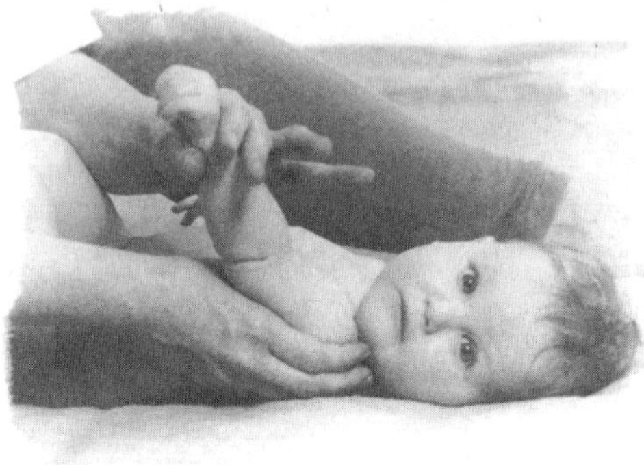

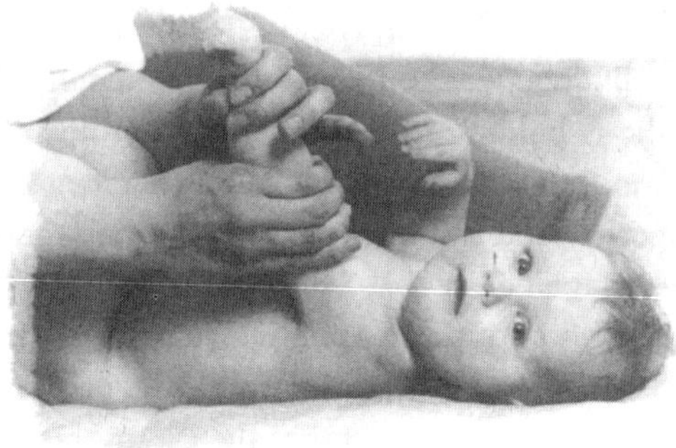

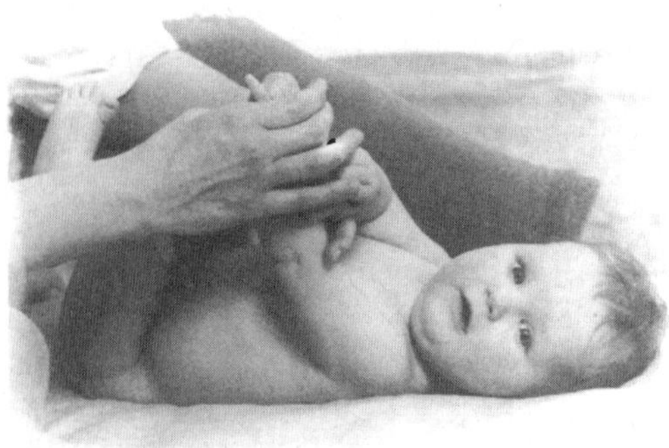

3. Massaggio Indiano. Tenendo il polso con una mano, fai scivolare l'altra partendo dalla spalla per andare verso il polso. Appena giunta al polso inverti il movimento delle mani e così via, sempre una mano dietro l'altra. Usa la parte interna della mano modellandola il più possibile al suo braccio. La posizione della tua mano ti deve permettere di vedere il punto di congiunzione tra pollice e indice. Con i bambini più delicati si può cominciare usando solo 3 o 4 dita per passare alla fine a un massaggio avvolgente e caloroso fatto con tutta la mano. Fai in modo che la spalla non si sollevi da terra per evitare che anche il resto del corpo si sollevi.

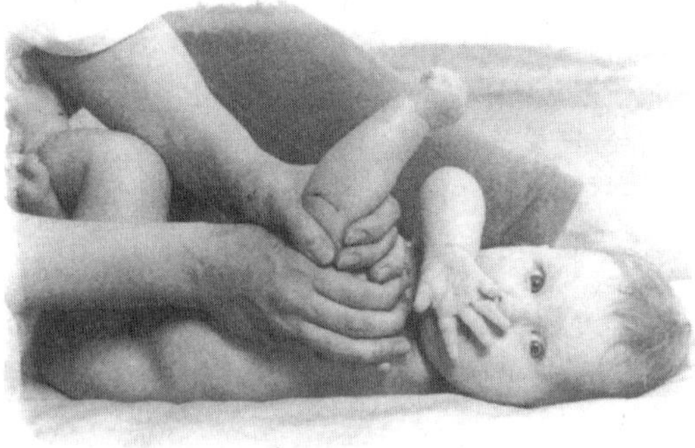

4. ABBRACCIA E SCIVOLA (LA VITE). Circonda il braccio con entrambe le mani e poi, con estrema delicatezza, muovile in direzioni opposte tenendole sempre vicine per evitare di stortare le giunture del gomito. Con questo massaggio favorisci il rilassamento della muscolatura del braccio.

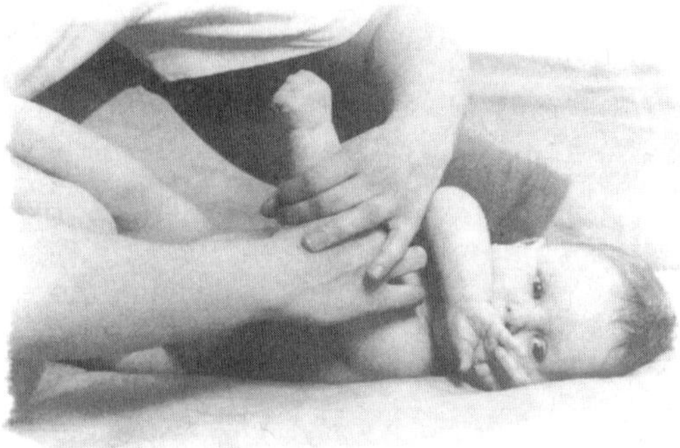

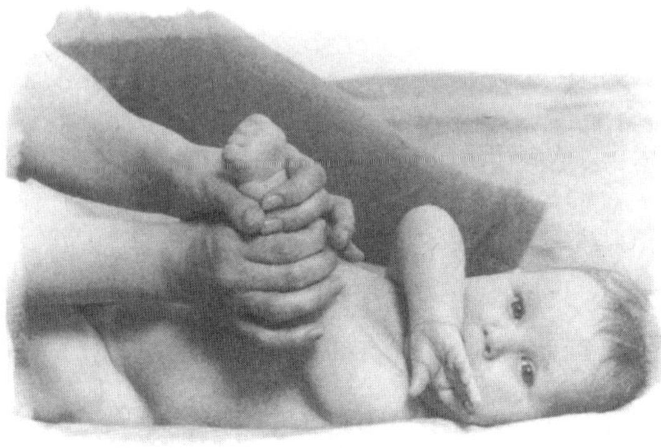

5. MASSAGGIO DEL PALMO E ROTEARE OGNI DITO. Apri la mano del tuo bambino con il pollice e fai ruotare delicatamente ognuna delle sue ditine tra il tuo pollice e il tuo indice.

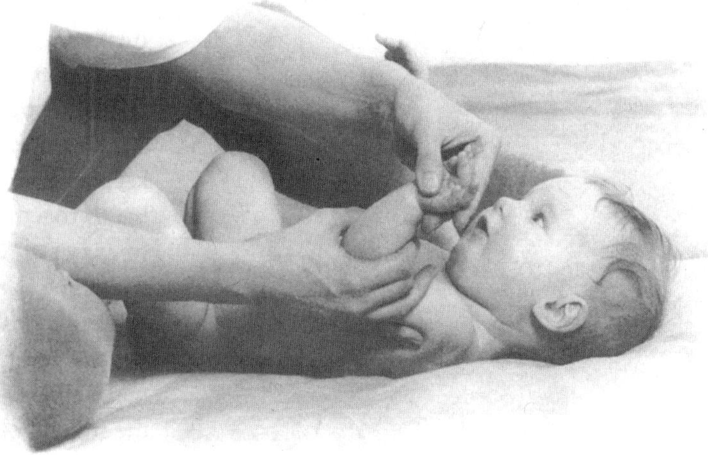

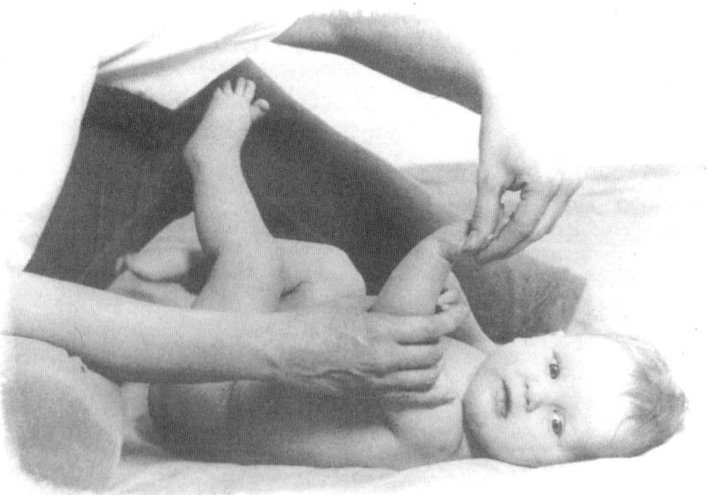

6. Il Dorso della Mano. Massaggia il dorso della sua mano.

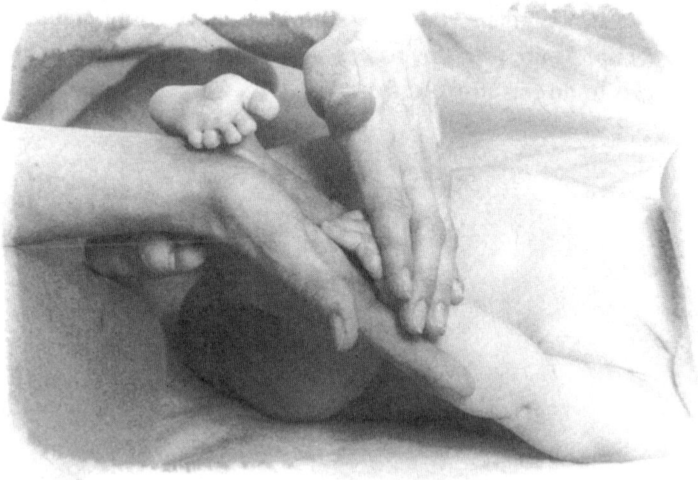

7. Circoletti intorno ai Polsi. Massaggia il polso facendo tanti piccoli cerchi tutti intorno.

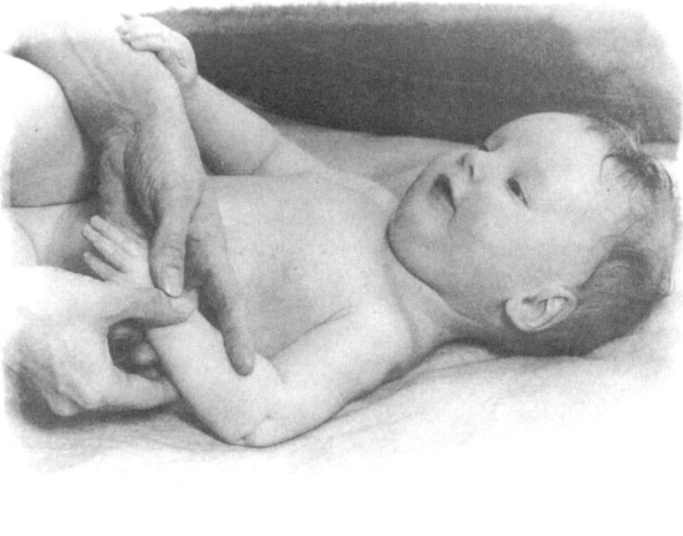

8. Massaggio Svedese. Massaggia il braccio partendo dal polso verso la spalla, una mano dopo l'altra. Così come nel Massaggio Indiano (e con le mani nella stessa posizione) cerca di modellare le mani intorno al suo braccio. Ricorda di dare stabilità alla spalla per evitare che il corpo si sollevi. Ancora una volta, con i bambini particolarmente delicati, si può cominciare il massaggio usando 3 o 4 dita.

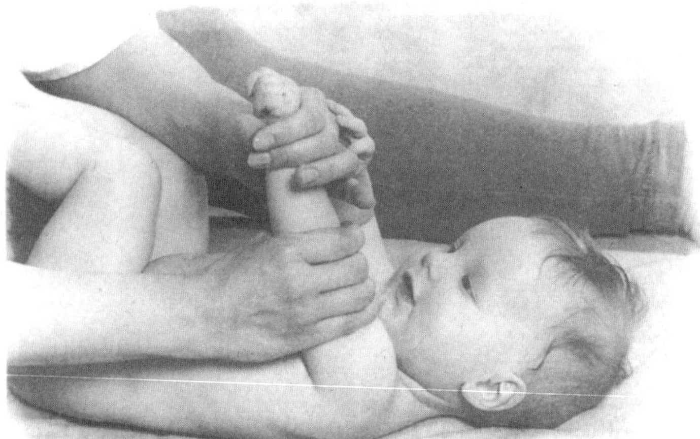

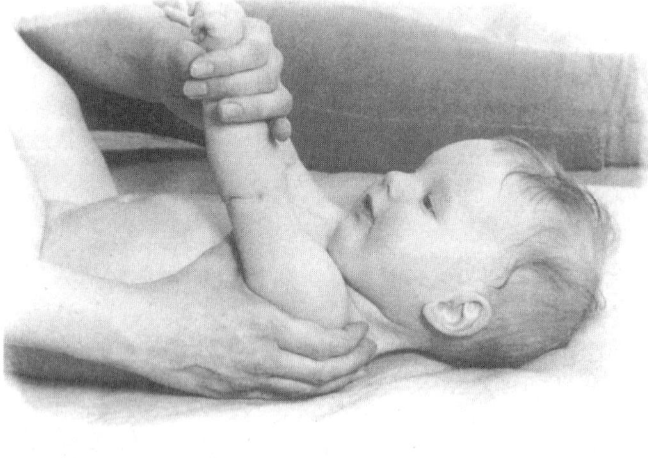

9. ROLLING. Rolla più volte il suo braccio tra le mani dalla spalla per arrivare fino al polso. Questo è un massaggio che diverte i bambini di ogni età.

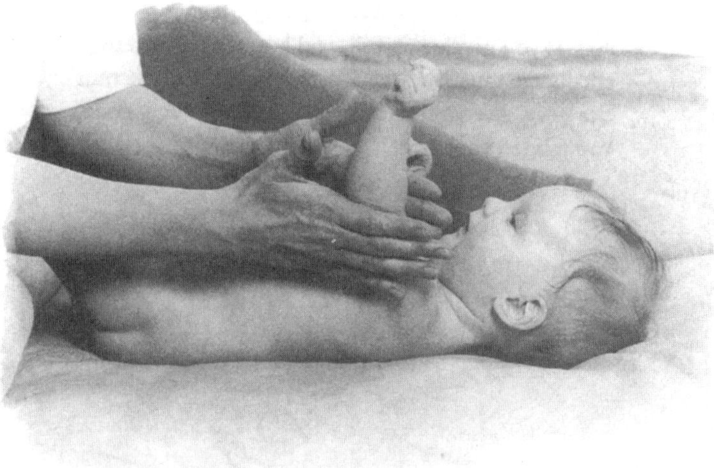

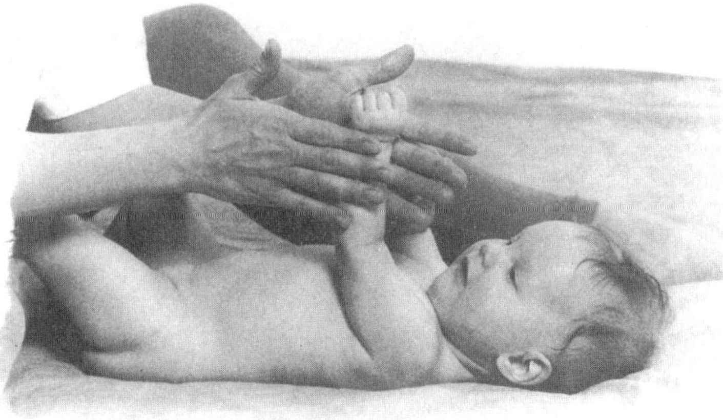

10. Tocco di Rilassamento. Usa la tecnica del Tocco di Rilassamento per aiutare il tuo bambino a rilassarsi e ad abbandonare il braccio. Posa la mano intorno al suo braccio e senti la tua mano che diventa pesante e rilassata. Con la voce dì: "Rilassati" oppure "lasciati andare" e, allo stesso tempo, picchietta il braccio, rollalo e fallo rimbalzare sulla tua mano per favorire il rilassamento muscolare. Quando ti accorgi che è rilassato compiaciti con lui dicendogli: "Molto bene, hai rilassato il tuo braccio!"

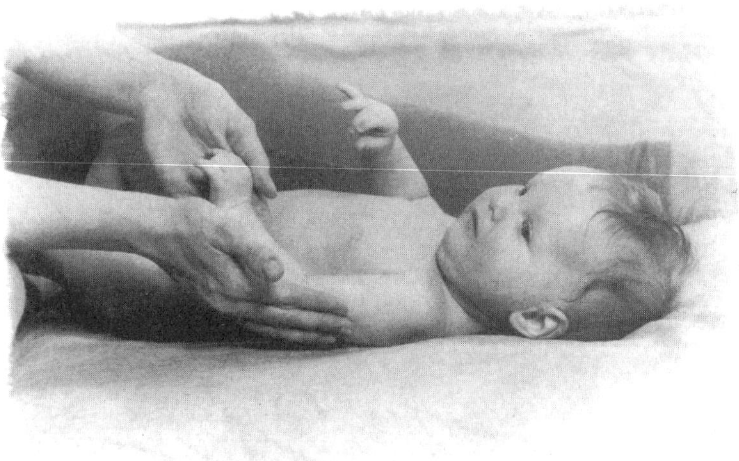

11. INTEGRARE. Lascia scendere le tue mani lungo le spalle verso il torace, la pancia, le gambe e i piedi in un solo massaggio che integri tutte le parti del corpo.

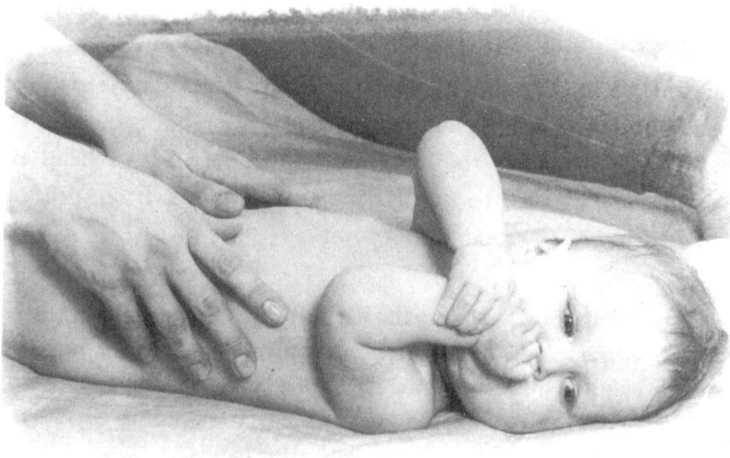

"Posso massaggiarti il faccino?"

Il viso di una bambina accumula molta tensione a causa del continuo succhiare, del piangere, dei dentini e per l'interazione con il mondo circostante. Spesso mi viene chiesto come mai, giunta a questo punto, non includo il massaggio della testa, ma mi focalizzo su quello del viso. Ci sono diverse ragioni, la prima delle quali è che la testa dei bambini è molto sensibile e le ossicine sono in continuo movimento e crescita, le membrane si spostano e la fontanella si indurisce. In secondo luogo massaggiare la testa può rievocare i momenti difficoltosi dell'uscita dal canale del parto portando a un pianto di tipo traumatico. Inoltre, non vi è una muscolatura particolare nella testa che necessiti realmente di essere rilassata in questo momento. Quando tua figlia avrà 4/6 mesi e tu sarai diventata un'esperta nel massaggio allora potrai prendere la sua testa tra le mani e massaggiarla facendo piccoli cerchi per vedere se le fa piacere. Se dimostrasse di apprezzarlo potrai allora includerlo con gli altri.

1. Libro aperto sulla fronte. Usando i polpastrelli parti dal centro della fronte e spostati verso l'esterno come per appiattire le pagine di un libro e muovendo le mani per tutta la lunghezza del viso. Fai attenzione a non coprirle gli occhi e il naso.

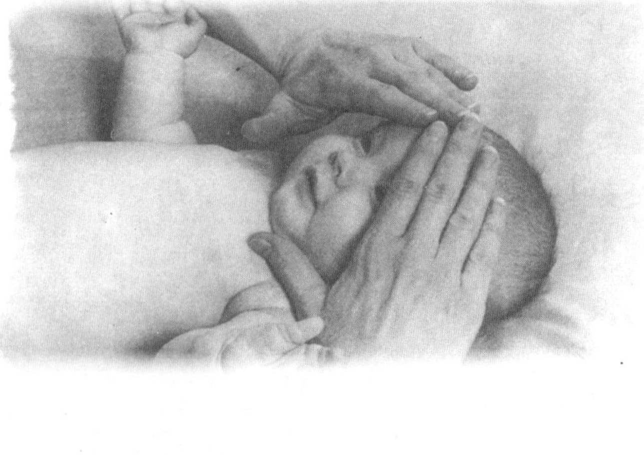

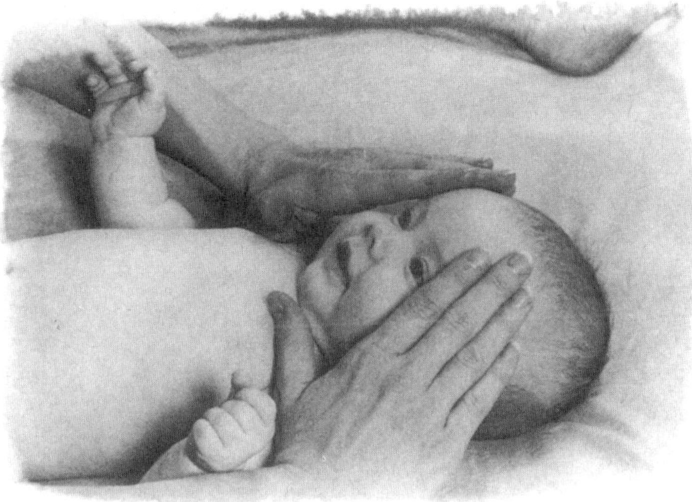

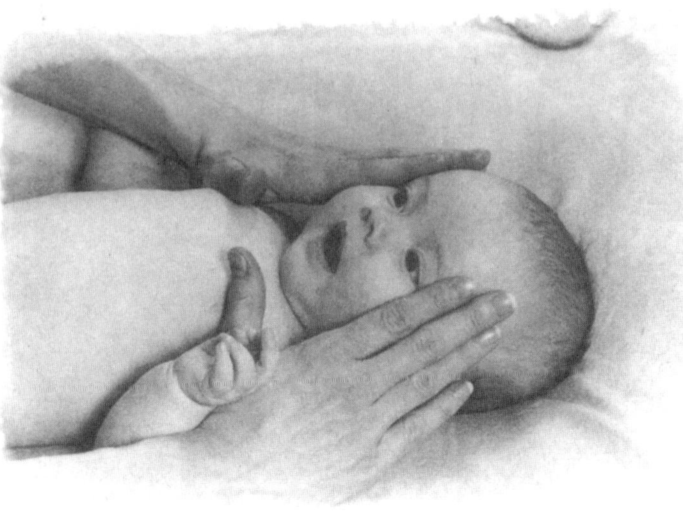

2. Pollici sopra gli Occhi. Con i pollici massaggia leggermente le sopracciglia dal centro verso le estremità.

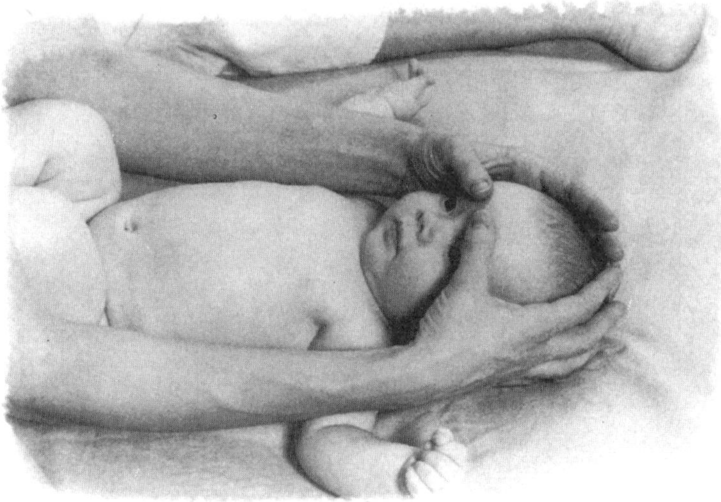

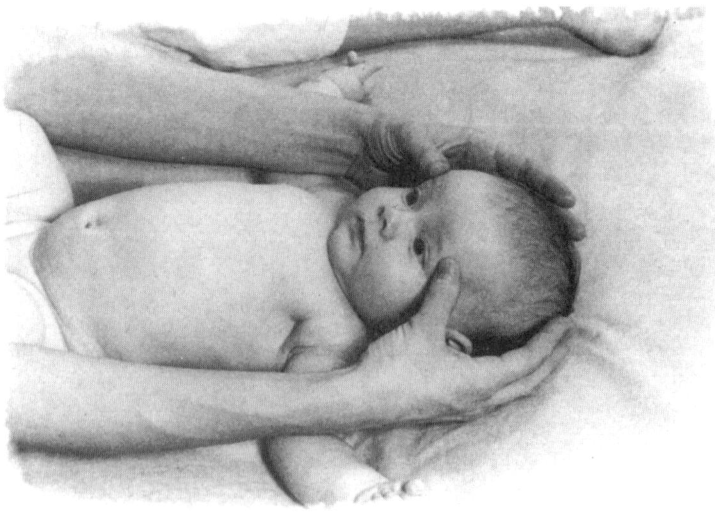

3. VERSO IL PONTE DEL NASO LUNGO GLI ZIGOMI. Con i pollici premi il setto nasale e scendi in diagonale verso le guance. Questo massaggio aiuta a liberare il naso e a rilassare i muscoli delle guance.

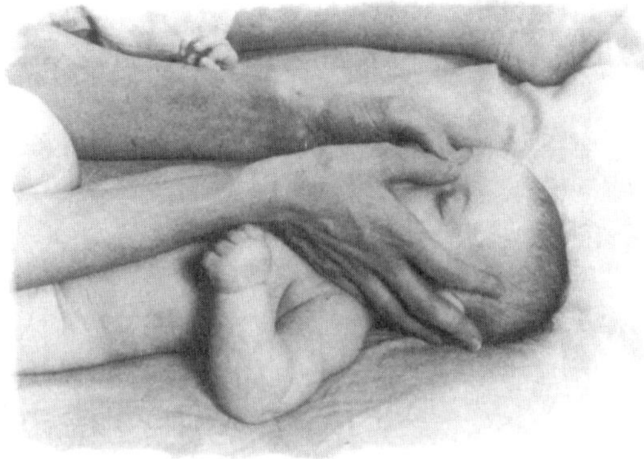

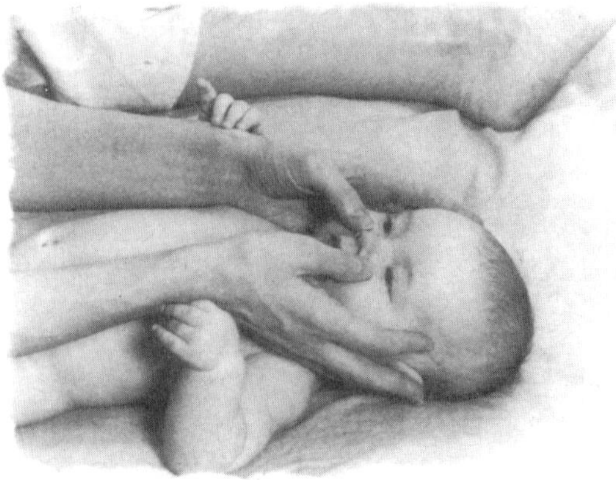

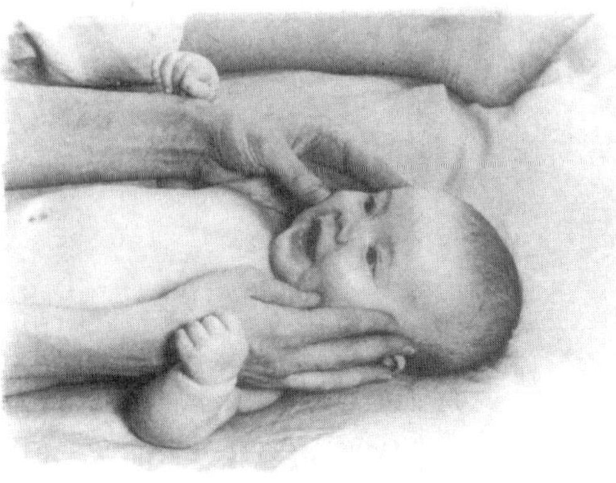

4. Sorriso. Con i pollici disegna una specie di sorriso sul labbro superiore e poi su quello inferiore.

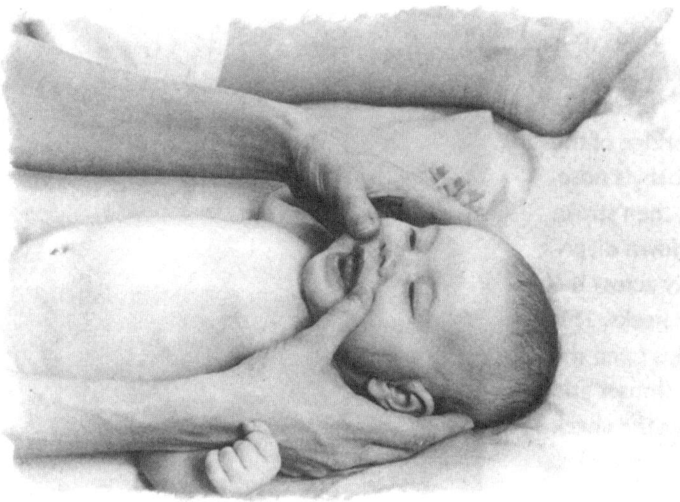

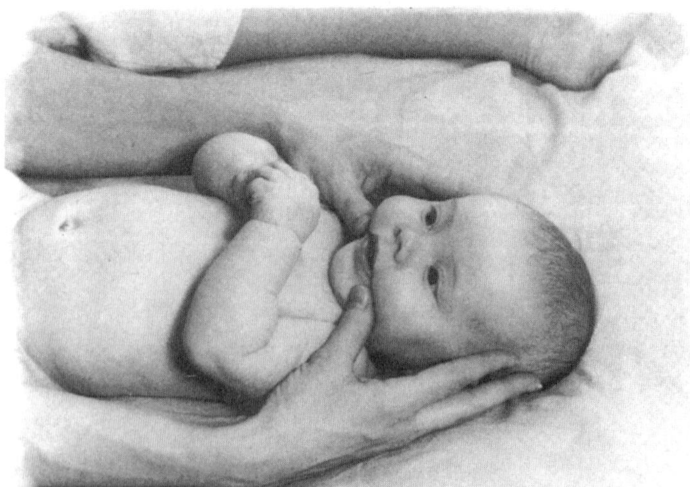

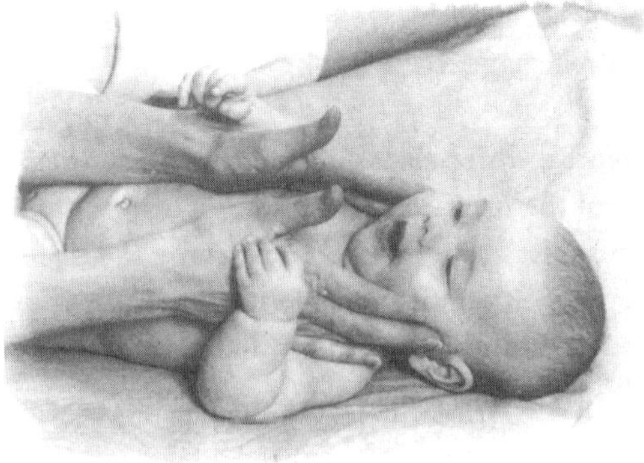

5. Piccoli Cerchi intorno alla Mascella. Con la punta delle dita compi dei piccoli cerchi intorno alla mascella.

6. Da dietro le Orecchie verso il Mento. Usando le punte delle dita di entrambe le mani massaggia sopra, dietro e sotto le orecchie e fermati sotto il mento. Questo massaggio aiuta a rilassare la mascella e stimola le ghiandole linfatiche di questa zona. Dopo aver compiuto questi ultimi movimenti metti la bambina a pancia in giù per i massaggi dorsali.

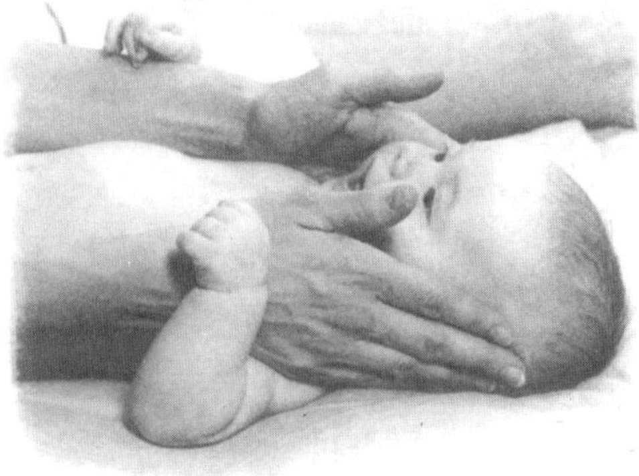

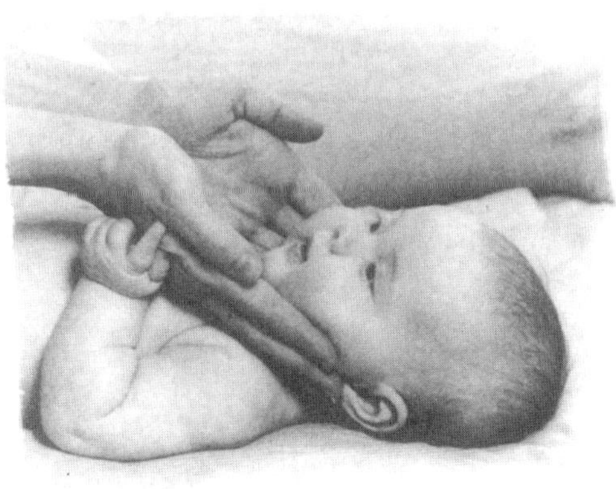

"Posso massaggiarti la schiena?"

La schiena è generalmente il punto preferito sia per i neonati che per i bimbi più grandi e può rappresentare la parte più rilassante di tutto il massaggio. Questo massaggio agisce come una sorta di riscaldamento per gli esercizi che vi faranno seguito. Per massaggiare la schiena mettete il bambino a pancia in giù sulle vostre gambe distese o su un'altra superficie. I bimbi più grandi vorranno magari un oggetto con cui giocare o uno specchio in cui guardarsi mentre viene massaggiate la loro schiena.

1. Appoggio delle Mani. Metti il bambino in posizione, rilassati e fagli sapere che stai per cominciare il massaggio.

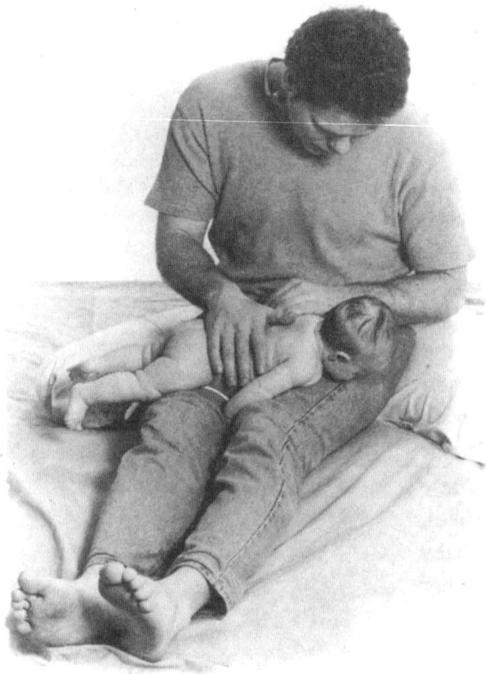

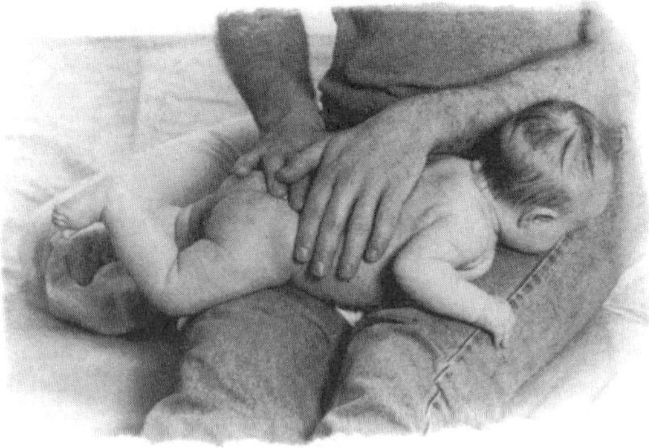

2. AVANTI E INDIETRO SUI FIANCHI. Comincia con il posare entrambe le mani sulla schiena ad angolo retto rispetto alla colonna vertebrale. Muovi le mani avanti e indietro perpendicolarmente alla colonna, alternandole e modellandole alla sua schiena. Prosegui verso il sedere, poi torna indietro fino alle spalle e infine nuovamente giù.

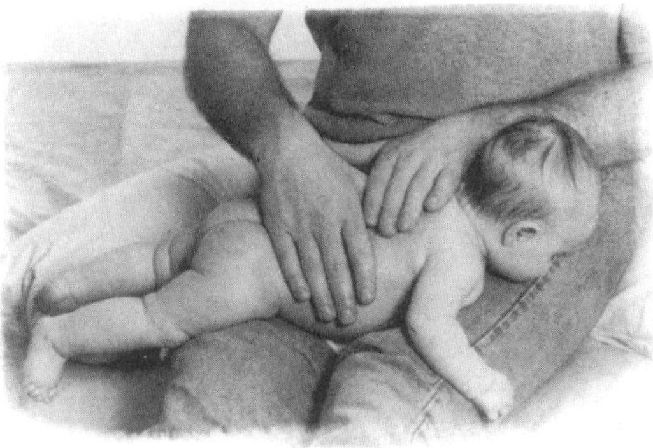

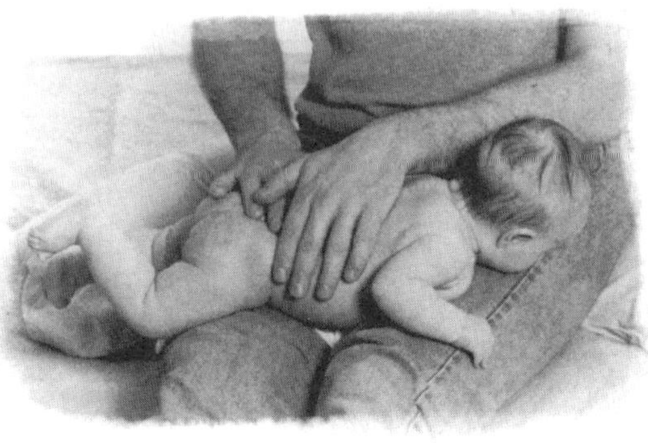

3. Dal Collo al Sederino. Metti una mano sul sedere; poi, partendo dalle spalle, fai scendere l'altra fino a congiungersi con quella posata sul fondo schiena. La mano che scorre deve modellarsi sulla schiena. Ripeti l'esercizio più volte.

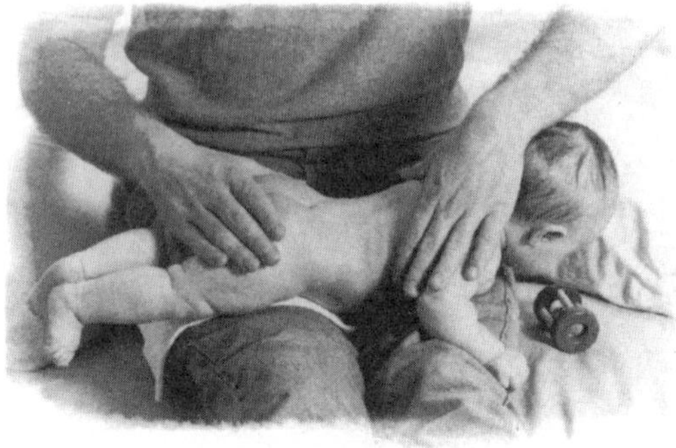

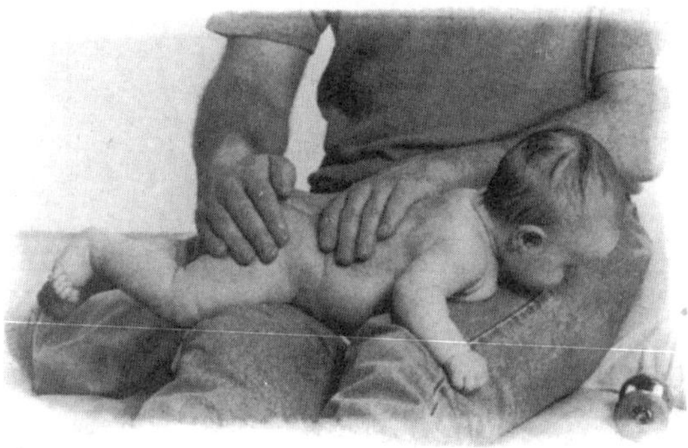

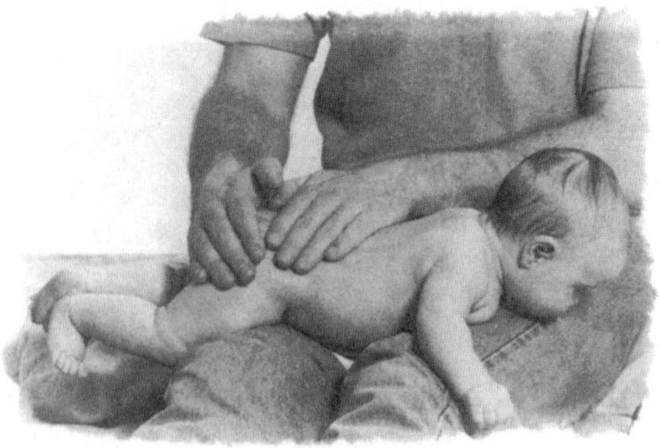

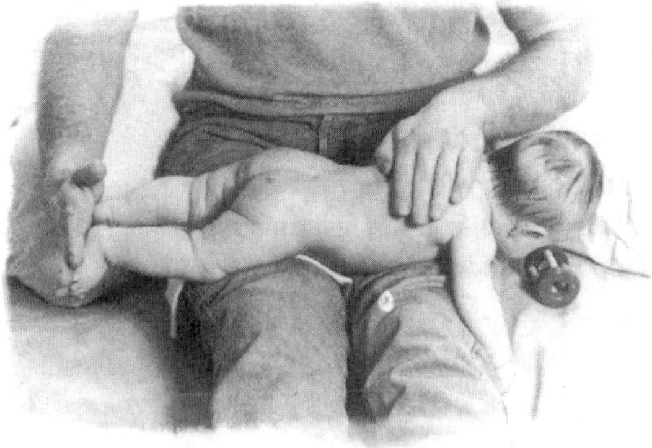

4. Dal Collo alle Caviglie. Tenendo con una mano i piedi del bambino (con una presa dolce ma ferma), fai scendere l'altra mano lungo tutta la schiena e le gambe, fino alle caviglie. Ripeti più volte.

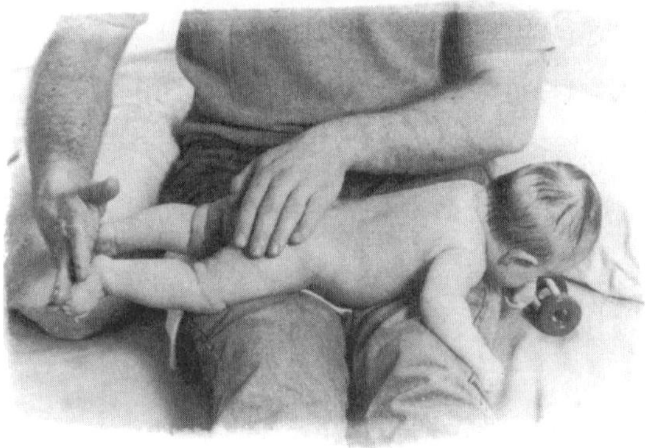

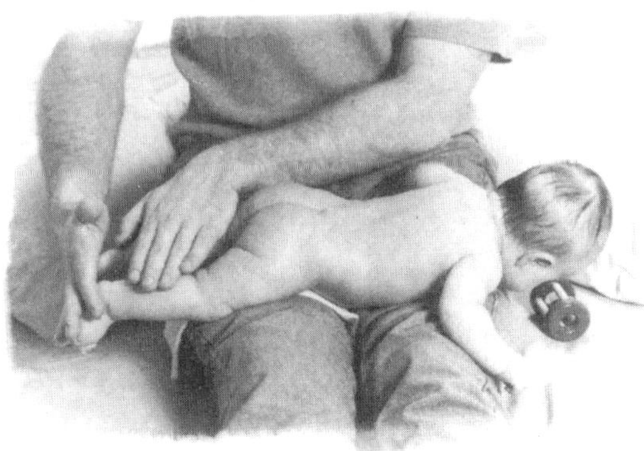

5. Cerchi ai lati della Colonna. Fai piccoli cerchi su tutta la schiena con la punta delle dita. Ti accorgerai, man mano che tuo figlio cresce, di quanto si stanno sviluppando i suoi muscoli dorsali.

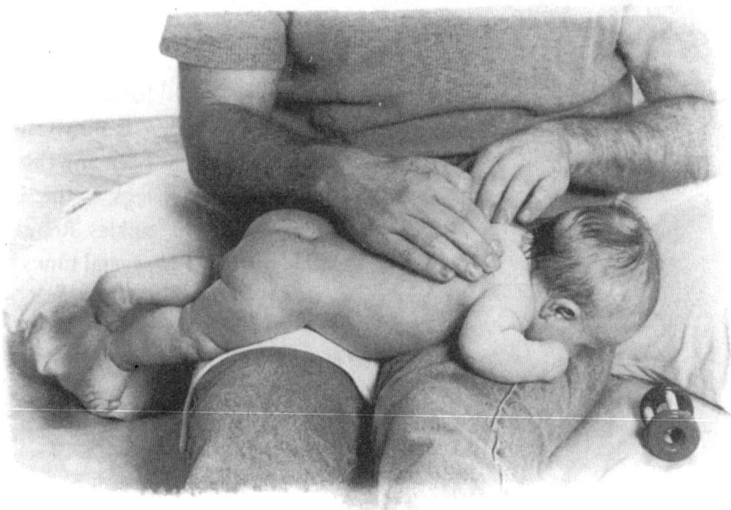

6. PETTINE. Per completare il massaggio della schiena "pettina" il tuo bambino dalle spalle al sedere con le dita leggermente aperte e con un tocco che si fa sempre più leggero fino a sembrare il "tocco di una piuma". In questo modo gli comunichi che il massaggio della schiena è terminato.

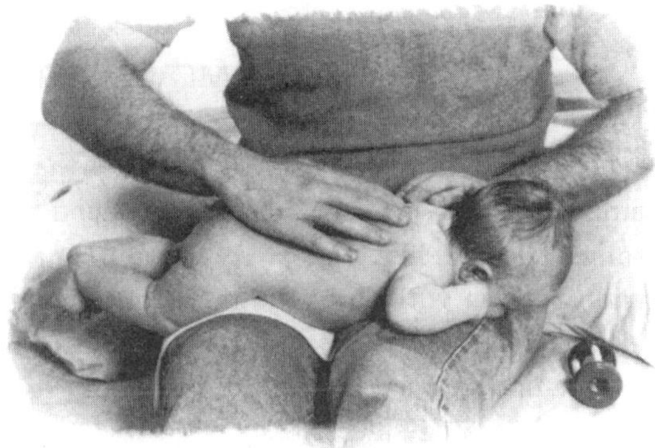

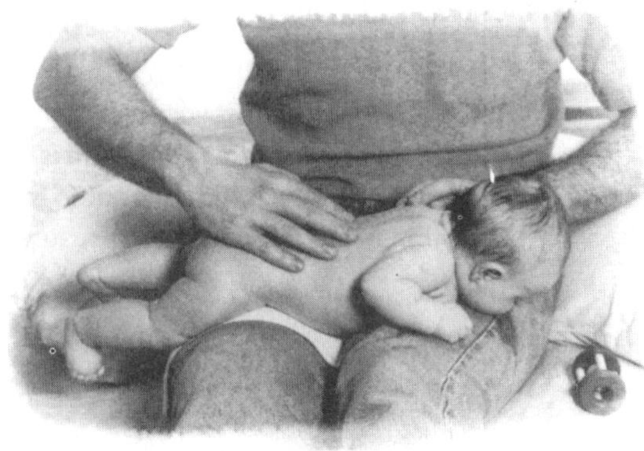

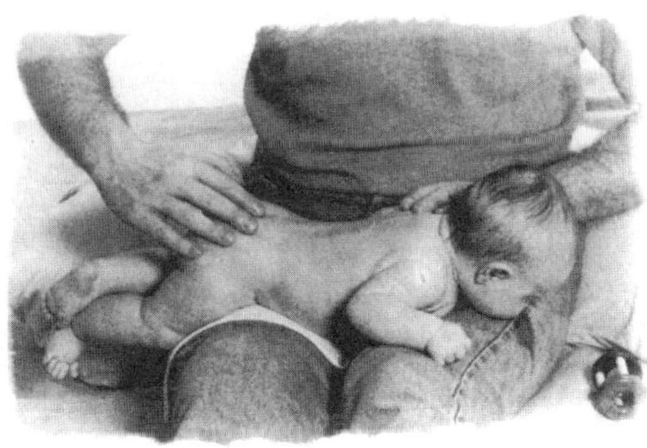

Esercizi

Questi movimenti sono semplici esercizi che stirano delicatamente le braccia e le gambe della tua bambina, le massaggiano l'addome e la zona pelvica e allineano la sua colonna vertebrale. Sono posizioni simili a quelle yoga ma adattate ai bambini. Cerca di essere molto delicata e divertiti con questi movimenti rendendoli ogni volta diversi con l'aggiunta di filastrocche e giochini (vedi Capitolo 13). Dopo che la tua bambina avrà imparato a camminare questi esercizi non saranno più necessari poiché si stirerà a sufficienza nella vita di ogni giorno.

1. Braccia Incrociate. Incrocia le sue braccia per tre volte sul suo petto alternando la posizione (sotto o sopra) di ogni braccio. Poi tendile verso l'esterno in modo molto delicato. Il ritmo è: incrocia-incrocia-incrocia-apri.

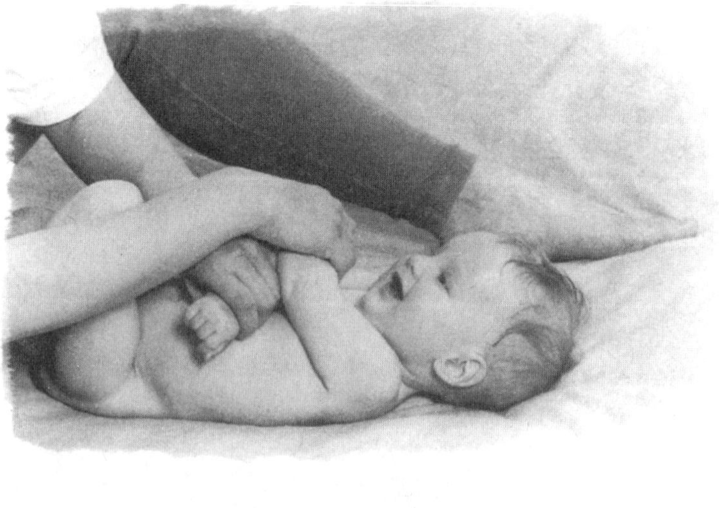

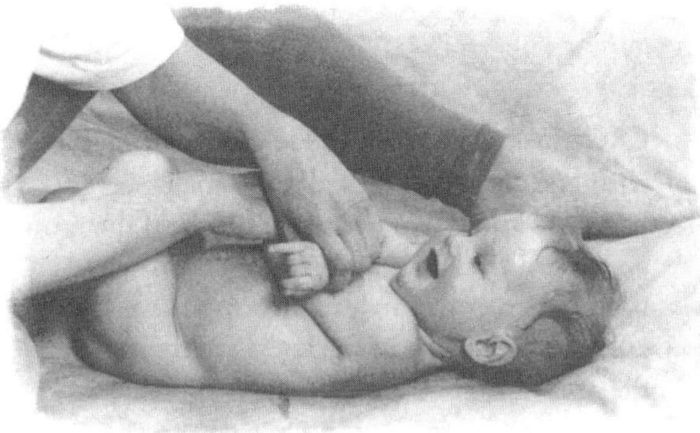

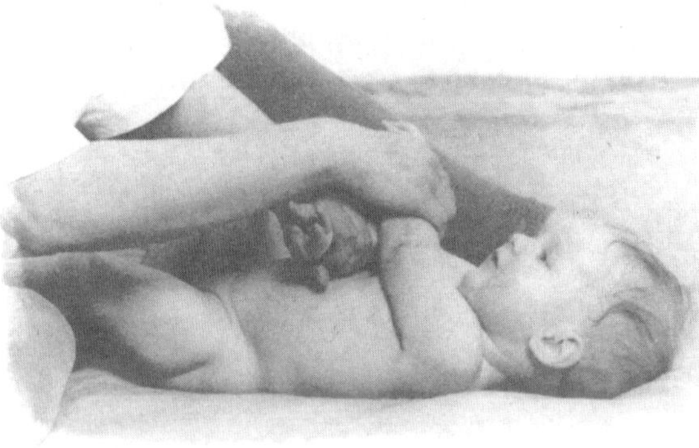

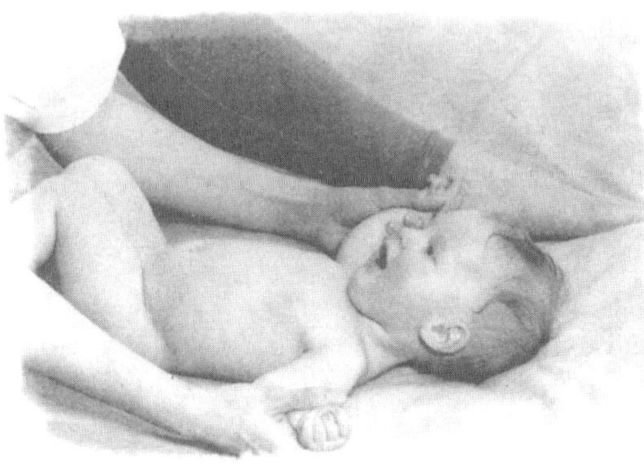

2. Braccia e Gambe Incrociate in diagonale. Tieni un braccio per il polso e la gamba opposta per la caviglia. Con delicatezza porta il braccio verso la gabbia toracica e il piede verso la spalla (lasciando che il ginocchio si fletta) incrocia la gamba e il braccio in modo che il braccio vada verso l'esterno della gamba poi incrocia ancora in modo che il braccio sia sotto alla gamba e infine un'altra volta con il braccio sopra la gamba. Ora stirale verso l'esterno nelle direzioni opposte. Il ritmo è: incrocia-incrocia-incrocia-apri. Ripeti con l'altra gamba e l'altro braccio.
N.B. Con un bimbo più grande è meglio afferrare il ginocchio, piuttosto che il piede, nell'incrocio con il braccio.

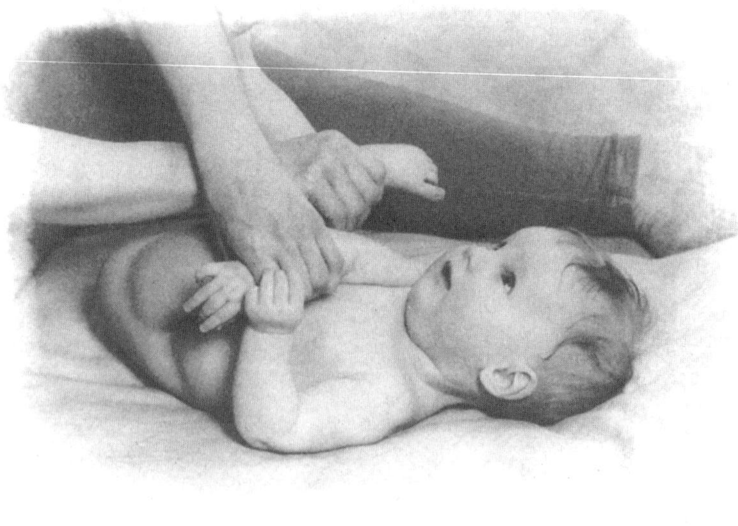

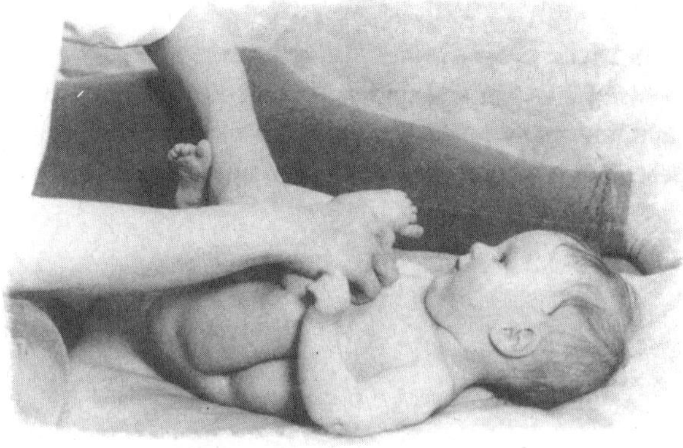

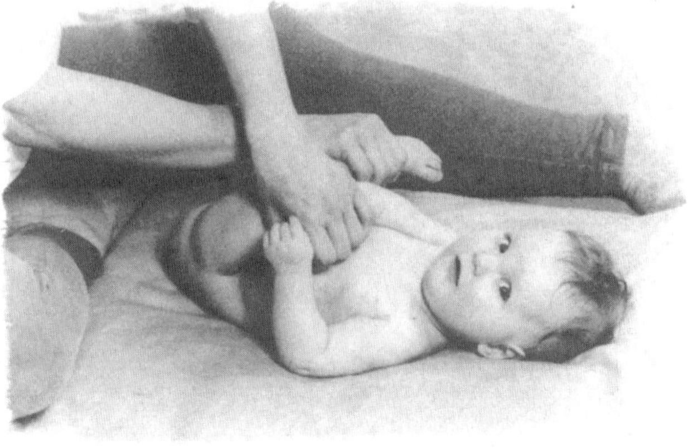

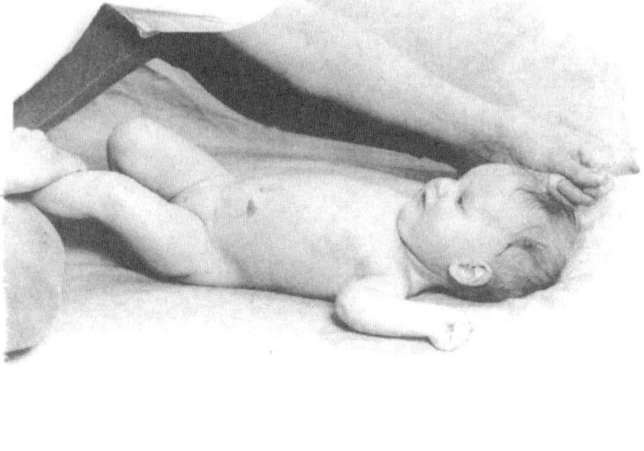

3. GAMBE INCROCIATE (LOTO). Incrocia le gambe sulla pancia per tre volte alternando la gamba che sta sopra con quella che sta sotto. Poi stirale delicatamente verso l'esterno, dritte verso di te. Il ritmo è: incrocia-incrocia-incrocia-stendi. Ripeti. E' un buon esercizio per tonificare l'apparato digerente.

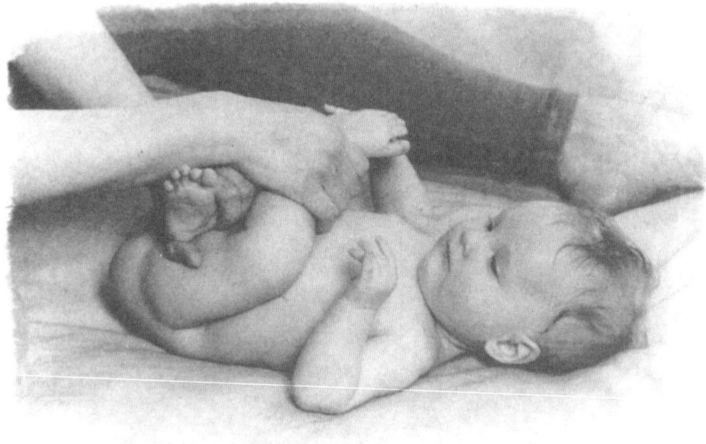

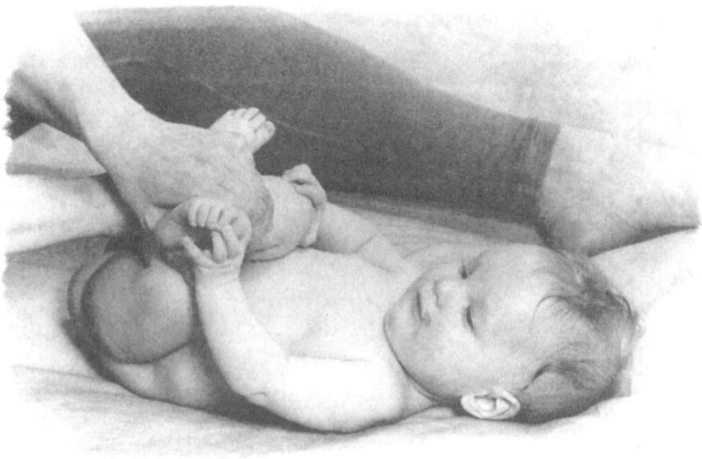

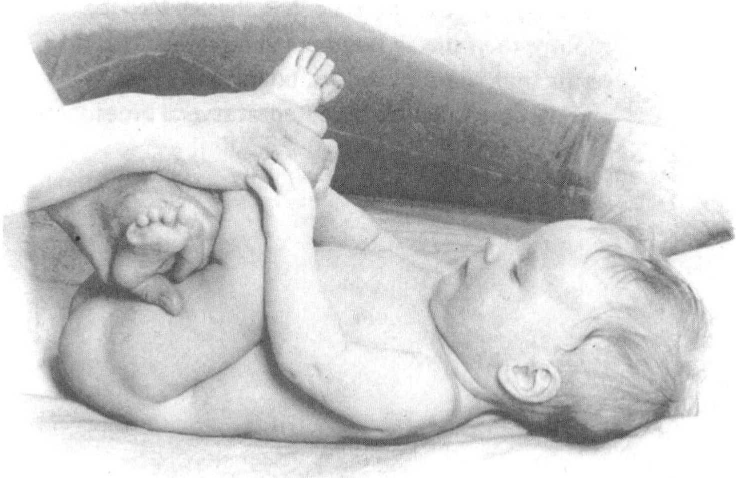

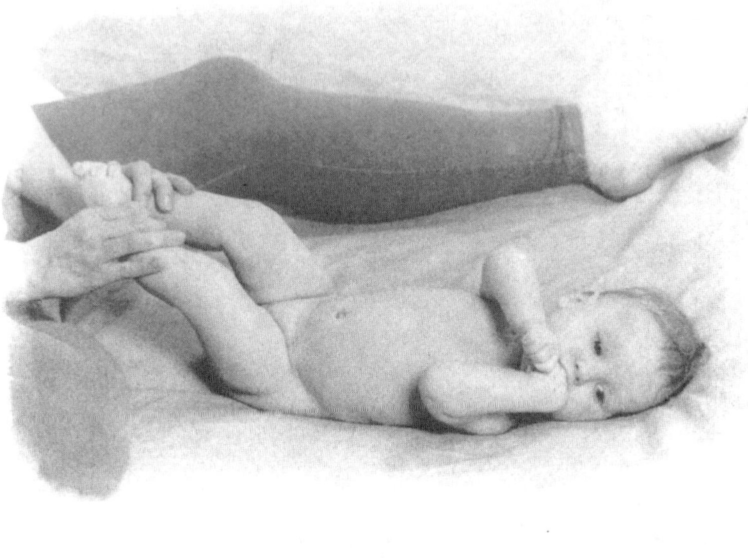

4. Flettere contemporaneamente le Gambe sull'Addome. Spingi le gambe insieme verso la pancia e poi stendile. Se la bambina fa un po' di resistenza nello stendere falle rimbalzare leggermente e incoraggiala a rilassarle. Ripeti il movimento diverse volte.

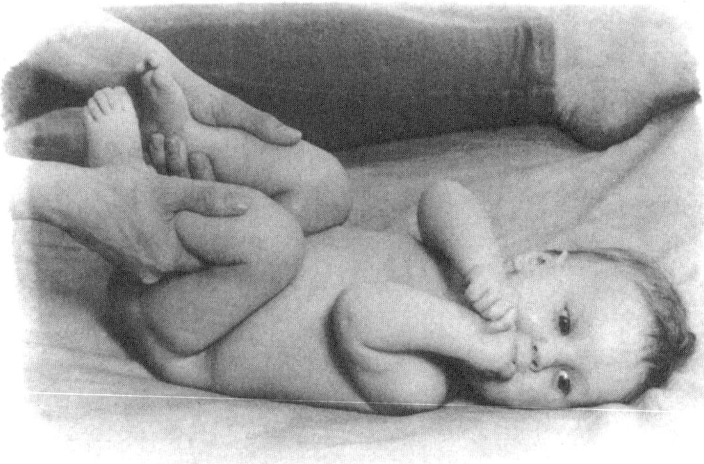

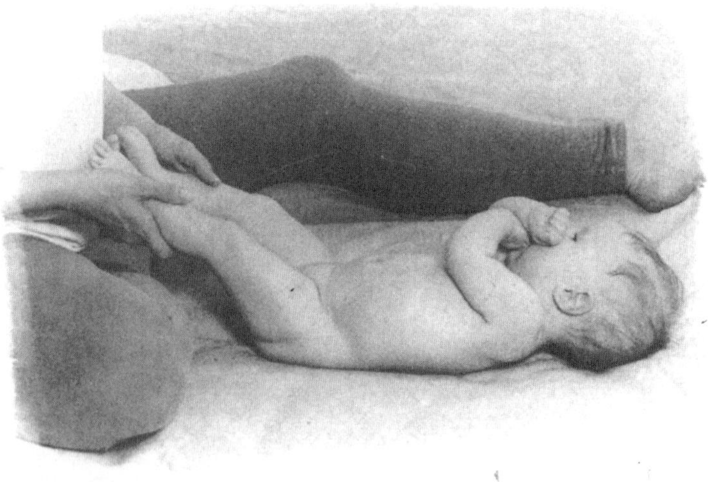

5. BICICLETTA. Piega le gambe, una dopo l'altra, verso la pancia e poi stendile per rilassarle facendole rimbalzare leggermente. Il ritmo è: spingi la destra - stendi; spingi la sinistra - stendi, alternando ogni volta la gamba con cui cominci.

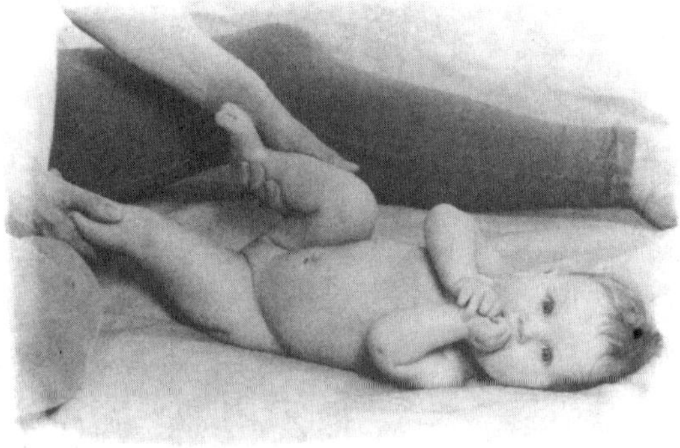

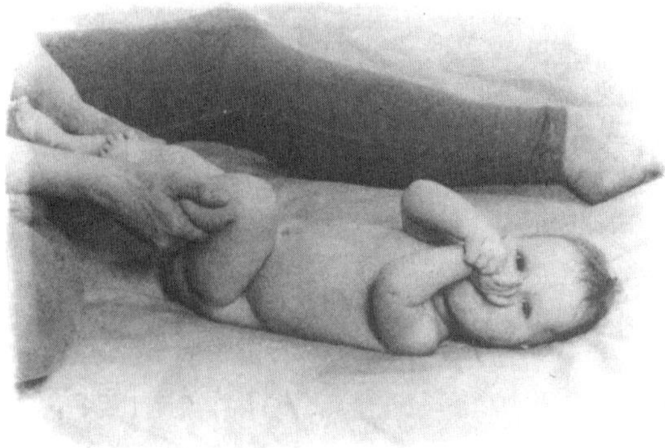

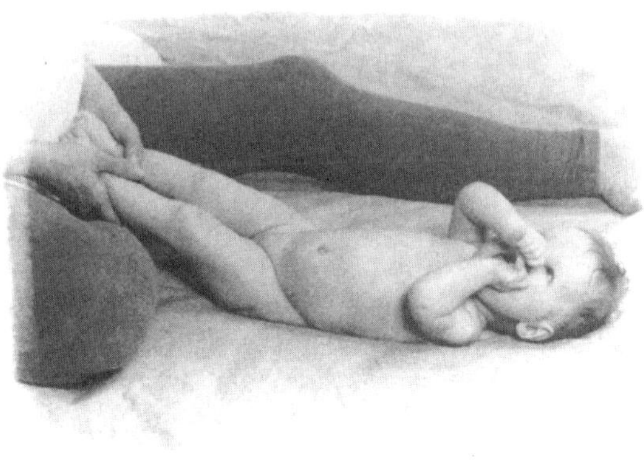

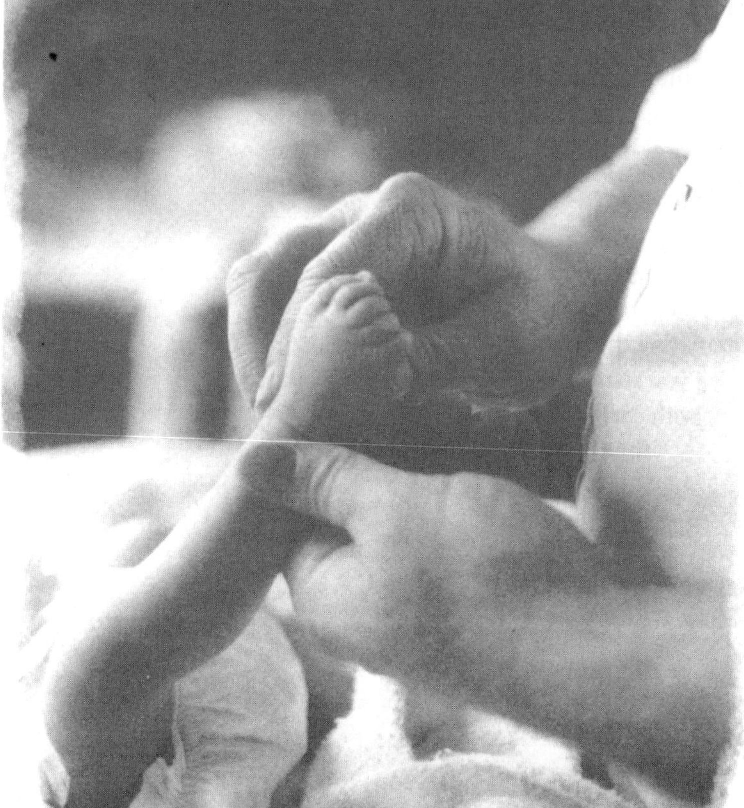

MASSAGGIO ABBREVIATO

Può capitarti di avere voglia di fare un piccolo massaggio al volo al tuo bambino, magari quando gli cambi il pannolino o appena prima che vada a dormire. Di seguito illustro un massaggio abbreviato che dura solo pochi minuti ma che è in grado di offrire tutti i benefici della comunicazione e del rilassamento di cui il tuo bambino necessita. Può essere fatto con o senza olio o lozione.

1. Prendi la testa tra le mani e, se gli piace, fai dei piccoli cerchi
2. Libro Aperto sulla fronte
3. Piccoli Cerchi intorno alla Mascella
4. Libro Aperto sul torace
5. Rolling delle braccia; mani aperte
6. Il Sole e la Luna oppure I Love You per l'addome
7. Rolling delle gambe
8. La Pressione con i Pollici sulla pianta del piede
9. Avanti e indietro sulla schiena
10. Pettinare la schiena

RIASSUNTO DEI MOVIMENTI

1. Rilassati e respira a fondo; togliti i gioielli e sfila gli abiti al tuo bambino coprendo i suoi genitali con un asciugamano o un pannolino.

2. Metti l'olio sul palmo delle tue mani e sfregale per riscaldarle.

3. Mostra le palme delle mani al tuo bambino e chiedigli il permesso per cominciare.

4. Per le gambe e piedi
   a. Appoggio delle Mani
   b. Massaggio Indiano
   c. Abbraccia e Scivola (la Vite)
   d. Pollice dopo Pollice (Semicerchi)
   e. Massaggio del Palmo e Roteare ogni Dito
   f. Con l'Indice sotto le Dita e Con l'Indice sopra il Tallone
   g. Pressione con i Pollici
   h. Con i Pollici sul Dorso del Piede
   i. Circoletti intorno alle Caviglie
   l. Massaggio Svedese
   m. Rolling di coscia e gamba
   n. Rilassamento del Sederino
   o. Integrare

5. Per l'addome
   a. Appoggio delle Mani
   b. Ruota dall'Alto in Basso
   c. Ruota con le Gambe a 90 gradi
   d. Pollici sopra l'Ombelico e in Fuori
   e. Il Sole e la Luna
   f. I Love You
   g. Camminata

6. Per il torace
   a. Libro Aperto
   b. Farfalla

- c. Integrare

7. Per le braccia e mani
   - a. Appoggio delle Mani
   - b. Pressioni del Cavo Ascellare
   - c. Massaggio Indiano
   - d. Abbraccia e Scivola (la Vite)
   - e. Massaggio del Palmo e Roteare ogni Dito
   - f. Il Dorso della Mano
   - g. Circoletti intorno ai Polsi
   - h. Tocco di Rilassamento
   - i. Massaggio Svedese
   - l. Rolling di braccio e avambraccio
   - m. Integrare

8. Per il viso
   - a. Libro Aperto sulla fronte
   - b. Pollici sopra gli Occhi
   - c. Verso il Ponte del Naso lungo gli Zigomi
   - d. Sorriso
   - e. Piccoli Cerchi intorno alla Mascella
   - f. Da dietro le Orecchie verso il Mento.
9. Per la schiena
   - a. Appoggio delle Mani
   - b. Avanti e indietro sui Fianchi
   - c. Dal Collo al Sederino
   - d. Dal Collo alle Caviglie
   - e. Cerchi ai lati della Colonna
   - f. Pettine

10. Esercizi
    - a. Braccia Incrociate
    - b. Braccia e Gambe Incrociate in diagonale
    - c. Gambe Incrociate (loto)
    - d. Flettere contemporaneamente le Gambe sull'Addome
    - e. Bicicletta

11. ... *e un bacio per piacere sempre di più!*

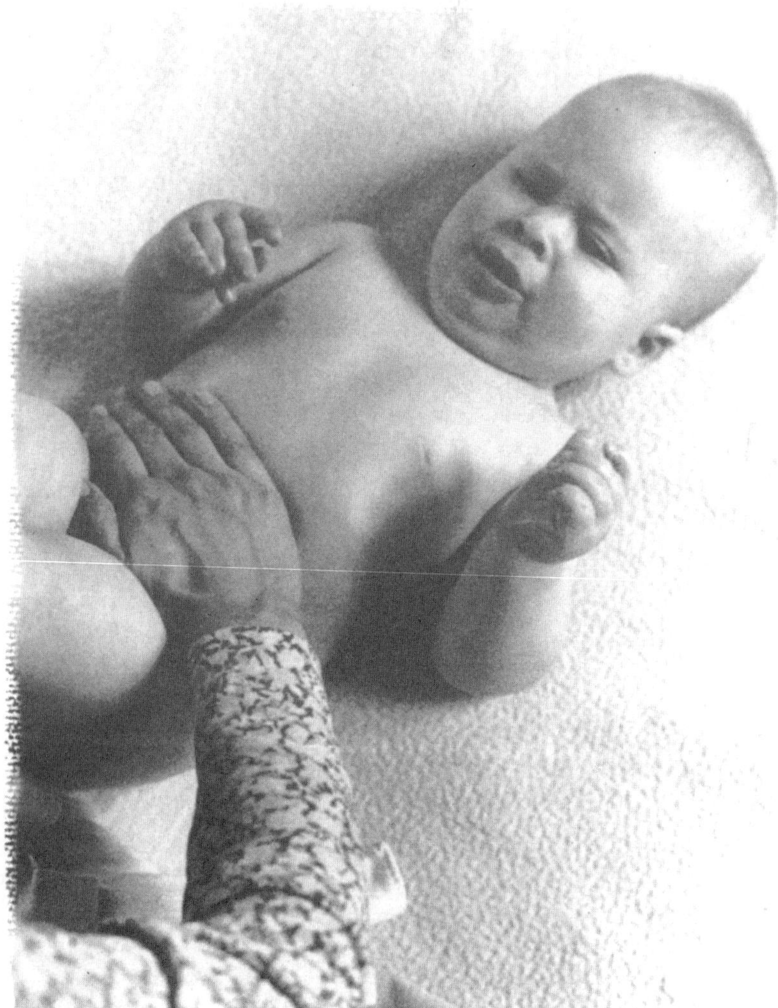

CAPITOLO IX
Pianto, agitazione e altri linguaggi del neonato

Questo è il momento triste della mia giornata.
- Arnold Lobel

A questo punto ti immagini già mentre massaggi il tuo bambino amorevolmente mentre lui se ne sta lì, soddisfatto, ad ascoltare la tua voce, a fissarti e forse a farsi un pisolino. E' probabile che questo accada piuttosto spesso e, quando accade, è una sensazione meravigliosa. Ma la maggior parte dei bambini piangerà o si agiterà durante il massaggio. Se riuscirai a capire il motivo di questa agitazione ti sentirai più a tuo agio e in grado di aiutarlo meglio.
Poiché i neonati crescono molto in fretta il loro corpo è spesso teso; lavorando così duramente per sviluppare il coordinamento muscolare può accadere che abbiano qualche dolore e siano di malumore.
Quando il tuo corpo ti duole il massaggio ti dà contemporaneamente sensazioni di benessere e disagio poiché i tuoi muscoli sono infiammati e persino il tocco più delicato può dare fastidio. Allo stesso tempo però essere toccati è così rilassante e la sensazione del sangue che circola attraverso i tuoi muscoli dolenti dà così sollievo che i tuoi lamenti e le tue smorfie possono essere sia di dolore che di piacere. Spesso un massaggio

può tirare fuori dolori che non pensavi di avere ma subito dopo le sensazioni di benessere e liberazione sono tali da farti pensare che ne è valsa la pena.
Il massaggio è un'esperienza nuova per la tua piccolina. All'inizio potrebbe reagire negativamente alle sensazioni che prova ma, in un secondo tempo, si abituerà a essere toccata in questo modo e comincerà a divertirsi. In principio prenditela comoda cercando di abituarla lentamente; tu stessa potresti sentirti maldestra e agitata nell'imparare a compiere movimenti "corretti" e potresti creare uno stato di tensione che la tua bambina potrebbe percepire.
I neonati che hanno avuto un parto traumatico, che sono andati incontro a complicanze subito dopo la nascita che hanno richiesto interventi medici o che sono stati in orfanotrofio o case di accoglienza tendono ad avere all'inizio reazioni negative. Ad esempio, se è stato più volte prelevato il sangue dal tallone piangono spesso quando vieno loro toccato un piede anche a distanza di parecchi mesi. Se ti sembra che la tua bambina reagisca negativamente a un particolare massaggio usa la tecnica del Tocco di Rilassamento e dell'Appoggio delle Mani per poi gradualmente introdurre il massaggio quando queste saranno state accettate.

In braccio

Alcuni neonati hanno bisogno di stare a lungo in braccio e la vasta scelta di marsupi rende più semplice per i genitori il compito di rispondere adeguatamente a questo desiderio di intimità. In una ricerca sono stati selezionati due gruppi di neomamme: al primo gruppo è stato dato un infant-seat in materiale plastico, al secondo un morbido marsupio. Dopo tre mesi i neonati che erano stati portati con il marsupio guardavano spesso le loro mamme e piangevano meno di coloro che avevano passato la maggior parte del loro tempo negli infant-seat. A tredici mesi i bambini del primo gruppo apparivano più affettuosi verso i loro genitori rispetto agli altri. La marsupioterapia è poi diventata di moda negli ospedali per i neonati prematuri o più fragili. Ma anche i bambini nati a termine e in perfetta salute sembrano beneficiare incredibilmente dall'essere portati in braccio a lungo. Forse quelle madri delle tribù "primitive" che portano sempre al collo i loro bambini sono ben più avanti di noi! Portare il neonato nel marsupio stimola favorevolmente il suo sistema gastrointestinale, rallenta il battito cardiaco, favorisce funzioni respiratorie più efficaci e diminuisce le congestioni. Inoltre, il movimento e il ritmo del corpo della mamma nelle sue attività quotidiane sono così familiari che portano a calmare il bambino. Così come sottolineano Terry Levy e Michael Orlans nel loro libro *Attachment, Trauma and Healing*, "i neonati che sono messi in una posizione cuore-a-cuore con colei o colui che li cura maggiormente hanno una reciproca sintonia di cuore".

I marsupi calmano i neonati in quanto permettono loro di stare al caldo e di sentire, in tutti i sensi, il battito del cuore del genitore. I suoni del battito cardiaco si sono dimostrati molto efficaci nello stimolare l'appetito e, di conseguenza, nell'incrementare l'aumento di peso, nel regolare il sonno e la respirazione e nel ridurre il pianto nel 50% dei casi.

I segnali del neonato

Il tuo bambino ha molto da dirti ma non ha ancora sviluppato il linguaggio verbale e così utilizza il suo linguaggio corporeo, il pianto e i versetti per comunicare con te. Fai molta attenzione a questi segnali poiché il tuo bambino ti sta insegnando il suo modo originale per farti sentire ciò che ti vuole dire. Le dottoresse Linda Acreddo e Susan Goodwyn, autrici del libro *Baby Signs: How to Talk with Your Baby before Your Baby Can Talk* riconoscono questa tendenza di dare dei "segnali" prima di imparare il linguaggio verbale. Nel loro affascinante libro mostrano come i neonati creino dei segnali per oggetti e sensa-

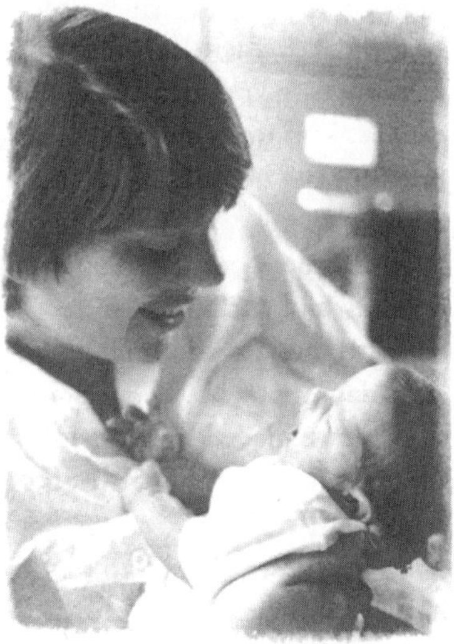

zioni e li insegnino ai genitori. I genitori, se ne sono consapevoli, possono usare questi segnali con i loro bambini unendoli alle parole così, quando il bambino sarà pronto per parlare, le parole gli verranno più facilmente. Più avanti i genitori potranno insegnare ai loro bambini che a un segnale corrisponde un determinato oggetto dicendo il nome di quell'oggetto e aiutando il bambino, in questo modo, a sviluppare il linguaggio ancor prima che egli inizi a parlare. Ad esempio, una bambina di un anno che apre e chiude le mani tenendole vicine potrebbe indicare un "libro". Questo modo di "parlare" che precede il linguaggio vero e proprio può essere molto importante durante il massaggio quotidiano. Le tue palme delle mani sfregate una sull'altra possono indicare la parola "massaggio"; inoltre, chiedere alla tua bambina il permesso per incominciare indica la richiesta di fare un massaggio. Spesso, quando una bambina si sente stressata e sovrastimolata, ti darà un segnale o una chiave di lettura che indica il desiderio di una pausa. Ad esempio, potrebbe sollevare una mano e mettersela sulla faccia come per dire "stop"; talvolta anche il singhiozzo può essere un segnale di stress. Se si guarda intorno agitata può darsi che desideri essere infagottata, coccolata e/o cullata ritmicamente (vedi il paragrafo "Agitazione" più avanti in questo Capitolo) per ripristinare le energie e calmarsi.

Ti invito a incominciare a insegnare alla tua bimba i segnali che indicano "massaggio", "no", "rilassati" (magari muovendo le mani in modo "morbido" per indicare la parola "rilassati"); segnali che indicano le varie parti del corpo; segnali per "felice", "triste", "arrabbiato"; e segnali per dire "fatto" ancor prima che la bambina sia in grado di restituirti un segnale lei stessa. Le dottoresse Acreddo e Goodwyn affermano che il neonato non utilizza questi segnali almeno fino al nono mese di vita ma altri ricercatori hanno scoperto che persino in reparti intensivi per i bambini prematuri, i neonati danno "indicazioni" per mettere in guardia coloro che stanno loro intorno sul loro stato di salute e sulle loro necessità. Massaggiando la tua bambina quotidianamente imparerai i suoi "segnali" che sono unici e originali. Non tutti i neonati lanciano lo stesso messaggio quando hanno il singhiozzo, quando stringono una mano o volgono lo sguardo da un'altra parte. Permetti alla tua bambina di insegnarti il significato dei segnali che ti invia attraverso il suo linguaggio corporeo. Spesso, durante un massaggio, il neonato può andare incontro a un momento piuttosto breve di agitazione da stress-liberazione durante il quale lancia segnali di stress ma subito si placa e si diverte per tutto il resto del massaggio. Devi semplicemente comprendere i segnali della tua bambina e aiutarla a trasformare i gesti in parole cosicché, quando sarà pronta per parlare, saprà esattamente cosa dire.

Fasi di crescita

I bambini generalmente reagiscono in modi diversi ai vari tipi di massaggio, a seconda della loro età e del loro stadio di sviluppo. Ma, sebbene ogni bambino sia unico, conoscere le reazioni comuni al massaggio ti potrà aiutare ad adattare i tuoi movimenti qualora il tuo bambino le mostrasse. Ricorda che durante i picchi di crescita i neonati spesso si mostrano agitati e irritabili. Un massaggio caldo e amorevole può aiutarli a rilasciare la tensione che questa rapida crescita può causare. Durante i primi tre mesi di vita il tuo bambino fa mostra di molti riflessi neonatali. Il riflesso del collo tonico rende possibile lo spostamento della testa verso un lato, il riflesso di Moro lo fa allarmare quando la testa non viene sostenuta.

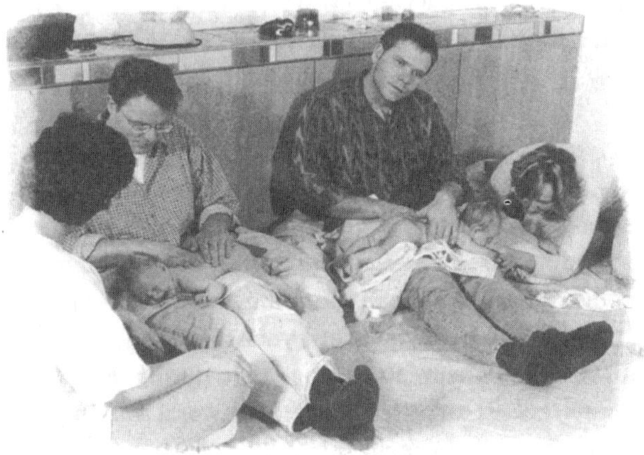

Massaggiarlo in una sorta di "culla" gli offrirà il calore e il sostegno di cui ha bisogno facendogli tenere inoltre la testa allineata pronta a incontrare, se lo desidera, i tuoi occhi. Molti neonati tengono le braccia strette al corpo con i pugni chiusi e si agitano quando si cerca di massaggiargliele. Se è il tuo caso, usa il Tocco di Rilassamento per aiutarlo a rilassarsi e a rilasciare la tensione prima di cominciare con il massaggio vero e proprio. Osserva attentamente il tuo bambino e vedrai lo sforzo che deve fare per allungare le braccia e coordinarle. Poiché le ha tenute vicino al corpo durante la sua permanenza nel grembo materno, il fatto di sentirle lontane da sé lo può spaventare. Inoltre, sembra che le braccia siano state biologicamente programmate a protezione della zona toracica che contiene gli organi vitali. Mostragli che aprire le braccia è positivo e cerca di rilassargliele. All'inizio le braccia fanno esercizi simili a flessioni ogni volta che il neonato viene messo a pancia in giù e tenta di sollevarsi. Tocca le sue braccia con delicatezza e amore e massaggiale nella posizione in cui lui ama tenerle, senza forzarlo. Probabilmente in questo periodo amerà i massaggi alle gambe e questa sensazione piacevole potrebbe fargli rilassare

anche le braccia.
Dai tre ai sei mesi la maggior parte dei neonati comincia a guardarsi intorno e a cercare di divertirsi interagendo con le persone. Comincerà a provare a girarsi su se stesso e se questo capitasse durante il massaggio lascialo fare e cambia il percorso del massaggio passando alla schiena. La tensione si manifesta anche sulla schiena poiché il neonato sta esercitando anche questa zona per preparare i muscoli che lo faranno alzare e gattonare. Il viso stesso potrebbe trattenere della tensione data soprattutto dal pianto, dai dentini, dal succhiare e dai suoi tentativi di comunicare con le persone. In questa fase molti sono i bambini che apprezzano il massaggio dell'addome, del torace e delle braccia.
Da sette a dodici mesi ci si focalizza soprattutto sul movimento e il massaggio rappresenterà per te una specie di sfida perché loro sono intenti a muoversi il più possibile: il massaggio è meno rilassante di un gioco o di un rituale della buona notte. Puoi così inventare dei massaggi che siano utili per la bambina in movimento facendo del massaggio un momento ludico. Canzoni, ritmi, il gioco con le dita e le storie possono aiutarti a ottenere l'attenzione della tua bambina in questa fase.
Verso la fine del primo anno di vita la tensione si può spostare verso le gambe poiché la bambina impara a stare in piedi da sola e a camminare. Possono essere tempi particolarmente difficili e alcuni bambini rifiutano totalmente di essere massaggiati poiché tutta la loro concentrazione è dedicata al camminare e al mettere i denti. Potrebbe essere molto agitata e di cattivo umore fino a che non avrà imparato a camminare bene e la maggior parte dei denti non saranno spuntati. Poi si calmerà un pochino avendo compiuto questi passi da gigante. Nel Capitolo 13 forniremo dettagli più accurati su come adeguare il massaggio man mano che tua figlia cresce.

Agitazione

Alcuni bambini hanno bisogno di tempo per abituarsi a essere massaggiati ed è probabile che all'inizio si agitino dopo pochi minuti. Respira a fondo e cerca di fare uno sforzo per rilassarti; poi lascia che il bambino si agiti un po'. Spesso la tensione viene scaricata durante il massaggio e il massaggio stesso lo renderà più allegro, più rilassato e in grado di dormire più profondamente. Quando la tensione è rilasciata, e la sua soglia di stimolazione si sarà innalzata, vedrai che la sua agitazione diminuirà.

Se il tuo bambino si agita costantemente ad un certo punto del massaggio è possibile che desideri fare una pausa oppure che, per un certo periodo, voglia un massaggio più breve, in un altro momento della giornata oppure in un altro punto del corpo. Accertati che sia sufficientemente al caldo e che tu sia rilassata e a tuo agio, poi ascolta attentamente cosa sta cercando di comunicarti attraverso la sua agitazione: magari ti vuole raccontare la sua giornata! Cerca di capire se c'è aria nel pancino o colichette (Capitolo 10) e soprattutto ascolta, ascolta, ascolta: il tuo bambino ha molto da dirti e ha bisogno di essere ascoltato.

Quando la tua bambina è "fuori fase"

Talvolta la tua bambina si agita poiché si sente sovrastimolata, stressata, stanca e incapace di ricompattare tutte le sue energie per riposare o andare a dormire. Tutte le mamme del mondo hanno sviluppato svariate tecniche per aiutare i loro bambini quando si sentono "fuori fase". Tenerla in braccio come le piace, mentre cammini o la culli può essere di aiuto; altre volte fa bene un bel bagno caldo. Alcuni genitori scarrozzano persino i loro figli in macchina!

Una tecnica che ho visto applicare spesso in India e che ho trovato utile con i miei corsi è la tecnica che io chiamo "Palleggio Indiano".

PALLEGGIO INDIANO. Metti il bambino sulle tue gambe a faccia in giù accertandoti che riesca a respirare bene e allargando un po' le gambe per lasciar spazio alla sua pancia. Fai attenzione

che la testa sia sostenuta per evitare di fargli male al collo; le guance e il mento devono posare su un asciugamano o una copertina posata sulle tue gambe. Non lasciare mai penzolare la testa al di fuori delle tue gambe. Poi metti sulla sua schiena le tue mani ben calde. Ora fai rimbalzare ritmicamente le tue ginocchia su e giù, lentamente e ripetendo lo stesso ritmo sulla schiena con le mani leggermente convesse.
Imprimi questo ritmo di palleggiamento per circa 5 minuti; generalmente il neonato si addormenta o smette di agitarsi e si rilassa a questo ritmo. Se si tranquillizzerà potrai metterlo giù

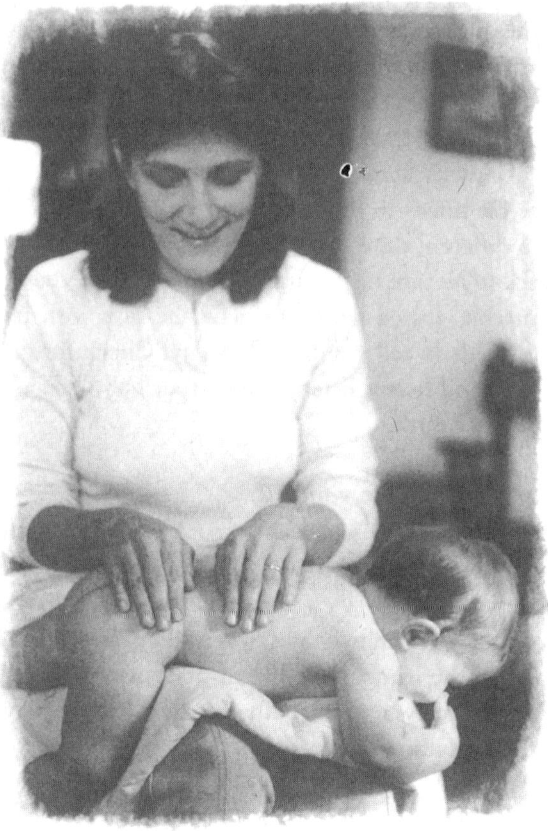

per un pisolino o proseguire con le cose che hai da fare. Quando mi trovavo in India, viaggiando in treno ho spesso osservato gruppi di mamme che, mentre parlavano tra di loro, facevano rimbalzare i loro piccoli sulle ginocchia e sembrava che si divertissero un mondo!
Nell'orfanotrofio in cui ho lavorato e nell'ospedale per bambini di Madre Teresa questo metodo era in uso, con l'ausilio di fasciature, per aiutare i neonati e i bimbi più grandi che andavano "fuori controllo".

Il pianto

Una volta mi è stato chiesto di fare una dimostrazione di massaggio infantile alla televisione. Mentre mi recavo nello studio televisivo, la conduttrice disse: "Ho sentito dire che lei ha un metodo per far cessare in dieci secondi il pianto di un bambino semplicemente massaggiandolo. Spero che ce lo possa mostrare oggi!"
La neonata, una piccola di quattro mesi con la quale avevo avuto un'adorabile conversazione nella sala d'attesa, scoppiò in un pianto inconsolabile non appena vide la conduttrice. Non ho dimostrato le tecniche del massaggio con lei poiché mi resi conto che usare il massaggio come uno stratagemma per calmarla (anche se avesse funzionato, cosa di cui dubitavo) sarebbe stato un tradimento per i suoi sentimenti e il suo corpo. La conduttrice giunse alla conclusione che l'espediente del massaggio infantile non funzionava. Aveva ragione: come espediente non funziona; sfortunatamente molte persone pensano che i bambini debbano essere guardati, non ascoltati.
Quando eravamo piccoli avevamo ben pochi modi, oltre al pianto, per esprimere le nostre sensazioni negative e scaricare lo stress represso. Crescendo abbiamo imparato ad affrontare rabbia, paura, dolore ed eccessi di energia in diversi modi; le espressioni del viso, il linguaggio del corpo e le modalità verbali ci aiutano a comunicare il nostro stato d'animo. Quando gli stress

della vita si accumulano possiamo fare una passeggiata, andare in vacanza o parlare con un amico. Di tanto in tanto capita di piangere, anche quando stiamo bene ma raramente di fronte ad altre persone. Abbiamo imparato che il pianto è antisociale e rappresenta un segno di debolezza. Questa è stata probabilmente una delle prime cose che ci hanno insegnato.

I neonati manipolano i genitori con il loro pianto?

L'avvertimento di non "viziare" i bambini entrò in voga nei primi anni del XX secolo. Si cominciò a pensare che i bambini piccoli dovevano essere lasciati soli a "gridare". Il fondamento logico era che i neonati usavano il pianto per manipolare i genitori al fine di gratificare i loro desideri e, pertanto, questo era da considerarsi un aspetto poco attraente del loro carattere. Rispondere al pianto avrebbe solo contribuito ad allevare figli viziati e maleducati che sarebbero riusciti fin dall'inizio a prendere in giro i loro genitori. Al fine di prevenire questa manipolazione e di allenare quanto prima i bambini a una futura indipendenza, i genitori li lasciavano piangere finché, stanchi a furia di gridare, non si addormentavano esausti. Ma la validità di questo approccio è stata più volte confutata poiché i bisogni dei neonati sono reali ed essi piangono per motivi veri. Non possiedono un intelletto così sofisticato da manipolare i genitori.

Negli anni '70 prese piede un movimento distante da questa pratica e, oltre a ciò, sempre più donne ricominciarono ad allattare al seno i loro bambini, furono inventati i marsupi e i passeggini pieghevoli con chiusura ad ombrello; gli esperti del settore cominciarono a incoraggiare i genitori a interagire più profondamente con i neonati e a rispondere loro più prontamente. La ricerca ci dice che i neonati che hanno genitori più sensibili piangono di meno, e non di più, e sono anche più indipendenti. Culture diverse dalla nostra hanno poi contribuito a influenzare questo cambiamento. Man mano che la comunicazione globale si è fatta più sofisticata, il mondo occidentale ha iniziato a guardare più approfonditamente a quelle culture che

non erano ancora state danneggiate dal cosiddetto pensiero moderno.
Sfortunatamente però noi ne siamo stati danneggiati fin troppo. Quelle madri che un tempo avrebbero lasciato piangere i loro bambini mentre si trovavano nella stanza accanto con i loro sensi di colpa e le loro paure, ora scattavano al più piccolo squittio. Ma qualcosa del passato era rimasto, poiché la nostra ossessione continuava ad essere quella che il bambino smettesse di piangere o non piangesse affatto.
Oggi, nella mente di parecchie persone, si è ritornati a pensare che i bambini crescano viziati se si sta loro attenti e che debbono essere allenati o "indirizzati" ad agire secondo ciò che è più conveniente per i loro genitori. Non importa in che punto ci troviamo di questo continuum; la cosa essenziale è che continuiamo a perdere di vista il fatto che il pianto è insito nella natura dei neonati.
A tutti capita talvolta di voler piangere. E' una liberazione e piangere tra le braccia di una persona amata lo è ancora di più. Io credo che i sentimenti dei bambini siano profondi tanto quanto i nostri e che le loro paure, i loro dispiaceri e le loro frustrazioni non siano da meno. Osservando centinaia di bambini durante i miei corsi di massaggio, o in altre culture, mi sono resa conto che piangere può talvolta essere una liberazione e un sollievo per i bambini.
Molti di noi che sono cresciuti nell'era del "non viziate i bambini" hanno sentimenti contraddittori sul pianto; diventiamo ansiosi, tesi e vogliamo che il pianto cessi all'istante. Il pianto scatena le nostre paure e la rabbia che possiamo aver provato nell'essere lasciati soli a piangere in una culla. Tutto ciò può anche generare un senso di colpa: sono una pessima madre se mio figlio piange?
La nostra cultura spesso rafforza le sensazioni negative nei confronti del pianto. Molte persone si agitano tremendamente a ogni vagito di un bambino e assalgono i genitori con sguardi severi. Il genitore imbarazzato spesso reagisce punendo il bam-

bino, fischiando ad alta voce, chiedendo scusa per il suo comportamento e dileguandosi per mantenere la pace fra le mura domestiche. A causa della mancanza di un supporto da parte della società sulla cura dei bambini, la domanda della nostra economia e i valori sociali che non incoraggiano i legami familiari, la maggior parte dei neogenitori va incontro periodicamente a elevati livelli di stress incurante delle proprie "filosofie" parentali. Chi tra di noi non ha mai pensato di "scaraventare il bambino giù dalla finestra" o temuto di perdere il controllo e di scuotere un bambino che piange gridandogli dietro? Quando ti senti opprimere da queste sensazioni chiedi, se ti è possibile, al tuo partner di tenere il bambino per 5/10 minuti mentre cerchi di calmarti in un luogo tranquillo con la tecnica della Respirazione Addominale e scarichi la tua ansia. Quando i miei figli erano piccoli ci capitava talvolta di andare su e giù per il soggiorno piangendo tutti per il dolore e la frustrazione. Dovremmo cercare di cominciare ad accettare che il pianto altro non è che un modo per l'essere umano di spazzare via dal cuore sentimenti negativi e stress. Noi possiamo riconoscere che talvolta piangere fa bene e che alla fine del pianto si prova sollievo soprattutto se all'interno della famiglia o con gli amici ci viene concesso di esprimere le nostre sensazioni e veniamo amati e rispettati ancora di più proprio per questo motivo.
Come noi, anche i neonati hanno diverse ragioni per piangere; purtroppo abbiamo perso gran parte della nostra capacità di intuire i loro pensieri e sentimenti. Molte persone sono in grado di riconoscere un acuto pianto di dolore ma la nostra interpretazione di altri tipi di pianto e agitazione è filtrata attraverso il velo delle nostre insicurezze e proiezioni. Potrebbe essere più facile adottare una filosofia meccanicista che interpreta i pianti come se fossero tutti uguali e reagisce ad essi nello stesso modo ovvero ignorandoli tutti o zittendoli tutti. Ma i neonati non sono interessati alla filosofia e non sono in grado di occuparsi del comfort dei propri genitori. Hanno bisogno di genitori lucidi, vicini ed equilibrati che li aiutino a trovare il loro posto in que-

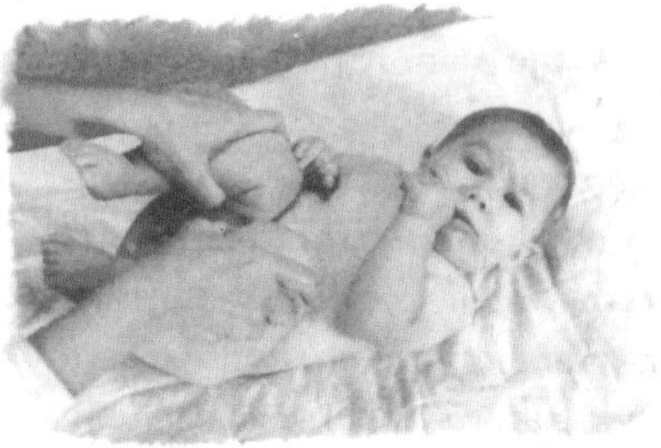

sto mondo di sconosciuti. Il massaggio quotidiano ti potrà aiutare a capire in modo intuitivo le vocalizzazioni del tuo bambino poiché ti aiuta, nel vero senso della parola, a creare un contatto con il suo linguaggio corporeo, i segnali non verbali e i diversi tipi di pianto.

Un ascolto attivo e comprensivo di un neonato non è molto diverso dall'ascolto di un adulto o di un bambino più grande; richiede empatia, amore disinteressato e rispetto per le esperienze della persona. La ragione per cui è così difficile ascoltare i nostri bambini credo che risieda nel fatto che le nostre stesse infanzie possono essere state piene di frustrazioni e di sentimenti inascoltati; quando sentiamo piangere i nostri figli piuttosto che ascoltare realmente ciò che hanno da dirci noi sovrapponiamo il nostro bambino interiore e il nostro impulso principale è quello di calmare *quel* bambino. Calmiamo i nostri figli nello stesso modo in cui noi venivamo calmati.

Alcune ricerche hanno mostrato come i bambini cui si reagisce prontamente - senza zittirli ma ascoltando e agendo - piangano di meno e per periodi sempre meno lunghi man mano che crescono. Il pianto rilascia alcuni ormoni che liberano la tensione e l'eccitazione. Non è solo un'espressione di dolore e malessere ma sembra essere un meccanismo innato di controllo dello stress e di sollievo da esso. Se si permette loro di piangere e il pianto viene corrisposto con un ascolto rilassato e pieno di amore, esso può aiutare i neonati a regolare i loro livelli di stress e a divenire bambini e adulti più rilassati.

Come ascoltare un neonato

Quando la tua bambina comincia a piagnucolare, ad agitarsi e a

piangere durante il massaggio potrai servirti di tre passaggi. Per prima cosa fai un respiro profondo, lungo e lento, rilassando tutto il corpo; così facendo contrattacchi direttamente la tendenza a trattenere il respiro e a metterti in tensione.
In secondo luogo, metti da parte per un momento il bambino interiore che è in te. Per ascoltare realmente tua figlia devi essere lucida e renderti conto che ha i suoi buoni motivi per piangere. Terzo, cerca un contatto visivo con lei. Se eviterà il contatto poni le mani dolcemente ma con fermezza sul suo corpo e crea un contatto con le mani. Lascia che il tuo amore scorra dentro di lei e comunicale con la tua voce, i tuoi occhi e le tue mani che vuoi sapere cosa ha da dirti.
Stai con lei mantenendoti rilassata e ricettiva. Ascolta e rispondi, osservando il linguaggio del suo corpo. Guarda la sua bocca e ciò che dice con gli occhi. Quando sei certa che si sente ascoltata e che ha detto la maggior parte delle cose che doveva dire offrile il conforto di un cullamento, una passeggiata, un abbraccio affettuoso per aiutarla a riorganizzarsi. Immancabilmente un neonato che percepisce di essere stato ascoltato dormirà più profondamente e la volta successiva avrà molta più fiducia.
Quando ascoltiamo realmente i nostri bambini soddisfiamo ogni loro necessità psicologica. Il nostro messaggio sottinteso è: “Sei degna di rispetto e vali per quello che sei”. La bambina fa suo questo messaggio e rilassa tutto il suo corpo. Il calice del suo cuore è colmo di amore e, crescendo, cercherà le opportunità per condividere questo amore con altri. Come? Seguendo i modelli che le sono stati dati. Sarà presente per gli altri nello stesso modo in cui tu lo sei stata per lei. E’ un sano ciclo di amore!

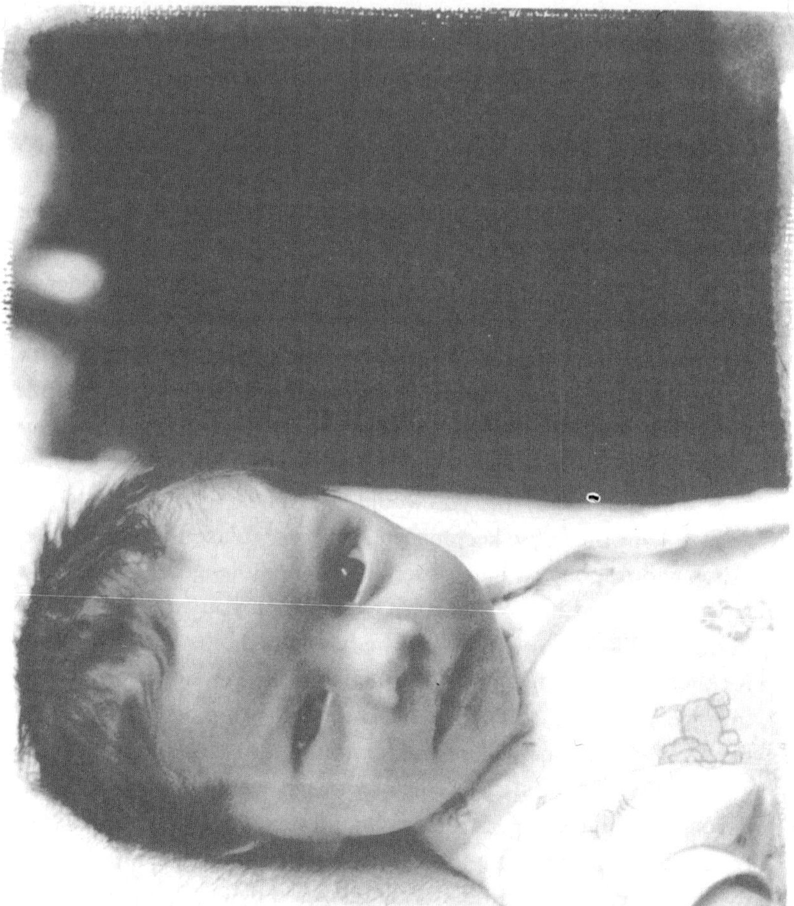

CAPITOLO X
Piccoli malesseri e coliche

Può una madre stare seduta e ascoltare
un lamento infantile, un timore infantile?
No, no! Mai accadrà mai!
Mai, mai accadrà!
- William Blake

Durante una malattia il massaggio non è solo confortante ma può anche aiutare ad alleviare sintomi dolorosi, febbre, congestioni e il respiro affannoso di un attacco di asma. Naturalmente, come fai con ogni significativo mutamento nello stato di salute di tuo figlio, consulta il medico di famiglia per sapere se il massaggio è opportuno in quel momento.

Febbre

Per favorire l'abbassamento della temperatura usa alcuni dei movimenti del massaggio di base. Invece dell'olio metti acqua calda sulle mani e tieni la bambina coperta, tranne la parte che stai massaggiando. Muovendo dal torace verso l'esterno immergi le mani nell'acqua e massaggia velocemente. L'intento è quello di portare il calore verso la superficie della pelle dove l'acqua evaporerà rinfrescando così l'interno del corpo. Ogni volta che tua figlia avrà la febbre consulta il medico. Il pediatra di mia figlia mi insegnò questo metodo per aiutare la temperatura ad abbassarsi quando mia figlia ebbe un'otite.

Congestione pettorale

Per alleviare la congestione pettorale puoi usare un'altra tecnica. Per prima cosa compi i movimenti del massaggio sul torace mettendo l'olio sulle mani e aggiungendo una goccia di eucalipto o mentolo. Inclina il bambino su un lato, con la testa appoggiata. Usando un bicchierino (il dosatore di plastica di una bottiglietta di sciroppo per la tosse funziona benissimo!) o qualcosa che abbia un bordo sottile, muovilo avanti e indietro sul torace e sul dorso. Questa leggera pressione aiuta a espettorare il muco dai polmoni. Potrebbe essere di aiuto anche un umidificatore messo nella stanza del bambino: ricordati di tenerlo ben pulito per evitare che sviluppi batteri nocivi che poi si espandono nell'aria. Questo metodo funziona anche per la laringite e gli attacchi di asma. Consulta sempre e comunque il pediatra.

Congestione nasale

Per la congestione nasale metti insieme i seguenti oggetti: un aspiratore nasale, un contagocce, un fazzoletto e una tazza di acqua calda e salata (mezzo cucchiaino di sale in una tazza di acqua calda). Effettua i massaggi del viso, soprattutto nell'area sinusale per rilassarla, incrementare la circolazione e liberare il muco. Metti una goccia di acqua calda salata in ogni narice. Schiaccia il bulbo dell'aspiratore e inserisci la punta con molta delicatezza nella narice; rilascia la pressione e aspira il muco con l'aspiratore, buttandolo nel fazzoletto. L'acqua calda e salata passa facilmente nel suo naso e facilita la fuoriuscita del muco. La bambina non amerà questa procedura ma è necessaria se il naso chiuso le impedisce di succhiare il latte ed è meglio evitare di usare le medicine "da banco" per quanto è possibile. I suoi anticorpi combatteranno il raffreddore e la volta successiva saranno più forti nell'immunizzarla contro i virus. Dopo aver terminato, coccola la tua bambina e dalle da mangiare. Sterilizza bene con acqua bollente gli oggetti che hai usato in modo da uccidere tutti i batteri prima di doverli utilizzare ancora.

Aria e coliche

I neonati spesso piangono perché hanno la pancia piena di aria o perché sono stanchi e spossati. Un senso di disagio e di dolore acuto a causa dell'aria nel pancino sono malesseri molto comuni. Poiché l'apparato gastrointestinale è immaturo al momento della nascita, i neonati hanno bisogno di essere stimolati per indurre l'inizio del suo corretto funzionamento e il massaggio può fornire questo tipo di stimolazione.
Si è speculato molto nel corso degli anni sulle cause che scatenano le coliche. L' "etichetta" di coliche si usa per ogni neonato che piange frequentemente; io preferisco usarla per quei bambini che piangono per lunghi momenti e stanno palesemente provando un forte dolore alla pancia. Un bambino che sta avendo una colica è teso e rigido, ha l'addome disteso e non tollera di essere stimolato. Un neonato che ha aria nella pancia, ma non una vera colica, piange spesso, solleva le gambe e sembra provare dolore: poi può espellere l'aria in brevi scatti. Spesso, un neonato di questo genere può essere confortato cullandolo, tenendolo in braccio, con una passeggiatina mentre il bambino che soffre di coliche potrebbe anche non riuscire a calmarsi durante un attacco. Per diversi anni ho lavorato con pediatri aiutando in modo particolare famiglie con neonati sofferenti di coliche. Questi genitori, sopraffatti dal pianto dei figli, dalle notti insonni e dai sentimenti di impotenza e incompetenza spesso dicevano frasi del tipo: "Il mio bambino non mi ama" oppure "Non sono un buon genitore perché non so calmarlo". Erano distanti dai loro bambini invece di legarsi a loro. Ma quando riuscivo a mostrare loro come funziona l'apparato gastrointestinale di un neonato e come il massaggio quotidiano può aiutare a rilassare tutta la zona e a rilasciare quell'aria fastidiosa, essi cominciavano a capire che non c'era

nulla che non andasse in loro come genitori. Ho cominciato con l'aiutare i genitori a rilassarsi e, a due settimane dall'inizio del massaggio quotidiano, quasi ogni famiglia con cui ho lavorato ha ottenuto ottimi risultati.
Quando i genitori riuscivano a fare il massaggio e a raggiungere l'obiettivo prestabilito - e cioè il neonato riusciva a espellere l'aria durante la sequenza e, subito dopo, cominciava a piangere meno e a dormire più a lungo - si sentivano più competenti e cominciavano a vedere i loro figli sotto una nuova luce, più positiva, cominciando così a reinstaurare il bonding.
Il massaggio può aiutare ogni bambino, sia quello con colichette piuttosto leggere che quello molto sofferente, poiché stimola il sistema gastrointestinale a svolgere le sue funzioni; lo aiuta a scaricare lo stress e, attraverso le tecniche del Tocco di Rilassamento e dell'Appoggio delle Mani, il neonato può imparare a rilassarsi.

Programma Specifico per le Coliche

Innanzitutto, prova a rilassarti poiché un neonato che soffre di aria nel pancino o di coliche è una sfida per ogni genitore e ogni accumulo di stress può farti sentire irritabile e confusa. Ricorda che non sei colpevole del disagio che tuo figlio prova e che lo puoi aiutare. Ascolta il suo pianto e rispetta le sue sensazioni: poi comincia a lavorare per aiutarlo a gestire i suoi attacchi.
Massaggialo due volte al giorno per due settimane usando le tecniche che ora esporrò. Consiglio di svolgere questo programma invece del massaggio normale. Astieniti dal fare il massaggio normale per un periodo di due settimane se tua figlio soffre molto di coliche e necessita di un massaggio specifico due volte al giorno. Così facendo non assocerà il programma delle coliche con il massaggio normale che potrebbe invece farlo sentire a disagio.
Durante questo programma ricorda di contare i movimenti e di tenere le ginocchia in posizione sollevata. Poi aiuta il tuo bambino a rilassarsi con la tecnica del Tocco di Rilassamento facen-

do uso della tua voce, delle tue mani e del Palleggio Indiano (vedi pag. 172) che la aiuteranno a sciogliersi. Quando farai l'esercizio delle ginocchia sollevate, non schiacciare troppo: non vuoi certo fargli mancare il respiro!

1. Appoggio delle Mani. Posa le mani sulla sua pancia, rilassandoti completamente anche se il bambino piange e si agita.

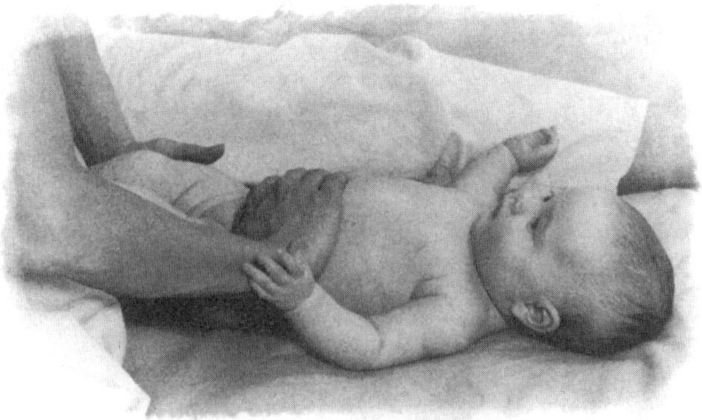

2. Ruota dall'Alto in Basso (vedi pag. 119). Svolgi questo movimento per sei volte, una mano dopo l'altra.

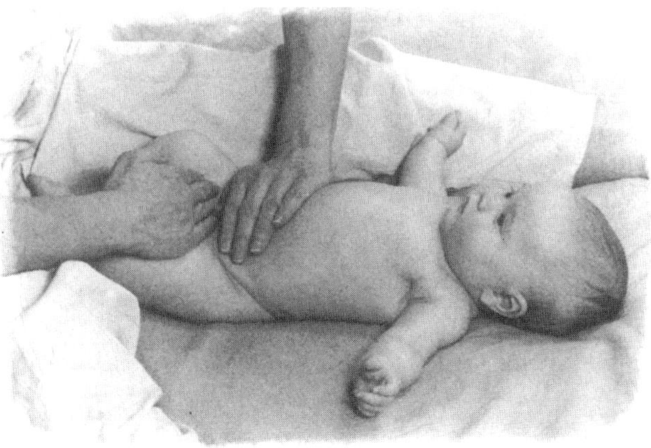

3. FLETTERE CONTEMPORANEAMENTE LE GAMBE SULL'ADDOME (vedi pag. 158). Prendi entrambe le ginocchia e spingile delicatamente verso la sua pancia tenendole in quella posizione contando fino a sei.

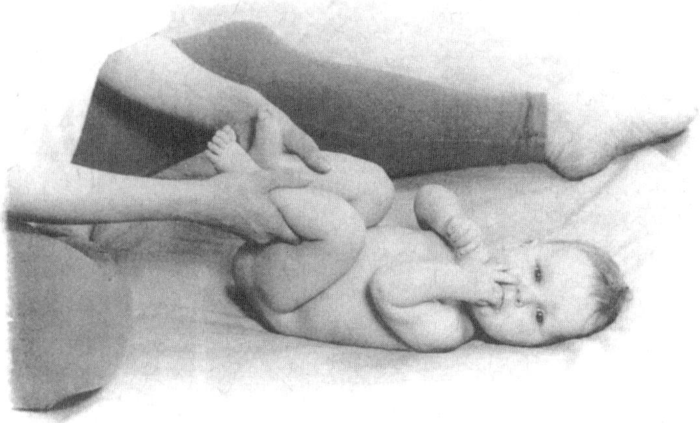

4. TOCCO DI RILASSAMENTO. Rilascia la pressione con delicatezza, scuoti le sue gambe e usa il Tocco di Rilassamento per persuaderlo a liberare la tensione e a rilassarsi.

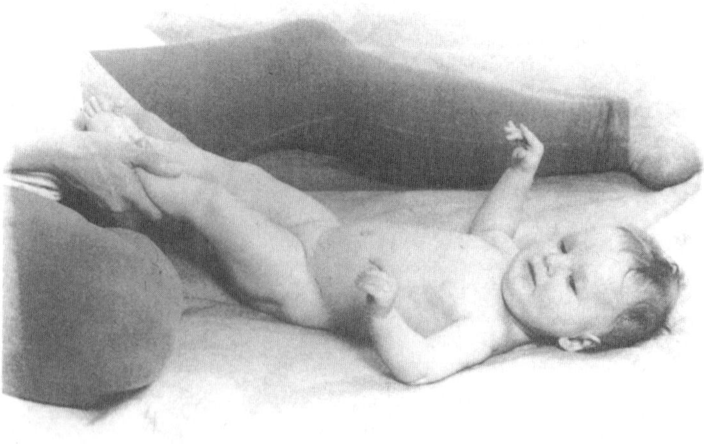

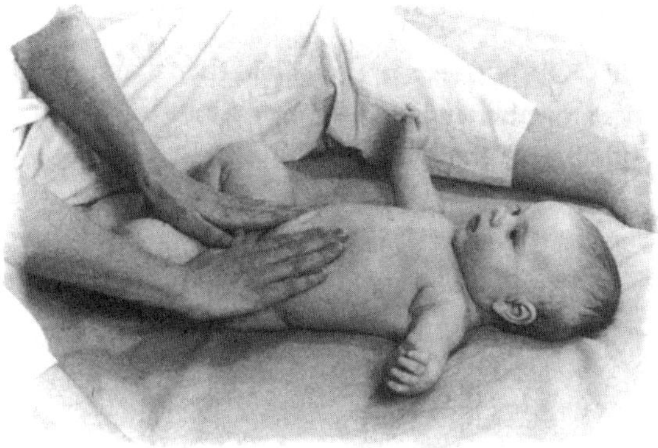

5. Il Sole e la Luna (vedi pag. 122). Fai questo movimento per sei volte, una mano dopo l'altra.

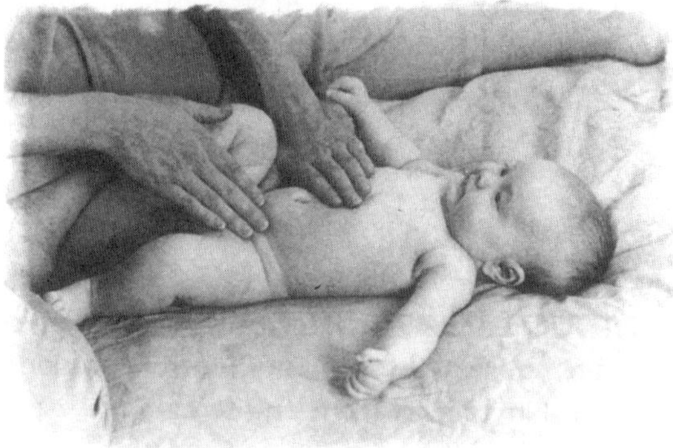

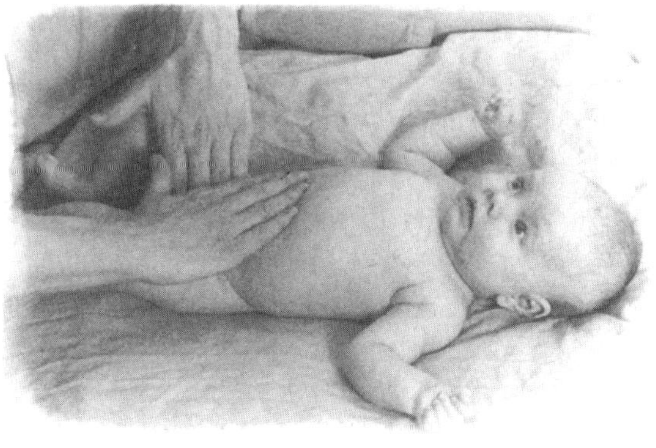

6. FLETTERE CONTEMPORANEAMENTE LE GAMBE SULL'ADDOME (vedi pag. 158). Prendi entrambe le ginocchia e spingile delicatamente verso la sua pancia tenendole in quella posizione contando fino a sei.

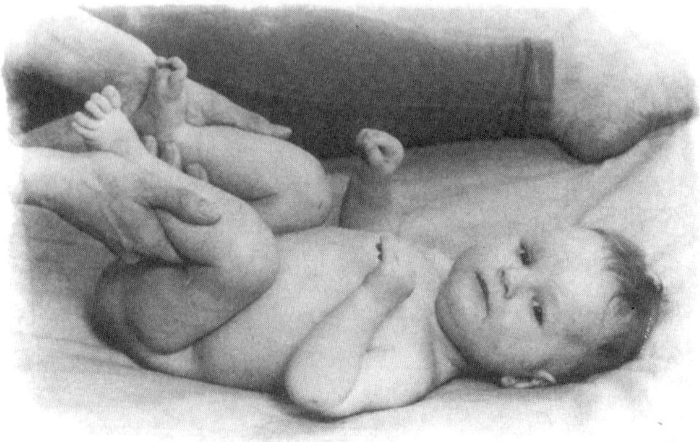

7. TOCCO DI RILASSAMENTO. Rilascia la pressione con delicatezza, scuoti le sue gambe e usa il Tocco di Rilassamento per persuaderlo a liberare la tensione e a rilassarsi.

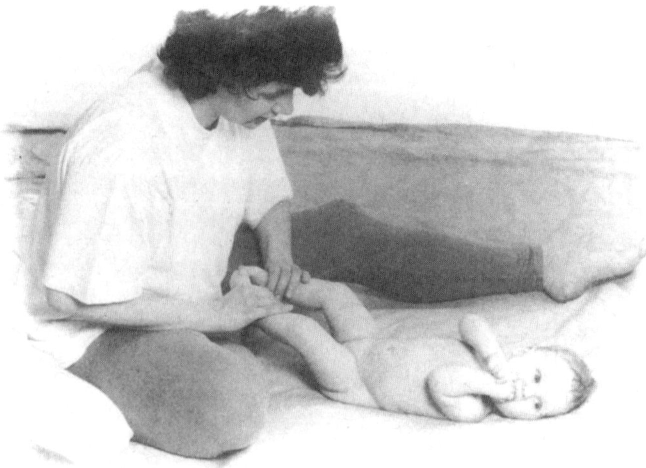

Ripeti questo ciclo completo (da 1 a 7) per tre volte. Potrebbero volerci diversi giorni prima che il bambino reagisca oppure potrebbe espellere dell'aria fin dal primo tentativo. Ma il suo sistema comincerà a funzionare in modo sempre più raffinato fino a che un breve massaggio sarà sufficiente a espellere l'aria ogniqualvolta avrà un episodio di colica. Non tutti i neonati reagiscono allo stesso modo e alcuni, a causa di altri fattori, non ne beneficiano quanto gli altri. Molti sono i pediatri che indirizzano i genitori di neonati che soffrono di coliche a insegnanti di massaggio infantile per cercare di risolvere il problema senza l'uso di medicinali.

Penny, madre di Matthew, un bimbo di tre settimane, non ne poteva più delle coliche del suo bambino e così il pediatra le ha consigliato di provare con il massaggio e lei mi ha contattata. Quando li ho incontrati per la prima volta erano entrambi così stressati che avevano difficoltà ad interagire tra di loro. "Matthew soffriva molto di coliche ma dopo due settimane di massaggio gli attacchi cominciarono a diminuire" racconta Penny. "Nel giro di poche settimane sparirono del tutto. Ora è molto allegro. Si fida di me e anche io sono molto più rilassata". Si guardavano l'un l'altra, giocando insieme, e Matthew cominciava ad apprezzare realmente il massaggio. Persino quando Penny lo massaggiava con il Programma Specifico per le Coliche sembrava sapere come cooperare e "collaborare". Alla fine di ogni ciclo si dimenava, facendo dei versi e si liberava dell'aria reagendo bene alle tecniche del Tocco di Rilassamento.

Altri modi utili possono essere un bagno caldo, suppostine di glicerina e alcuni accorgimenti nella dieta. Se lo stai allattando elimina dalla tua dieta cibi irritanti come il pomodoro, il cioccolato, la caffeina, i fagioli o altri vegetali che producono aria. Talvolta allergie al latte, alla soia o alla farina possono causare le coliche; cerca di eliminare, uno alla volta, questi cibi dalla tua dieta e anche dalla sua cercando di capire se il suo disagio cambia.

Vedere il tuo bambino in un tale stato non è facile e può essere

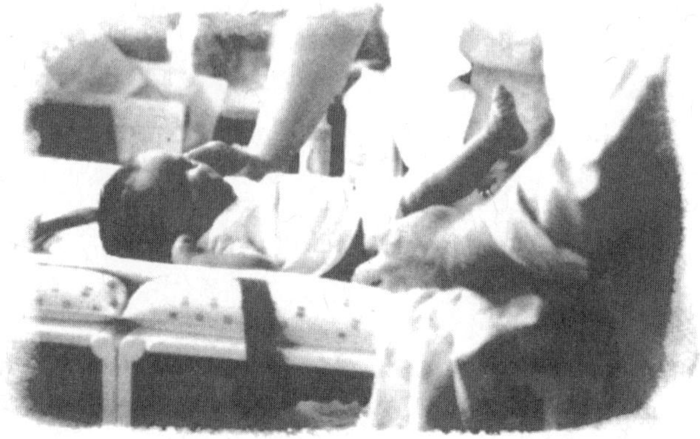

terribilmente stancante sia fisicamente che emotivamente. "L'essere in grado di massaggiarlo e di aiutarlo a rilassarsi mi ha messo l'animo in pace" dice Mary, mamma di Michael - 18 mesi. "Ho cominciato a massaggiarlo quando aveva due settimane poiché soffriva di coliche gassose e, nel giro di una settimana, ho visto i risultati. Quando si svegliava piangendo nel cuore della notte lo massaggiavo. Dopo una settimana aveva imparato a rilassarsi appena cominciavo a massaggiarlo. Si calmava e cominciava a rilasciare la tensione; spesso si addormentava prima ancora che avessi finito. Mi sentivo così bene perché potevo fare qualcosa per lui… per non parlare delle ore di sonno che avevo guadagnato! Persino ora quando è teso e arrabbiato gli parlo, lo massaggio brevemente e lui si tranquillizza. Non avrei saputo cos'altro fare per lui e la sua prima infanzia avrebbe potuto essere un bel disastro per tutti noi".
Il mio primogenito soffriva molto di coliche. Questo accadeva proprio mentre stavo lavórando sul Programma Specifico per le Coliche, adattando al corpo del bambino tecniche di yoga e consigli di massoterapisti. In due settimane risolsi il suo problema di coliche: ma lui se ne sarebbe ricordato. Infatti, quando fu in grado di parlare, mi chiedeva di massaggiargli la pancia quando aveva dei dolori intestinali e si ricordava persino di sollevare le ginocchia tra un movimento e l'altro! Questo pro-

gramma funziona anche per gli adulti e puoi provarlo anche su te stessa. I maestri yoga utilizzano una posizione simile, chiamata *bhastrikasana* o "posizione del ruggito", quando si svegliano al mattino poiché tonifica l'apparato gastrointestinale e fa sì che il corpo lavori regolarmente, assimilando ed evacuando come dovrebbe.

A causa dello stress incredibile che comporta l'avere un bambino che soffre di coliche, è piuttosto naturale sentirsi scoraggiati e negativi. Ma chiunque non si sente bene si sentirà meglio venendo carezzato con amore e accudito e il tuo bambino non fa eccezione. Il massaggio può essere di grande aiuto per lui e anche per te nel promuovere autostima e sentimenti di intimità. Tutto ciò non farà di te solo un genitore migliore ma aiuterà anche tuo figlio a sentirsi più protetto, a piangere di meno, a dormire più profondamente e a creare un legame totale con te. Vale la pena provarci.

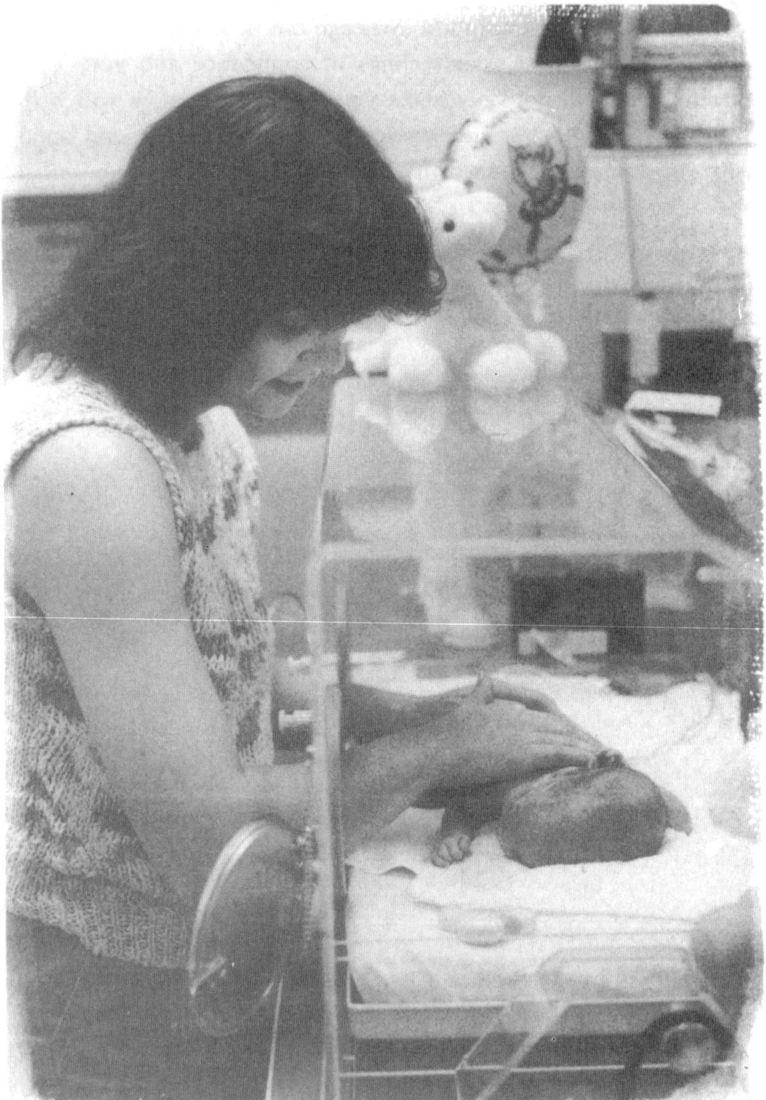

CAPITOLO XI
Il neonato prematuro

Mamma, immaginiamo che stiamo viaggiando
e stiamo attraversando
un paese strano e pericoloso.
- Rabindranath Tagore

Sappiamo quanto sia importante avere un contatto stretto con i neonati fin dall'inizio. Abbiamo fatto molti progetti su quelle prime ore e quelle prime settimane di vita cercando di evitare tutte le interruzioni che possono privare, senza alcun motivo, i neonati di quei preziosi momenti.
Quando una bambina viene alla luce molto tempo prima del previsto tutti i nostri piani vengono sconvolti. L'idea di accoglienza calorosa, tranquilla e felice che si sperava viene improvvisamente rimpiazzata da una sorta di violenza che mai avremmo potuto immaginare. E' una violenza inevitabile che tiene in vita il neonato ma genera allo stesso tempo tutta una serie di sensazioni e reazioni tremende nei genitori.
I genitori vengono catapultati in fasi di dolore: shock, rifiuto (spesso manifestano una specie di ossessione relativa alla condizione medica del neonato piuttosto che al ricovero in se stesso), colpa ("cosa ho fatto per causare tutto ciò?"), rabbia (verso il neonato, il coniuge, il personale ospedaliero, il destino), depressione (che spesso crea una distanza tra il genitore e il neonato), contrattazione ("se ce la farà sarò il genitore migliore

del mondo") e paura. Queste sensazioni, con le loro relative variazioni sul tema, sono naturali e possono ripresentarsi ciclicamente anche parecchio tempo dopo la nascita della bambina. I genitori si riprendono dallo shock iniziale a ritmi differenti ma la maggior parte alla fine accetta la situazione e cerca di trovare il modo per aiutare il proprio figlio e iniziare il processo di bonding.

E la bambina? Anche lei va incontro a cicli - shock, dolore, paura, rinuncia - e gli adulti intorno a lei potrebbero porre la loro attenzione solo sul tentativo di salvarle la vita, ignorando le sue emozioni e sensazioni "umane". Questi tipi di intervento spesso vanno oltre il necessario facendo del neonato un oggetto e portando a un disaccordo emotivo tra lui e i suoi genitori, tra lui e il mondo.

Il primo contatto di un prematuro con il tocco può essere legato al dolore: aghi, sonde, tubicini, manipolazioni senza riguardo, luci accecanti - tutto all'improvviso, dopo la calda protezione del grembo materno. Una delle prime cose che i genitori possono fare per essere di aiuto e per creare un legame, è quella di toccare e tenere in braccio i loro bambini. Questa meravigliosa espressione di affetto contribuisce a lenire sia le sofferenze fisiche che quelle psicologiche non solo per i neonati ma anche per i loro genitori. Buona parte delle angosce dei primi giorni e delle prime settimane può essere ridotta se i genitori riescono a tenere la situazione sotto controllo.

Molti studi hanno dimostrato che i prematuri che vengono regolarmente massaggiati e sentono costantemente la voce dei genitori durante la permanenza in ospedale incrementano più rapidamente il peso e lo sviluppo. Judith Talaba, capo sala in una Unità di Terapia Neonatale Intensiva, ha introdotto il massaggio e le coccole come parte essenziale nella cura quotidiana dei neonati e adesso sono molti gli ospedali nel mondo che lo fanno come se fosse una cosa scontata. "Il massaggio porta i genitori a vedere la bambina come un essere che ha bisogno di loro così come ha bisogno della tecnologia" afferma Tabala. "I genitori nelle nostre nursery si preoccupano di meno delle concentrazioni di ossigeno, dell'aumento di peso, di quanto mangiano e si concentrano di più sul contatto e sul massaggio: un bel cambiamento di traiettoria!" I prematuri delle Unità di Terapia Neonatale Intensiva hanno reagito positivamente al massaggio, aggiunge, perdendo l'iperriflessia (contrazioni del corpo) e i comportamenti di "evitamento". Molti hanno avuto minori episodi di apnea (cessazione del respiro).

La dottoressa Tiffany Field ha compiuto studi più approfonditi riguardo agli effetti del massaggio quotidiano sui prematuri. Le sue ricerche hanno evidenziato che se questi bambini venivano massaggiati ogni giorno ne seguivano tutta una serie di risultati meravigliosi: passavano più tempo nello stato di veglia quieta e attiva; piangevano di meno; i livelli di cortisolo (che indica lo stato depressivo) erano più bassi e si addormentavano più facilmente dopo un massaggio piuttosto che dopo un cullamento. Dopo un periodo di sei settimane i neonati massaggiati avevano guadagnato peso, i test caratteriali avevano evidenziato un miglioramento nella socializzazione, nella emotività e nella dolcezza, l'ormone dello stress nelle urine era diminuito così come erano aumentati i livelli di serotonina (rivelatore naturale del dolore). Questi bambini lasciavano prima l'ospedale, facendo risparmiare migliaia di dollari ai loro genitori, agli ospedali e alle compagnie assicurative!

Massaggiare il neonato prematuro in ospedale

I prematuri amano la sensazione di avvolgimento che due mani calde e piene di amore possono dare. Ma è fondamentale procedere con estrema cautela e tenerezza. Prima di cominciare un programma regolare osserva ciò che sta intorno al tuo bambino. Quali cambiamenti potrebbero essere fatti per aiutarlo a rilassarsi, a sentirsi più a suo agio e meno violato? Talvolta un piccolo cambiamento nelle luci, nei suoni o nel modo con cui lo si

prende in braccio possono fare una enorme differenza.
La luce serve alle infermiere per tenerlo sotto osservazione ma nella maggior parte delle nursery ti sarà permesso di schermare gli occhi così sensibili del tuo bambino. Se si trova in una culla termica puoi schermare la sua testa con una scatola capovolta (come quella dei pannolini) e bucherellata. In una incubatrice basterà mettere un asciugamano sopra. Quando il bambino si sarà stabilizzato potrai chiedere che l'incubatrice venga schermata durante la notte per favorire la regolazione dei cicli di sonno e veglia.
Un esempio molto significativo di come i bambini siano spesso trattati come oggetti nella nostra società può essere dato dall'osservazione delle differenze tra reparti di cura intensiva per adulti e quelli per neonati. La zona destinata agli adulti è calma e silenziosa, ma spesso quella dei neonati è soggetta a vociare, telefoni che squillano e musica. Inoltre, il rumore può provenire dall'eccessivo volume dei monitor delle incubatrici, dal tintinnare di strumenti medici o dal fracasso di cartelle cliniche buttate qua e là e dallo sbattere degli oblò delle incubatrici. Puoi chiedere allo staff della nursery di abbassare il tono della conversazione e la musica, che gli sportelli dell'incubatrice siano chiusi con delicatezza e che sul tavolo degli strumenti sia messo un asciugamano per attutire il rumore.
D'altra parte possono essere introdotti suoni che invece aiutano la tua bambina a sentirsi più a suo agio. I prematuri, come tutti i neonati, si calmano nell'udire il suono della voce materna e il battito del suo cuore. Quando non puoi essere presente chiedi che le venga posta vicino una di quelle apparecchiature (facilmente reperibili nei centri che vendono prodotti per l'infanzia o in cataloghi) che imitano il battito cardiaco e che a intervalli le venga fatta ascoltare la tua voce registrata, facendo attenzione che il volume sia basso e non fastidioso. Quando sei con lei parlale e canta: anche se sembra incapace di reagire, ti sta ascoltando. Ricorda la tua voce e questo la fa calmare.
La reazione della tua bambina all'essere presa in braccio

potrebbe essere penosa. Procedi con calma: osserva, ascolta e impara da lei e dallo staff ospedaliero. I segnali di dolore di un prematuro, che includono apnea (cessazione del respiro) e bradicardia (pulsazioni rallentate) possono instillare in te una tale paura da spingerti a trovare una scusa per non prenderla in braccio.

In realtà, e questo non mi sorprende, diverse ricerche dimostrano come la madre sia la sola capace di attenuare il dolore nel proprio neonato prematuro. Respira a fondo, rilassati e fai questi passaggi con la tua bambina. Assicurale che va tutto bene e che tu sei lì per amarla e prenderti cura di lei indipendentemente da ciò che accadrà. La tua bambina ha bisogno di sentire la tua forza e il tuo affetto.

Osserva i suoi cicli di veglia per decidere quale sarà il momento migliore per il massaggio. Poi cerca di capire quale tipo di stimolazione riesce a tollerare. Alcuni prematuri sono estremamente fragili e riescono ad affrontare un solo contatto alla volta - toccare, parlare o il contatto visivo ma mai tutti e tre in una volta. Fatti dire quali medicinali le sono stati dati poiché alcuni (come il curaro o analoghi) possono renderla insensibile. Ma, nonostante ciò, la tua bambina è conscia della tua presenza, può percepirti, ascoltarti e ha bisogno del tuo tocco d'amore.

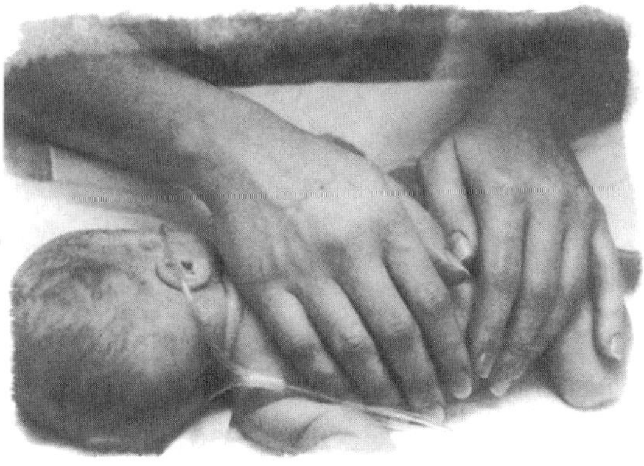

Come cominciare

Puoi iniziare il programma di massaggio con una dose quotidiana di contatto, attraverso la tecnica dell'Appoggio delle Mani. E' il metodo migliore quando tuo figlio si trova ancora in ospedale; potrai compiere i primi movimenti regolari quando lo porterai a casa. Tieni il suo corpicino tra le tue mani a coppa sentendole rilassate e pesanti. Nel frattempo fai la Respirazione Addominale. Percepisci calore e rilassamento nelle tue mani. Rispetta il modo di comunicare di tuo figlio per quanto lieve possa essere. Lo staff ospedaliero può esserti di aiuto nel comprendere il linguaggio del suo corpo e i segnali che ti dà, in modo da sapere quando gli serve una pausa.
Trasmettere sensazioni di rispetto è una parte importante del massaggio infantile. Nel formare le proprie sensazioni iniziali riguardo il suo corpo e se stesso, il tuo bambino prenderà seriamente ogni sensazione che esprimerai. Questo non significa che se il bambino ti dà un segnale che tu interpreti come negativo, tu debba fermare il massaggio bruscamente. Devi aiutare il tuo bambino a risolvere le sue paure, non a rafforzarle.
Ad esempio, quei bambini che tengono le braccia strette al petto indicano un bisogno di protezione in quella parte del

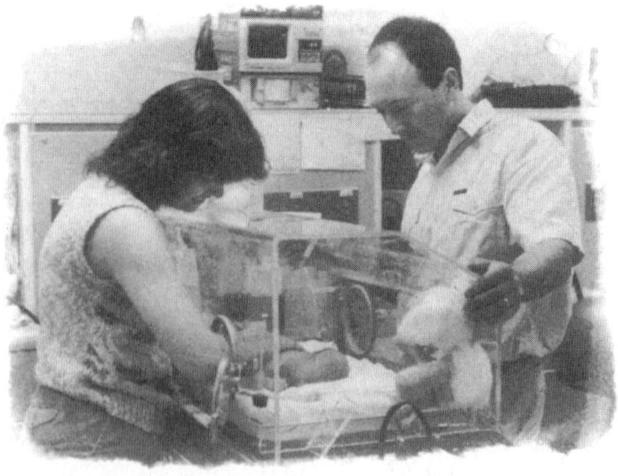

corpo. Invece di forzarlo ad aprirle, lascia che le tenga in quella posizione in modo rilassato. Quando poi comincerai a massaggiarlo, compi i movimenti nella direzione della contrazione poiché questo comunica al tuo bambino: "Capisco il tuo bisogno di proteggerti e sono dalla tua parte". Naturalmente devi capire quando il tuo bambino ne ha avuto a sufficienza e non andare oltre la sua soglia di accettazione.

Contatto visivo

Un'incredibile comunicazione si crea quando la tua bambina ti guarda negli occhi per la prima volta. Il contatto visivo è una delle componenti fondamentali nella danza del bonding e uno dei piaceri del massaggio. Ma i prematuri, poiché non sono in grado di autoregolarsi, hanno bisogno del tuo aiuto. E' possibile che tua figlia eviti il contatto visivo e tu lo puoi incoraggiare abbassando le luci e mettendola in una posizione più accessibile per te. E' possibile inoltre che possa "ipnotizzarsi" - incapace di distogliere lo sguardo da te e alla fine accumulare stress. Se accadesse, sblocca il suo sguardo per qualche momento spostandoti, passandole una mano sulla fronte e cambiando di posizione.
Crescendo, la sua capacità di comunicare con te attraverso gli occhi aumenterà. Cerca di essere paziente e non forzare la cosa. Con incoraggiamenti cauti e fermi farai presto tesoro di questa parte così importante del vostro legame.

Punti deboli

I corpicini dei prematuri hanno subìto traumi; cerca di capire quali parti del suo corpo sono particolarmente portate al dolore. Spesso i piedi, la testa e il torace sono piuttosto sensibili. All'inizio ti sarà difficile raggiungere alcune di queste parti a causa delle attrezzature mediche ma quando riuscirai comportati così:

1. Prendi tra le mani il piede (la testa, il torace, ecc.) come se dovessi tenere una gemma preziosa tra le tue palme.

2. Rilassati profondamente, respirando a fondo dalla pancia. Lascia che questo rilassamento passi dal tuo cuore, attraverso le tue braccia e le tue mani per giungere al tuo bambino.

3. Parlagli e digli di rilassare il piede. Riconosci il fatto che ha sofferto molto in questo punto ma che è stato molto coraggioso. Sei qui per aiutarlo ad alleggerire il suo dolore e a lasciare che provi piacere. Fagli sapere che presto questo momento di dolore sarà passato e lui sarà sano e felice, pronto per fare ciò che desidera nella vita. Man mano che massaggi avanti e indietro questa zona usa alcune parole chiave o frasi come "rilassati" o "lasciati andare".

4. Quando reagisce rilassandosi, lodalo per i suoi sforzi.

Ripeti questi passi ogni giorno, se ti è possibile, finché non ti accorgerai che è pronto per qualcosa di più. Allora potrai cominciare a massaggiarlo delicatamente con dell'olio utilizzando sempre le stesse affermazioni e le stesse tecniche di rilassamento.

I segnali di stress

Alcuni ricercatori hanno scoperto che i neonati in terapia intensiva forniscono delle indicazioni comuni per tutti o quasi per suggerire che si sentono stressati; è possibile che non valgano per la *tua* bambina, pertanto usa le conoscenze delle infermiere e le tue intuizioni per comprendere cosa invece la può riguardare e quando. Questi segnali possono essere marezzature sulla pelle, singhiozzo, rigurgiti, apnea, bradicardia e gesti di sventagliamento delle mani o sollevamento delle braccia verso il viso come se volesse proteggersi dagli stimoli.

Questi segnali non significano che tu debba smettere subito con il Tocco di Rilassamento o il massaggio. Fai una pausa, poi usa la tecnica dell'Appoggio delle Mani. Se la bambina continua a mostrare segni di disagio lasciala riposare e ritenta più tardi. Ricordati di respirare profondamente e di rilassarti e di non permettere a nessuno di farti sentire incompetente nella cura della tua bambina. Gradualmente, la sua soglia del dolore aumenterà e sarai in grado di incoraggiarla e toccarla sempre più.

Massaggiare il neonato prematuro a casa

Potrai cominciare a lavorare veramente con il tuo bambino quando lo porterai a casa dall'ospedale. Ricorda che per lui è un cambiamento e che potrebbe regredire un poco e può darsi che tu debba ritornare alla fase del rilassamento.

Nel calore e nella sicurezza dell'ambiente familiare alla fine riuscirà a liberarsi dalla tensione e dal trauma della permanenza in ospedale. Tutto ciò può essere spaventevole per i neogenitori; improvvisamente il neonato può cominciare a piangere ininterrottamente e vi potreste sentire piuttosto insicuri senza l'appoggio del personale ospedaliero. Proprio nel momento in cui avete bisogno di rassicurazioni lui sembrerà dirvi: "Non mi piace qui!" In realtà il pianto intenso, se non è causato da dolore, è liberatorio. Spesso accade che un neonato pianga particolarmente forte dopo un massaggio ma questo non significa che non gli piaccia o che tu lo stia facendo in modo errato. E' semplicemente l'unico modo di cui dispone per sca-

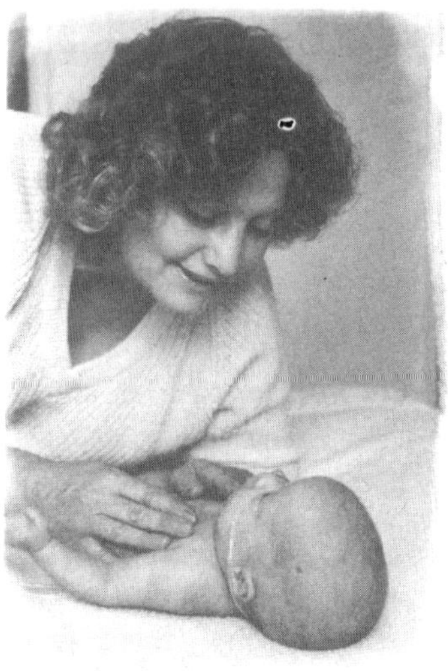

ricare tutte le sue angosce represse. Puoi sostenerlo cercando di rilassarlo e permettendogli di fare ciò che desidera standogli vicino per confortarlo amorevolmente e cercando di rilassare anche le tue paure. Se senti che stai per piangere con lui (e perché non dovresti?), fallo pure.

Vedrai che alla fine riuscirai a passare dal rilassamento al massaggio anche se restano ancora delle differenze tra il massaggio fatto su un bambino prematuro e quello fatto su un neonato a termine. Comincia con il massaggiare la parte del corpo che ha subìto meno interventi invasivi - generalmente la schiena. Ogni movimento dovrà essere fatto in miniatura seguendo le tecniche illustrate nel Capitolo 8 con semplici modifiche; ad esempio, usa 2 o 3 dita invece che tutta la mano. Ma non essere timorosa di dimostrare la tua fermezza poiché il tuo bambino ama sentire la forza della tua presenza; un contatto troppo leggero può risultare sovraeccitante e irritante. Assicurati che la stanza sia molto calda e che il bambino sia avvolto e vicino a te (usa la Posizione della Culla o sostienilo con dei cuscini). L'olio può essere riscaldato prima di metterlo sulle mani o lo puoi riscaldare a sufficienza tu stessa sfregando le mani tra di loro. Presto il semplice rumore dell'olio tra le tue palme lo porterà ad aprirsi come un fiorellino. Imparerà a pregustare il massaggio come un'esperienza piacevole, un momento per percepire la sicurezza delle tue mani piene di amore. Una volta che la tensione avrà lasciato il suo corpo il suo organismo si regolerà. Scoprirai netti miglioramenti nel sonno, nell'alimentazione, nella digestione e nell'evacuazione e ti accorgerai che piangerà di meno. Osserva il tuo fiorellino che si apre alla vita.

Se ti è possibile prendi per te un appuntamento da un terapista competente per un buon massaggio completo. Anche tu sei passata attraverso una dura prova e se riuscirai a scaricare le tue tensioni e i tuoi traumi il tuo bambino reagirà in modo più positivo al tuo contatto.

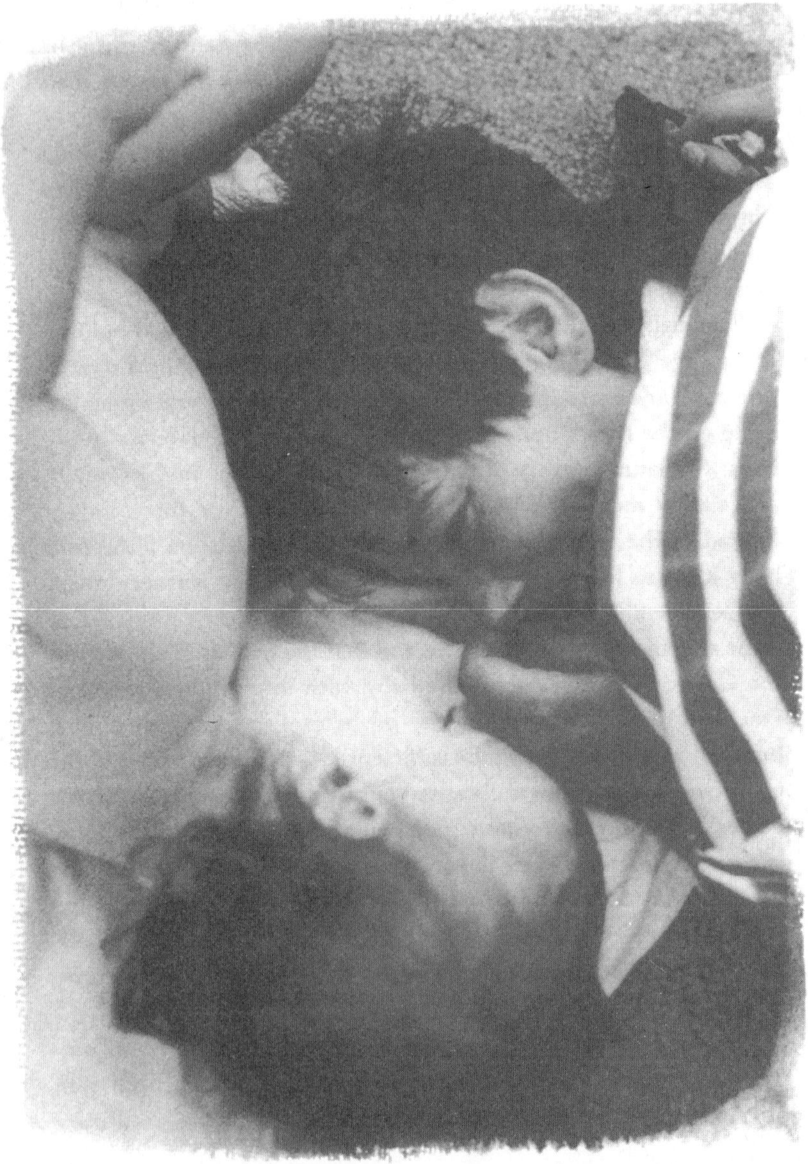

CAPITOLO XII
Bambini con esigenze speciali

I vicini lo chiamano mongoloide,
il medico dice Sindrome di Down.
Io lo chiamo Kim
- Mia Elmsater
Trainer dell'IAIM

Bonding e affetto con bambini speciali

Il bonding è una questione di interazione reciproca; dipende dal genitore stimolare il neonato con adeguati segnali e suggerimenti in grado di innescare in lui una reazione. I segnali e i suggerimenti dati dal neonato a loro volta scatenano un ulteriore coinvolgimento da parte dei genitori inclusi il contatto visivo, il sorriso, i suoni delle parole e i movimenti del corpo. Il bambino che ha impedimenti o ritardi visivi, uditivi o mentali talvolta non riesce a reagire a questi segnali in modo comune. Pertanto la sincronia reciproca può essere inibita e ciò può portare una madre a sentirsi lontana dal suo bambino. Inoltre, i genitori di bambini con bisogni particolari sono spesso soffocati da tutta una serie di informazioni che devono assorbire, dalle terapie che ci si aspetta debbano affrontare e dal dover, allo stesso tempo, festeggiare e rattristarsi per l'arrivo di questo nuovo bambino.
Le reazioni emotive dei genitori alla scoperta che il loro bambi-

no avrà bisogno di cure speciali sono enormemente differenti. Possono provare confusione, rifiuto, colpa, rabbia, pii desideri, depressione, razionalizzazione e accettazione. Queste sensazioni naturali si possono superare ma possono ripresentarsi a ogni stadio di sviluppo nel bambino e a ogni tentativo che genitori e figlio fanno per abituarsi alla loro vita insieme.

Il massaggio infantile può essere uno strumento di legame meraviglioso per genitori e figli di questo tipo. Ne derivano benefici psicologici anche se l'attenzione e il fine del massaggio infantile si focalizzano sull'interazione e sulla connessione tra queste persone. E' qualcosa che fate *con* il vostro bambino piuttosto che *al* vostro bambino. Non si tratta di un'ennesima terapia ma di una opportunità per condividere il vostro amore. Il massaggio quotidiano lega genitori e figli in un modo così particolare che nessun altro tipo di interazione riesce a ottenere e i bambini speciali beneficiano di questa intimità ancora più degli altri. Poiché alcune vie di comunicazione non sono a loro aperte, i genitori li devono conoscere bene: come si sente il loro corpo quando è teso o rilassato, come appare l'addome a seconda che vi sia aria o no, la differenza tra dolore e tensione. Spesso questi genitori devono essere estremamente attenti al corpo dei loro bambini poiché si potrebbero sviluppare infezioni pericolose per la loro vita. Un genitore che è sempre sintonizzato sulle sensazioni e sui mutamenti del corpo del figlio è maggiormente in grado di riconoscere eventuali tossicità ai primi stadi.

Elisabeth soffre di fibrosi cistica e sua madre è felice di aver imparato il massaggio infantile quando la figlia era piccola. "All'inizio non la massaggiavamo ogni giorno" dice la mamma di Elisabeth "ma quanto più lo facevamo e vedevamo le sue meravigliose reazioni, tanto più ci piaceva farlo. Elisabeth non ha più il problema di sentire freddo (quando accade le facciamo un massaggio). Non ha più molti dolori addominali e il suo corpo è rilassato. Ora, quando massaggiamo Elisabeth, non ci concentriamo sulla fibrosi cistica ma su Elisabeth come un piccolo meraviglioso essere umano, una persona. Il massaggio infantile ci ha permesso di costruire una relazione con lei che è andata ben oltre le nostre aspettative... ci dà grande speranza".

In questo capitolo affronteremo alcuni problemi particolari e come il massaggio possa cambiare a seconda delle varie condizioni. Naturalmente questo capitolo non ci può dire come usare al meglio il massaggio per ogni problema, poiché ve ne sono troppi e in ogni categoria vi sono differenti bambini con differenti esigenze. In ogni caso, ciò che posso fare è fornire alcune informazioni di carattere generale e suggerimenti con cui cominciare in modo che possiate comportarvi con il medico, il fisioterapista con una conoscenza di base del massaggio infantile.

Prima di iniziare un programma di massaggio con il tuo bambino fai una verifica con il medico o il terapeuta. Ti aiuteranno a elaborare il massaggio e il rilassamento adatti alle necessità di tuo figlio. L'International Association of Infant Massage (l'AIMI in Italia) offre corsi di aggiornamento per insegnanti diplomati che lavorano con bambini che hanno problemi medici. Ti consiglio di fare riferimento a un insegnante (vedi *Indirizzi utili*) che possegga queste conoscenze più approfondite e possa aiutarti a lavorare con altre persone per massaggiare il tuo bambino speciale.

Infine, abbi fiducia in te stessa poiché tu conosci tuo figlio meglio di chiunque altro. Tu sei la sua specialista e rappresenti una compagna così particolare che nessun altro potrà eguagliare.

Difficoltà evolutive

L'evoluzione dei quadri di paralisi cerebrale infantile si manifesta in molti modi diversi. Un fisioterapista userà procedure di inibizione (rilassamento) del tono muscolare o di facilitazione (stimolazione). L'inibizione diminuisce il tono muscolare mentre la stimolazione lo aumenta. Le tecniche inibitorie consistono in movimenti lenti, scuotimenti delicati, particolari posizioni, cullamento e un calore neutrale. Le tecniche di stimolazione possono includere raffreddamento, colpi di spazzola, posizioni particolari, pressioni e vibrazioni. I movimenti di questo libro possono essere modificati a seconda che debbano inibire o alzare il tono. Per inibire usa movimenti lunghi, lenti e circolari e il Tocco di Rilassamento; per stimolare compi movimenti più vigorosi che creino una maggiore interazione con l'aiuto di filastrocche vivaci.

Il massaggio può essere fatto nella stessa sequenza proposta nel Capitolo 8 con i seguenti cambiamenti. Il massaggio della pianta del piede causa spesso una reazione di estensione e irrigidimento della gamba. Se questo accadesse nei massaggi Con l'Indice sotto le Dita, Con l'Indice sopra il Tallone e Pressione con i Pollici cambia il movimento in modo che la pressione sia esercitata sull'esterno piuttosto che sull'avampiede. Il massaggio Pollici sopra l'Ombelico e in Fuori è particolarmente utile per stimolare e incrementare il respiro del diaframma. I neonati con problemi dello sviluppo spesso mostrano segnali di resistenza quando si toccano loro le spalle. Per quanto riguarda il torace, comincia con l'Appoggio delle Mani, poi prova un solo massaggio, ad esempio quello della Farfalla attorno al torace e che

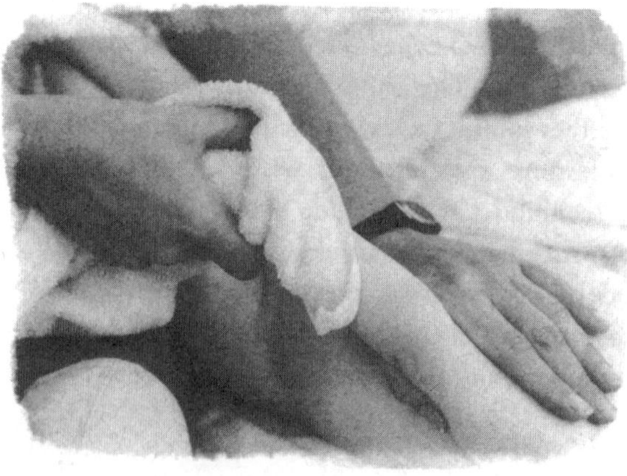

include anche le spalle: gradualmente aggiungi altri massaggi man mano che la sua soglia di stimolazione si alza. Per la faccia: il massaggio del Sorriso favorisce la chiusura delle labbra al fine di promuovere una efficace deglutizione; è particolarmente indicato per quei bambini che sbavano e respirano con la bocca. Il massaggio del viso è un eccellente preludio alla stimolazione orale e alla terapia alimentare per quei bambini che hanno una forte sensibilità intorno alla bocca. Nell'eseguire il Programma Specifico per le Coliche non spingere le ginocchia contro lo stomaco per più di cinque secondi per non inibire la respirazione.
I bambini reattivi al tatto - cioè gli ipersensibili al contatto epidermico - beneficiano di una pressione forte e di massaggi vigorosi; bagni caldi e una veloce spugnatura prima del massaggio vero e proprio possono rendere più accettabile il contat-

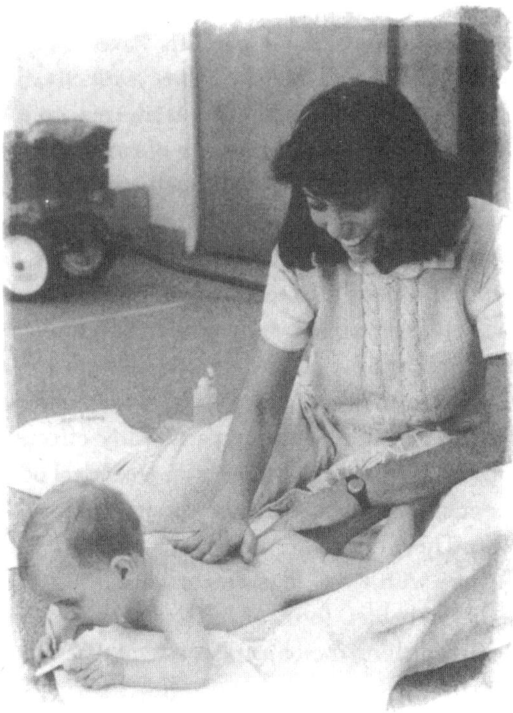

to cutaneo.
Secondo gli esperti di paralisi cerebrale, un lento e fermo movimento dal centro della schiena verso il basso può incrementare l'organizzazione cerebrale. Non massaggiare verso l'alto dove c'è l'attaccamento dei capelli.
Se tua figlia ha una derivazione o altri tipi di bypass il fisioterapista ti dirà quanta pressione esercitare e come lavorare intorno a queste zone anche se all'inizio l'unica cosa che potrai fare sarà applicare la tecnica dell'Appoggio delle Mani su un'altra parte del corpo come, ad esempio, le gambe.
Se ha subito interventi chirurgici potrai usare il massaggio, le tecniche di trattenimento e il Tocco di Rilassamento con altre parti del corpo, con il supporto del medico. Il tuo tocco d'amore e la sicurezza che trasmette possono essere molto importanti per il recupero di tua figlia.

Difetti della vista

Il massaggio può rappresentare un'esperienza particolarmente positiva per i neonati con difetti visivi a causa del loro bisogno di stimolazioni tattili come mezzo per delineare il loro mondo. Diversi ricercatori hanno evidenziato risultati notevoli, sia nei cuccioli di animale che nei neonati con problemi visivi, quando

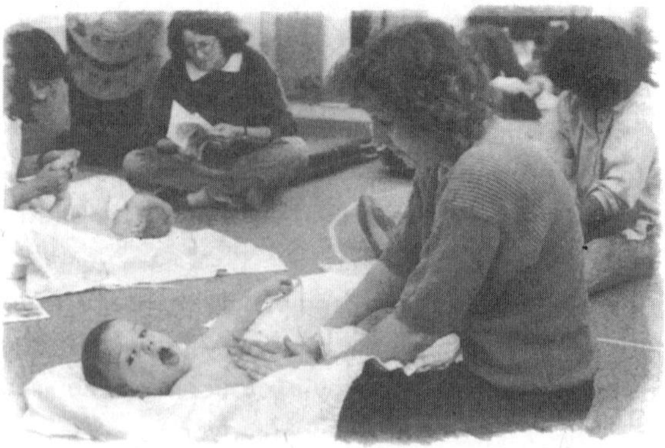

veniva utilizzata la stimolazione tattile. Uno studio condotto sugli animali ha dimostrato che un impedimento nella vista non produceva stati di depressione a livello del comportamento emotivo e dell'apprendimento se questi animali ricevevano una stimolazione attraverso il tatto; al contrario, se si smetteva di stimolarli diventavano estremamente passivi o iperaggressivi. Altri studiosi hanno dimostrato che i neonati che vivono in istituti e che vengono presi in braccio per essere coccolati anche solo venti minuti al giorno hanno uno sviluppo significativamente più precoce nell'attenzione visiva e questo indica come il sistema sensoriale sia interdipendente; la stimolazione tattile incoraggia l'esplorazione visiva. I neonati con problemi alla vista che hanno genitori particolarmente attivi nel cercare di stabilire legami emotivi con loro mostrano una gran capacità di interazione, attenzione percettiva e sensibilità nei primi mesi di vita. Questi bambini sono in grado di spingersi verso una fonte sonora prima di altri con le stesse difficoltà.

Il massaggio aiuta i neonati a forgiare una immagine reale del loro corpo e questo è molto importante per dimostrare la propria perseveranza a raggiungere un obiettivo che permetta loro di allontanarsi dai genitori e cominciare a esplorare il mondo circostante. In bambini con difetti visivi lo sviluppo motorio nei primi mesi non è differente da quello di altri sebbene vi sia spesso un ritardo nell'inizio del gattonamento e del camminare. Alcuni ricercatori suggeriscono che questo possa essere dovuto alla resistenza che hanno i bambini non vedenti a mettersi a pancia in giù, cosa che può limitare lo sviluppo della muscolatura della parte superiore del corpo, necessaria per gattonare e raggiungere gli oggetti. Il massaggio in posizione prona può gradualmente aiutare i bambini ad accettare questa posizione poiché essi associano il massaggio con un senso di fiducia e di sicurezza.

La tua voce e il tuo contatto insieme comunicano amore; poiché non riceverai una reazione dal suo viso come ti aspetteresti, potresti essere tentata di allontanarti. Invece cerca di trovare dei modi per favorire una intimità con la tua bambina attraverso il tatto. Parlale mentre la massaggi spiegandole cosa stai facendo e cosa accadrà poi. Usa spesso il suo nome ed amplifica i segnali uditivi come ad esempio l'olio che scivola tra le tue mani. Durante i primi sei mesi non fare uso di altri suoni o musiche che non siano la tua voce. Più avanti, la musica che imiti il ritmo dei tuoi movimenti potrà essere usata in modo che possa essere collegata al movimento del massaggio, cantando e massaggiando a ritmo di quella musica. Resta in stretto contatto con la tua bambina per tutta la durata del massaggio. Tieni il tuo viso vicino a lei e una mano sempre posata sul suo corpo. Comincia sempre il massaggio dandole segnali uditivi e prendendo con delicatezza le sue gambe e i suoi piedi come punto di partenza del contatto. Poni attenzione alla fonte di luce nella stanza durante il massaggio poiché i bambini con una visione parziale possono venire distratti mentre altri hanno bisogno di una luce più forte per sentirsi a loro agio.

Difetti dell'udito

I neonati con difetti uditivi hanno la stessa necessità di un conforto tattile come gli altri. L'interazione affettiva è l'elemento più importante nella vita di ogni bambino: ai bambini che hanno difetti nell'udito bisogna parlare poiché, durante questo periodo iniziale, il suono stimola lo sviluppo delle connessioni nervose tra orecchio e cervello. La stimolazione sonora nel mondo di ogni neonato crea una rete in evoluzione di sequenze nervose. Molti bambini con problemi all'udito vengono stimolati con l'ausilio di strumenti in grado di incrementare il quantitativo di stimolazioni sonore che ricevono. Mentre massaggi il tuo bambino lo puoi fare anche tu. L'Infant Hearing Resource fa raccomandazioni che possono essere applicate a tutti i bambini: "Dì al bambino ciò che pensi e provi. Gli piace sentire ciò che ti rende felice, triste, ansiosa o eccitata. Deduce da come lo prendi in braccio e dal tuo linguaggio corporeo le differenti sensazioni che stai vivendo. Potresti dirgli anche come si chiamano queste sensazioni così, quando le proverà, saprà con che nome chiamarle". Parla normalmente durante il massaggio e crea un contatto visivo il più possibile dolce e rilassato. Descrivi ciò che stai facendo. Ad esempio: "Questo è il tuo piede, Jason. E queste le tue dita. Una, due, tre, quattro, cinque dita!" Conversa con lui e imita i suoi suoni. Gli esperti nel settore sono d'accordo nell'ammettere che il linguaggio del bebè parlato dai genitori sia una forma di comunicazione perfettamente normale e accettabile per i neonati con problemi uditivi. I genitori che scelgono di imparare e insegnare il linguaggio dei segni possono cominciare a farlo durante il massaggio anche prima che il bambino possa mostrare di comprenderlo.

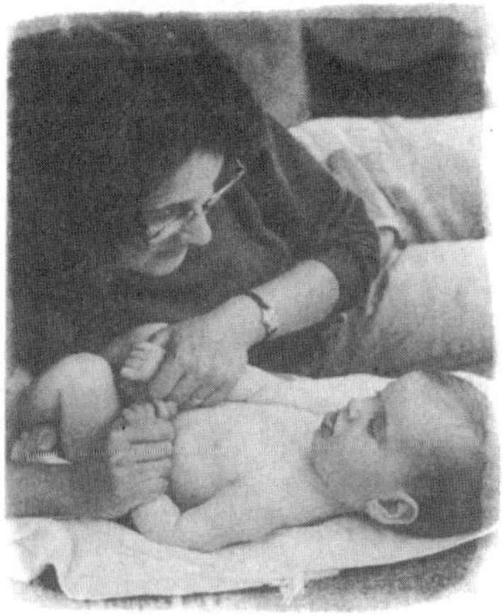

Massaggia il tuo bambino per divertimento e puro piacere poiché ci sono molti modi con cui il massaggio quotidiano può arricchire anche te. Ti aiuterà a conoscere meglio tuo figlio, a sentirti più amorevole nei suoi confronti e a dare valore al suo modo tutto originale di comunicare con il mondo.

Massaggiare bambini in condizioni mediche serie

Il Touch Research Institute continua a ripetere studi che provano come i bambini affetti da ogni inimmaginabile problema - prematurità, sieropositività, esposizione alla cocaina, madri depresse, abuso sessuale o fisico, asma, autismo, diabete, artrite reumatoide, dermatiti, cancri, ustioni e disordini post-operatori

da stress - beneficino tutti del massaggio e del contatto pieno di amore. In questi casi il massaggio è risultato in grado di incrementare i punteggi in tutti i metodi di valutazione clinica.
In generale, bisogna avere determinate precauzioni nel massaggiare questi bambini e il personale ospedaliero te le può insegnare. Lavora insieme alle infermiere suggerendo tecniche come l'Appoggio delle Mani oppure la marsupioterapia e il massaggio. Se non le conoscono mettile in contatto con l'insegnante di Massaggio Infantile della loro zona. Se anche lui o lei non avesse esperienza in questo settore fatti mettere in contatto con un insegnante che sia esperto e ti possa dare le informazioni che ti servono. Le segnalazioni al termine di questo libro potranno esserti utili. Ricorda che tu sei il genitore o colei che si prende cura del bambino e hai il diritto di cercare e scoprire i modi migliori per stabilire un forte legame affettivo con il tuo bambino.

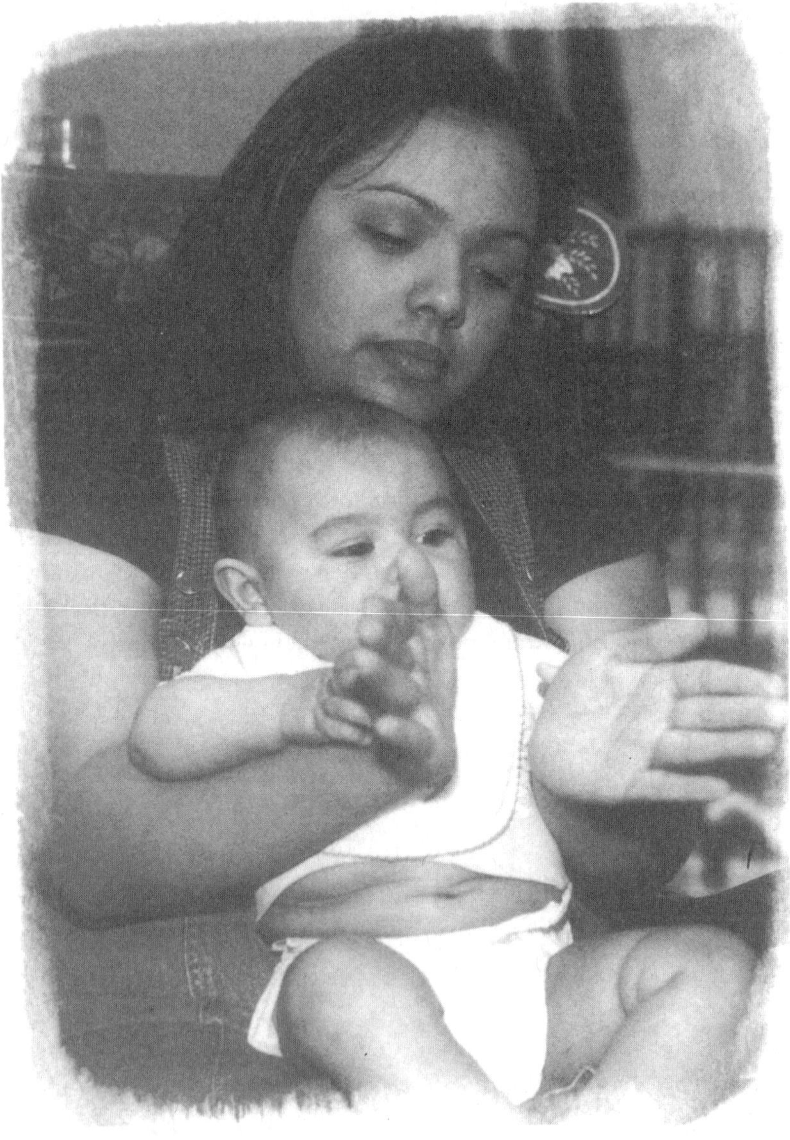

CAPITOLO XIII
Il bambino che cresce e il legame tra fratelli attraverso il massaggio

La luminosa felicità delle piante
scaturisce dagli esseri gentili della terra.
E i bambini si sollevano
con cuori pieni di gratitudine
per unirsi agli spiriti del mondo.
- Rudolf Steiner

Anche i bimbi grandi hanno bisogno di contatto

Una sera, al termine di una riunione di famiglia durante la quale aveva fatto la sua prima apparizione in pubblico un cuginetto appena nato, la figlia di sei anni di una mia amica disse: "Mi piacerebbe essere piccola, mamma. Così tutti mi guarderebbero". Era un segnale… era ora di un bel massaggio della buona notte. Perché? Non tanto perché avesse bisogno di più attenzione, quanto perché sentiva la necessità di parlare delle sensazioni che il nuovo cuginetto aveva scatenato in lei.
Per i bambini è importante parlare di ciò che provano ma qualche volta è difficile spingerli ad aprirsi. Spesso, più chiediamo più diventano taciturni. Quando mio figlio, a otto anni, stava per subire un intervento chirurgico nel giro di una settimana, pensai che volesse parlare delle sue paure ma non riuscii a estorcergli

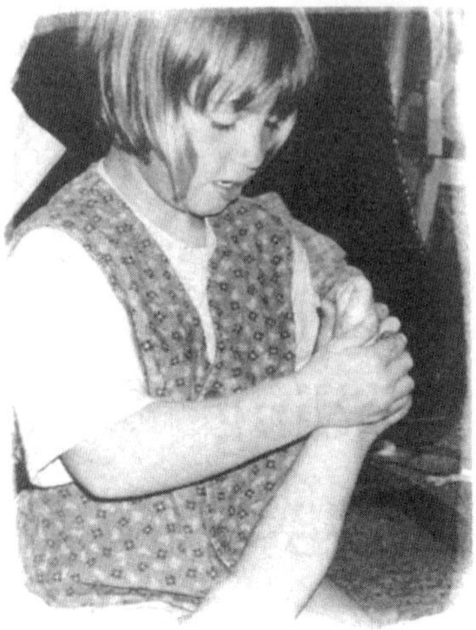

una parola. Il giorno dopo aver fatto un giro per la corsia pediatrica dell'ospedale e incontrato le infermiere, sembrava molto teso. Gli chiesi se aveva qualche domanda da fare ma mi rispose: "Non so"; mormorava, scuotendo le spalle e svignandosela nella sua camera. Verso sera mi sono offerta di fargli un massaggio ai piedi; con delicatezza gli ho massaggiato i polpacci, le ginocchia, i piedi e, nel giro di cinque minuti, ha cominciato a parlare. Aveva diverse domande da fare sull'ospedale e sull'intervento e, alla fine, riuscii a rassicurarlo come voleva - cioè dicendogli che sarei stata con lui, che non si sarebbe svegliato durante l'operazione e che sarebbe stato capace di parlare ancora dopo la tonsillectomia. L'operazione andò bene e ricordo di aver usato il potere calmante del massaggio sia prima che dopo l'intervento. Il massaggio di una mano o di un piede una volta ogni tanto aveva aiutato entrambi a rilassarci e a cacciare via i pensieri più brutti.

L'antropologo Ashley Montagu, autore di *Il linguaggio della pelle*, afferma che una relazione stretta tra bambino e genitori è all'origine di una autostima fondamentale. "Le persone che sono senza pietà, così insensibili ai bisogni dell'essere umano, che si sono indurite al punto che non sono più in contatto con la condizione umana, non sono solo metaforicamente così, lo sono fisiologicamente" dice. Uno studio riportato sul *Journal of Humanistic Psychology* ha confermato questo concetto indicando che quanto più elevata è l'autostima in un individuo tanto più egli comunica attraverso il contatto. Prima dei 12 anni i bambini hanno una maggiore cinestesia tattile e cioè usano le sensazioni di più di quanto usino la vista o l'udito per ricevere le informazioni relative al mondo che li circonda. Pertanto, un contatto caloroso può spesso scatenare una manifestazione di sentimenti o pensieri di più di quanto riesca una comunicazione verbale. Dire al tuo bambino "ti voglio bene" è importante ma lo è ancora di più comunicarglielo attraverso lo sguardo, con premure focalizzate su di lui e con un contatto ricco di amore. Inoltre, per i bambini, quando gli elogi sono accompagnati dal contatto, nell'85% dei casi vengono compresi mentre se sono costituiti solo da parole, vengono creduti e assimilati solo il 15% delle volte.

Il legame tra genitori e figli prosegue con il passare degli anni. Il fatto che la bambina abbia superato la fase dello stare in braccio, non significa che non abbia più bisogno della vostra attenzione attraverso il contatto. Non verrà più allattata, non sarà più cullata come prima, la sua visuale si amplierà e sarà sempre più indaffarata a esplorare le infinite opportunità del suo mondo. Ma, allontanandosi dalle braccia di sua madre e suo padre, arriverà ad amare quei momenti di intimità che la rassicurano sul fatto che mamma e papà sono sempre presenti con un sorriso e un massaggio ricco di amore.

Sebbene il momento migliore per iniziare un programma di massaggio sia nei primi nove mesi di vita, non è mai troppo tardi per

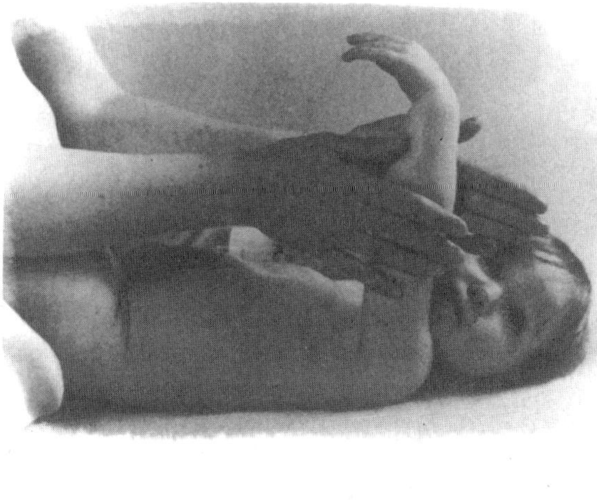

cominciare. Generalmente è piuttosto difficoltoso calmare un bambino tra uno e tre anni che non è mai stato massaggiato ma potresti cominciare con un bel massaggino sulla schiena prima della buona notte. Quando il bambino si abituerà a essere massaggiato comincerà a chiederlo lui stesso. Prima che tu lo sappia, avrà cominciato a massaggiare te! Ah, la legge universale di azione e reazione... ciò che tu fai ritorna sempre a te!

Come cominciare

Probabilmente non hai mai considerato il massaggio come una via per instaurare la comunicazione tra te e la tua bambina. Come puoi cominciare senza farne un "caso"? Il *giocatore di calcio* (o la *ballerina*, a seconda del sesso) è un buon modo per cominciare. Si fa così:

1. Riscalda la stanza e rendila più confortevole ma senza distrazioni.
2. Lava le mani e togli i gioielli.
3. L'ora della nanna o dopo il bagno sono un buon momento perché il tuo bambino è pulito e pronto per rilassarsi.
4. Comincia sempre chiedendo il permesso e rispettando le scelte di tuo figlio. Anche quando ti sposti verso un'altra parte del corpo chiedi sempre, ad esempio: "Posso massaggiarti la pancia?"
5. Usa un olio naturale, senza eccedere; quanto basta per scivolare meglio.
6. Massaggia una gamba per volta. Usa il Massaggio Svedese e Indiano e il Rolling (vedi Capitolo 8). Usa i pollici per fare piccoli cerchi attorno alle ginocchia, la punta delle dita per massaggiare delicatamente i muscoli dei polpacci e i pollici per lavorare la zona dei piedi.
7. Accresci la sua autostima dicendo cose positive su di lui mentre lo massaggi, come ad esempio: "Che bei capelli che hai" oppure "Ho notato che oggi hai prestato i tuoi giochi ai tuoi amici. Che bella cosa; sei così generoso".

Età e momenti adatti al massaggio

La tua bambina reagirà al massaggio in modi differenti nei differenti stadi della sua vita. Il consiglio migliore da parte mia è quello di seguire la corrente lasciandoti guidare da lei nel modo più appropriato. Qui di seguito riporto alcune fasi del massaggio cui i bambini vanno incontro comunemente con i consigli sul comportamento da attuare quando la bambina comincerà a reagire differentemente. Naturalmente questi momenti non sono rigidi; ogni bambino avrà i propri ritmi e cicli di crescita.

Il gattonatore instancabile
Gattonare è un momento che mette a dura prova i genitori, abituati al massaggio dei loro bambini come a una esperienza dolce, quieta, comunicativa e persino meditativa. Quando la bambina inizia a gattonare il massaggio diviene un momento più giocoso e divertente. Ogni cosa è meglio che stare sdraiati sulla schiena! Puoi usare filastrocche e giochi, darle un giocattolo con cui giocare o un biscotto secco da succhiare. Invece di seguire alla lettera la sequenza dei movimenti, limitati a massaggiare la parte che sta di fronte a te. I bambini si rigireranno, gattoneranno, si arrampicheranno su di te, si siederanno e faranno una miriade di movimenti. Cerca di essere creativa con il massaggio. Io e mio figlio facevamo un gioco: quando cominciava ad andarsene io gli dicevo: "No, non farlo! Ora ti prendo!" e, ridendo, lo tiravo verso di me. Lui rideva e voleva farlo ancora tante volte. Nel frattempo, approfittavo per massaggiargli la schiena, il sedere, le gambe e i piedi.

Il camminatore
Da uno a tre anni, la tua bambina svilupperà la propria autonomia e buona parte di questa si attua nell'esercizio di dire "no". Spesso rifiuterà il massaggio durante questo periodo. Se avesse questa reazione quando glielo proponi, rispetta la sua scelta. Talvolta potrebbe chiederti un massaggio con un messaggio

"codificato", come: "Mi fa male la pancia". Allora puoi offrirti di farle un massaggio al pancino. Puoi fare i movimenti in modo giocoso. Clara Ute Zacher Laves, trainer dell'International Association of Infant Massage suggerisce cose tipo "piantare dei fiori sulla schiena della bambina" o "fare una pizza sulla sua pancia". Usa la tua immaginazione e la tua bambina coglierà questa opportunità di divertimento creativo. Il Massaggio Indiano e Svedese dovrebbero essere fatti in due momenti: prima la coscia (o la parte superiore del braccio) e poi il polpaccio (o l'avambraccio). I movimenti di Torci e Gira (la Vite) dovrebbero partire sotto il ginocchio o sotto il gomito piuttosto che all'altezza dell'anca o della spalla, onde evitare di "torcere" le giunture.

Il bambino in età prescolare

Intorno ai tre anni il tuo bambino si calmerà e ricomincerà ad apprezzare il massaggio in modo più tranquillo. Ora che ha provato la sua indipendenza gli piacerà sentirsi nuovamente un "bebè" ricevendo tutte le attenzioni possibili dai genitori. Potrai massaggiarlo dopo il bagno o prima della nanna cercando di adattare i movimenti al suo corpo che cresce evitando cioè quelli che non vanno bene e non sembrano appropriati. Rispetta il senso del pudore che potrebbe aver sviluppato concedendogli di indossare la maglietta e la biancheria intima. Raccontagli una storia mentre gli massaggi le gambe, i piedi, la pancia e la schiena e chiedigli il nome della parte del corpo che stai massaggiando per aiutarlo a imparare nomi come avambraccio, coscia, polpaccio e così via. Da ora in poi potrai abbandonare gli Esercizi (vedi pag. 152) poiché nella vita di tutti i giorni tuo figlio fa già molto stretching e molto esercizio fisico.

Il bambino in età scolare

Ancora una volta dovrai adattare i tuoi movimenti alla crescita del suo corpo massaggiando la coscia e il polpaccio piuttosto che usare la tecnica del Massaggio Indiano o Svedese o quella della

Vite. Ponile delle domande che lascino spazio a qualsiasi interpretazione o fai affermazioni che la incoraggino a parlare come, ad esempio: "Mi sembravi un po' triste quando sei tornata a casa oggi". La musica, una favola e il parlare possono arricchire l'esperienza del massaggio e consentire alla bambina di sentirsi speciale e di aprirsi a te. Potresti aggiungere del profumo all'olio e consentirle di sceglierlo. Molti bambini in età scolare apprezzeranno il massaggio fatto a pancia in giù piuttosto che a faccia in su.

L'adolescente

Spesso è difficile fare un massaggio a un adolescente poiché la sua autoconsapevolezza raggiunge, in questo periodo, livelli elevati. Puoi semplicemente offrirti per un massaggio ai piedi o alla schiena chiedendogli notizie sulla giornata trascorsa. Se lui sarà disponibile ad aprirsi, potrai dire: "Ti va che ti massaggi i polpacci?" Durante questo periodo resta lontano da quelle parti del corpo che vengono associate alla sessualità poiché tuo figlio potrebbe sentirsi a disagio ed è fondamentale mantenere integri i legami fino all'età adulta. Apprezzerà maggiormente il massaggio a pancia in giù e spesso un cuscino posto sotto la pancia o in altre zone risulterà confortevole.

Quando tua figlia comincerà ad avere le mestruazioni, in caso di crampi potrai massaggiarle la pancia o il fondo schiena per alleviare il dolore. Usando il "tallone" della mano fai pressione all'altezza dell'osso sacro per alleviare i crampi e la tensione. I punti dell'agopuntura intorno al tallone di Achille, proprio sotto il malleolo, possono essere massaggiati e danno spesso gran sollievo. Puoi farla sedere sul pavimento, tra le tue ginocchia, e liberare la tensione dal collo e dalle spalle chiedendole di parlare di ciò che le passa per la testa. Con la faccia non rivolta verso te, sarà per lei più facile parlare delle sue sensazioni e preoccupazioni.

Filastrocche e giochi per i bambini più grandi

Massaggiare un bambino più grande richiede un approccio differente rispetto al massaggiare un neonato. Per mantenere il suo interesse e la sua partecipazione potresti variare il massaggio ogni volta aggiungendo storie, canzoni e animazioni. Ad esempio, uno dei movimenti preferiti sulla pancia è quello dell'esercizio I Love You (vedi pag. 123). Amano intervenire quando allunghi le parole, cantilenando. Quando massaggi un piede, puoi cantare: "Siam tre piccoli porcellin". Piccoli giochi, canzoni e storie che inventerai man mano che lo massaggi lo coinvolgeranno, intrattenendo la sua mente così ricettiva e incrementando quella comunicazione che stimola e utilizza tutti i suoi sensi in fase di sviluppo.

Per le dita delle mani
In questa piazzetta
c'è una lepre che corre,
questo l'ha vista,
questo l'ha presa,
questo l'ha cucinata,
questo l'ha mangiata,
e a questo piccolino
non ne è rimasto neanche un pezzettino.

Pollice cade nella pozza,
indice lo tira su,
medio lo asciuga,
anulare fa la zuppa,
e mignolino se la mangia tutta.

Il piccolo mignolo
così per giocare
montò sopra il dorso
del buon anulare.
E questi dal medio
pian piano, bel bello
si fece portare

con l'altro fratello.
Il medio ch'è forte
ma un po' fannullone
del povero indice
balzò sul groppone.
Ma il pollice furbo
si mise a fuggire
e l'indice, svelto,
lo volle inseguire.
E ancora l'insegue
coi tre sulla groppa.
Intanto la mano
galoppa, galoppa.

Per le dita dei piedi
Questo dice non c'è di pane,
questo dice come faremo,
questo dice lo compreremo,
questo dice datelo a me,
e il mignolino oilì oilà
dice datelo a me che sono il più piccino.

Per le gambe
Fate la nanna
coscine di pollo.
La vostra mamma
v'ha fatto il mantello,
e ve l'ha fatto
con lo smerlo tondo.
Fate la nanna coscine di pollo.

Per la pancia o per la schiena
Farfallina bella e bianca
vola vola e mai si stanca,
vola qui e vola lì

poi s'arresta sopra un fior.
"Ecco qui che l'ho trovato
bello, azzurro e profumato!"
Vola qui e vola lì
poi s'arresta sopra un fior.
"Non temere farfallina
se ti prendo la manina,
una bimba come te
vola, vola con piacer".

Per il viso
Questo è l'occhio bello,
questo è suo fratello.
Questa è l'orecchia bella,
questa è sua sorella.
Questa è la chiesina *(bocca)*
con i suoi fratini
e questo è il campanin
che fa din din din din.

Aiutare il bambino più grande ad adattarsi al nuovo arrivato

Il neonato è una creatura affascinante che però spaventa il fratello o la sorella più grandi. Si libra al di sopra di tutti ed è protetto dagli adulti e così appare una cosina innavvicinabile e, in qualche modo, pericolosa. Molto è stato scritto sull'importanza del far sapere al primogenito che è sempre amato e curato anche quando un nuovo bambino entra nella famiglia. Il passo successivo è quello di aiutare entrambi a cominciare a instaurare un rapporto tra loro e, generalmente, ci vuole un po' più di tempo per il più grande a legarsi al piccolo. Il suo primo compito è quello di comprendere che il neonato è "qui", che la mamma sta bene, che è amato tanto quanto prima e che la vita continua.

Massaggiando il neonato ogni giorno, il più grande occasionalmente ti guarderà. Potrebbe ricordarsi quando lo massaggiavi (infatti gli piace ancora) e identificarsi con la sorellina. Condividono un'esperienza e hanno così qualcosa in comune.

Se offri l'opportunità al più grande di massaggiare qualche volta la piccolina (naturalmente solo se lo desidera), ne trarrà grande beneficio in molti modi, esattamente come la sorellina. Creerà un legame con la bambina proprio come fai tu - con il contatto visivo, il tatto, il movimento e il suono. Imparerà che la nuova arrivata non è poi così fragile e pericolosa, ma che è una persona proprio come lui. La sua confidenza aumenterà man mano che realizzerà le sue competenze nel proteggerla e nell'accudirla. La piccola reagirà alla sua presenza, superando i suoi iniziali timori dati dal fatto che il fratello è talvolta rude e maldestro o ha un comportamento sbalordito. Imparerà a relazionarsi a lui come a un compagno e a un alleato. E' meglio postporre l'idea che il fratellino massaggi la nuova arrivata, almeno fino a quando la piccola non abbia passato quella fase di fragilità quando viene più facilmente spaventata. Di norma il momento giusto è tra i tre e i quattro mesi anche se si può anticiparlo se il fratellino maggiore ha più di quattro anni. Non preoccuparti delle tecniche o se userà l'olio oppure no; puoi mostrargli un paio di cose (come la tecnica del Libro Aperto per il torace o I Love You per la pancia) e puoi

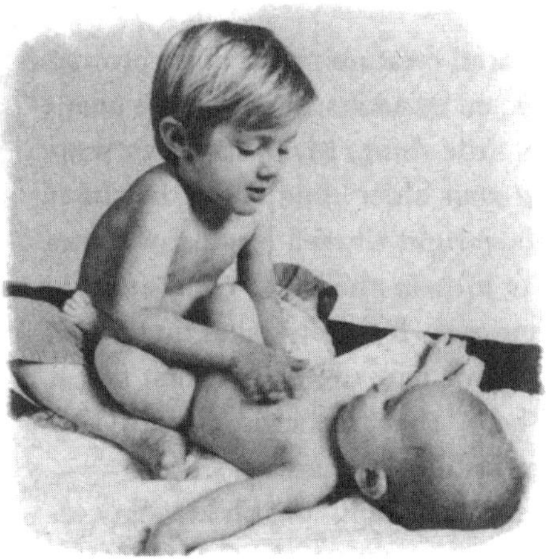

lasciarlo fare come meglio crede. In principio potrebbe esitare e magari necessiterà di un tuo incoraggiamento per toccare la bambina. E' possibile che la tocchi solo un paio di volte ma anche il più piccolo contatto sarà estremamente benefico. Ricordati di lodare e di esprimere il tuo apprezzamento al tuo bambino: fagli sapere che ha fatto un buon lavoro e che il suo massaggio è stato importante per la sorellina.

Il tocco "buono"

I genitori si preoccupano per il tipo di contatto che i loro bambini ricevono e di come aiutarli a proteggersi da persone che potrebbero approfittarsi di loro. Sfortunatamente, a causa delle paure generate dagli articoli di giornale che parlano di bambini molestati, molti sono i genitori che danno ai loro figli messaggi terrorizzanti e negativi riguardo il contatto.

E' importante che i nostri figli conoscano la differenza tra un tocco "buono" e uno che non lo è e il massaggio infantile è un modo splendido e positivo per insegnarlo loro. Un bambino che è stato costantemente massaggiato sin dalla primissima infanzia ha maggiori vantaggi rispetto a un bambino che è stato semplicemente educato e avvisato sulle differenze tra i due tipi di contatto. Il bambino massaggiato sa cosa si prova con un contatto dolce e pieno di amore. Grazie al legame emotivo che si crea tra genitore e bambino, quest'ultimo si sente vicino ai genitori e tende a parlare più spesso dei propri sentimenti. Pertanto, sarà spinto a raccontare ai suoi genitori se si sente preoccupato del modo in cui qualcuno gli ha parlato o ha cercato di toccarlo. Inoltre, il massaggio diviene un "momento di confidenza", un momento in cui genitori e figli possono discutere di cose importanti per entrambi. E' una perfetta opportunità per parlare del contatto con il figlio maggiore e aiutarlo a proteggere se stesso. Puoi dirgli: "Dì sempre a me, a papà o all'insegnante se qualcuno cerca di toccarti in un modo che non ti piace. Ti prometto, costi quel che costi, che sarai al sicuro". Il tipo di interazione prodotta dal massaggio quotidiano e dal Tocco di Rilassamento aiuta il bambino a sviluppare un'immagine positiva di sé e un senso di proprietà del proprio corpo. Sviluppa, inoltre, una fine consapevolezza delle sensazioni e del linguaggio corporeo. Il rispetto che dimostriamo nel chiedere sempre il permesso per massaggiare e per spostarci nelle varie parti del corpo gli insegna che le persone devono chiedere il suo permesso per ogni contatto intimo.

In generale, i bambini massaggiati crescono con sentimenti di confidenza e dimestichezza con il proprio corpo e comunicano apertamente con i loro genitori. E' una tradizione che apporta benefici a lungo termine e vale la pena di affrontarne gli sforzi!

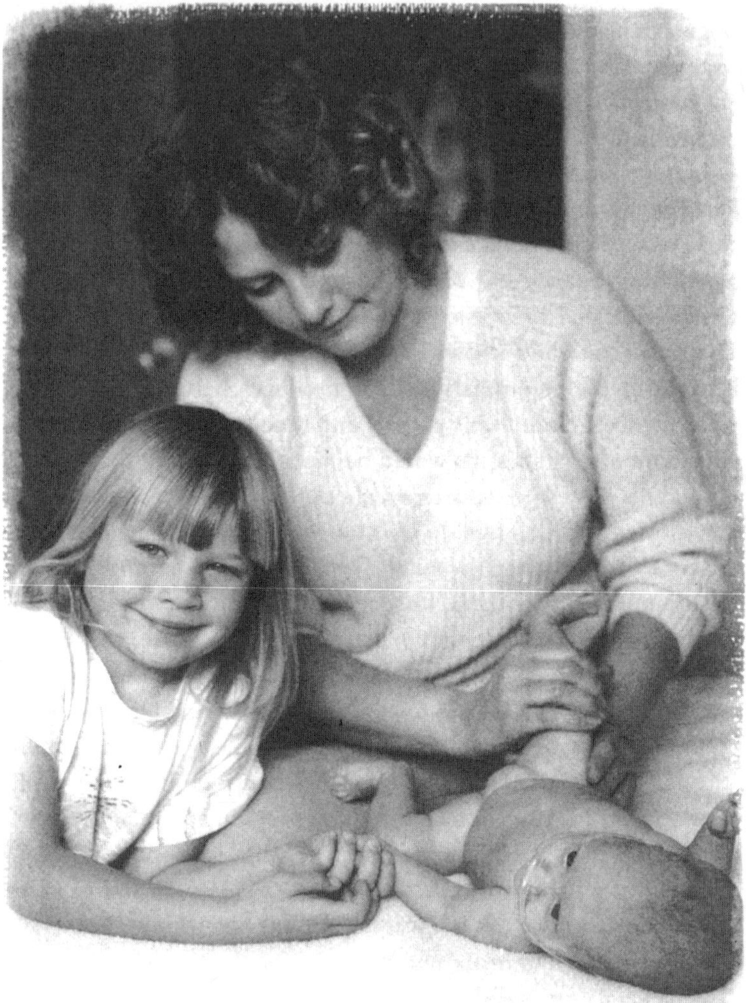

CAPITOLO XIV
Bambini adottati o in affidamento

Né la carne della mia carne
né l'osso del mio osso
ma tuttavia, miracolosamente, mio.
Non dimenticare per un solo istante
che non sei cresciuto sotto il mio cuore
ma in esso.
- Anonimo

Il legame

I genitori adottivi e affidatari sono tra quelli che più amano in tutto il mondo. Scelgono i loro bambini, spesso bambini con problemi clinici e/o ritardi, e bambini con una razza e cultura diversa dalla loro. Questi genitori hanno molto amore da donare, eppure può succeder che i bambini pongano resistenza all'affetto.

Alcune passate teorie sul bonding avevano suggerito che un legame reale tra genitori adottivi e i loro bambini non era possibile. Ma oggi è evidente che i genitori adottivi e affidatari possono creare lo stesso tipo di attaccamento che i genitori naturali formano con i loro figli. I ricercatori, tra i quali David Brodinsky, Leslie Singer, Mary Stein e Douglas Ramsey, hanno rilevato che non vi è alcuna differenza nello sviluppo dell'affetto genitoriale verso bambini propri o adottati della stessa età.

Se i genitori adottivi o affidatari promuovono un'atmosfera familiare - reagendo con calore, affetto e coerenza alle esigenze del bambino - si impara ad avere fiducia e l'affetto si sviluppa. Lois Melina, esperta in tematiche legate all'adozione, avverte i genitori adottivi di non essere troppo impazienti e di non opprimere con l'affetto i loro nuovi bambini. Spesso i bambini che vengono da una casa di accoglienza o da un orfanotrofio sono restii al contatto e all'affetto o ne sono facilmente sopraffatti. Inoltre, devono superare la perdita di chi li aveva allevati sino ad ora e delle loro cose; si deve pertanto dare loro la possibilità di divenire parte di una nuova famiglia e di un nuovo ambiente in modo graduale. Gail Steinberg, del gruppo Pact, An Adoption Alliance, e autrice del libro *Bonding and Attachment: How does Adoption Affect a Newborn?* dice: "I segnali migliori per sapere che sei sul binario giusto vengono dal bambino. Riprende forza dai semplici piaceri: i sorrisi e le tappe dello sviluppo sono segnali magnifici di crescita. Il bambino potrebbe impiegare poco o molto tempo ad affezionarsi, così pure come il tuo partner. Ci potrebbero volere giorni, settimane, mesi o un anno. Non prenderlo come un fallimento se per affezionarsi a voi ci vorrà più tempo del previsto. La cosa più importante è costruire una famiglia insieme, non importa quanto ci metterete".

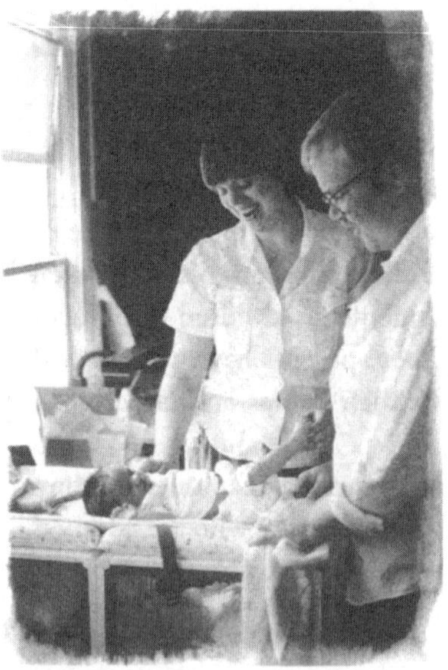

Un'infinità di articoli sono stati scritti su ciò che viene chiamata "Sindrome da depressione post-adozione". Spesso i genitori adottivi trascorrono mesi, o addirittura

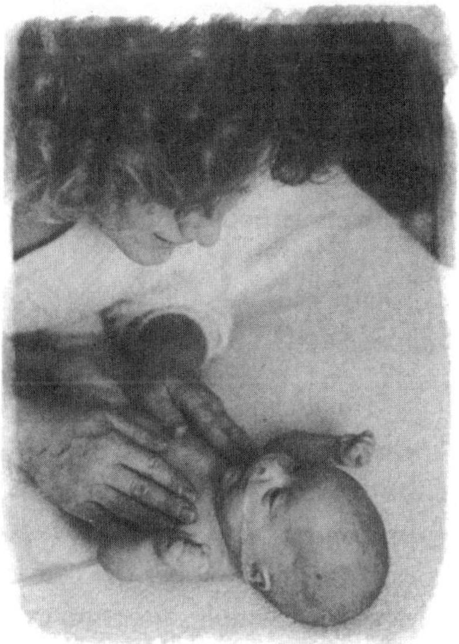

anni, in quello che June Bond chiama "l'inferno dell'infertilità" per poi affrontare un prolungato processo per l'adozione. Dopo i primi meravigliosi giorni e settimane con il nuovo bambino a casa, non è raro per uno o entrambi i genitori provare sentimenti di ansia, inadeguatezza, confusione e una sorta di deprimente delusione. Spesso quando raggiungiamo una meta a lungo attesa sperimentiamo un "anticlimax" per una perdita naturale di eccitazione provata lungo la via che portava alla meta. Può capitare inoltre di lottare contro sentimenti di colpa per il dolore e la perdita causati dal non poter avere figli o dallo stress per le spese sostenute e forse costernazione nello scoprire problemi di salute e informazioni sul passato del tuo bambino sconosciute o taciute. Spesso i bambini adottati hanno disordini affettivi, periodi di difficoltà di adattamento e bisogni opprimenti. Proprio come accade per un genitore naturale potresti andare incontro a momenti altalenanti dal punto di vista emotivo; perdita di sonno, incremento delle responsabilità e stress. Partecipare a gruppi di supporto per genitori adottivi aiuta alcuni genitori a sentirsi validi; condividere le proprie sensazioni con altri può aiutare a comprendere che altre persone hanno preoccupazioni simili. Le persone che hanno già avuto queste esperienze possono aiutarti a capire che queste sensazioni mutano, a riconoscere gli aspetti fondamentali dello sviluppo e a evitare le difficoltà cui possono andare incontro i neogenitori

adottivi.
Il bambino proverà sia uno stress normale che uno stress dovuto al tentativo di adattamento a un nuovo ambiente, a nuove persone, a nuove immagini, suoni, odori, sapori e ritmi. Talvolta accade che un bambino appena adottato regredisca per un certo periodo, rifiuti il contatto e alla fine pianga profondamente e convulsamente. Rileggi il Capitolo 9 e usa tutte le tue capacità di ascolto per aiutarlo a sfogarsi per la salvezza del vostro amore. Spesso non comincerà a lamentarsi e a piangere finché non si sentirà sicuro di poterlo fare - puoi considerare positivo il fatto che cominci a esprimere il suo dolore, la sua paura e persino rabbia verso di te. Ricordalo quando crescerà poiché questi sentimenti possono sempre ritornare a galla e la cosa migliore che tu possa fare è quella di ascoltare, consentendogli di dare libero sfogo all'occorrenza e facendogli sapere che lo amate incondizionatamente.

I momenti di transizione

Cerca di scoprire il più possibile sull'ambiente e sulla vita che conduceva tua figlia nel passato; chi si prendeva cura di lei, come è nata, che latte e che cibo le sono stati dati e a quali colori, suoni e odori è abituata. Cerca di riprendere alcune di queste abitudini per garantire il conforto del vecchio mentre cerca di adattarsi al nuovo. Ad esempio, l'esperta in adozioni Anna Marie Merrill suggerisce quanto segue e io spero che vi dia delle idee su come creare un ambiente di transizione per la vostra bambina:

- Se una precedente madre affidataria o una persona che si prendeva cura di lei usava un certo profumo o essenza, spruzzane un po' sul fazzoletto vicino alla culla o al lettino.
- Se la bambina è abituata a farsi tenere il biberon, fallo pure, ma prendila in braccio mentre glielo dai.

• Inizia il contatto visivo con il gioco del cucù o altri simili che diano alla bambina l'opportunità di creare un contatto visivo breve, di sentirne la sicurezza e gradualmente di spingersi verso un'interazione più estesa.

• Se il bambino è abituato a essere infagottato, utilizza le fasce a casa per aiutarlo a recuperare le sue energie dopo una crisi di pianto liberatorio.

• Per i bambini più grandi, metti il cibo (ad esempio i cereali) direttamente nella bocca con le tue mani invece di farlo prendere con le loro poiché questo favorisce un piccolo contatto epidermico e costruisce la fiducia.

• Se il bambino sembra non volere il contatto, prova la tecnica dell'Appoggio delle Mani per un certo periodo prima di cominciare con il massaggio. Quando lo inizierai cerca di enfatizzare il momento di richiesta del permesso e osserva attentamente i suoi segnali. Assicurati di essere profondamente rilassata e focalizzati teneramente su di lui. Se anche la tecnica dell'Appoggio delle Mani risultasse troppo, fai un passo indietro, magari lasciandogli addosso i vestiti o tenendogli le gambe e i piedi per un breve momento. Prosegui a piccoli passi man mano che i suoi segnali indicano che è pronto per qualcosa di più.

• Informati su musiche, canzoni e suoni che le erano familiari nel suo ambiente precedente e fanne uso per brevi periodi durante tutta la giornata.

• Molti paesi diluiscono con acqua il latte in formula o vi aggiungono molto zucchero. Se non sei d'accordo comincia comunque ad usare la stessa formula e gradualmente aumenta ciò che credi e diminuisci il contenuto di acqua o di zucchero. Fai attenzione a eventuali intolleranze al lattosio; molti bambini che provengono da paesi non industrializzati, o che sono stati allattati al seno, potrebbero reagire malamente al ricco latte di mucca che beviamo noi occidentali.

• Invece di vestiti nuovi che ti piacerebbe fare indossare al tuo bambino, cercane alcuni usati e morbidi. Scopri e fatti dare un po' del detersivo che veniva usato per lavarli nel suo precedente ambiente - così i vestiti avranno per lui un odore familiare. Taglia le etichette dai vestiti perché potrebbero indurlo a grattarsi e irritarlo.

• Se la bambina viene da un orfanotrofio dove le pareti erano dipinte con colori brillanti, azzurri come il cielo, considera l'idea di dipingere la sua stanza dello stesso colore, almeno per un certo periodo.

Questi elementi transitori possono aiutare il bambino a sentirsi più aperto verso il nuovo ambiente che lo circonda e meno spaventato poiché vi sono immagini e suoni a lui familiari che lo aiutano a calmarsi. Anna Marie è dell'opinione che sia importante permettere ai bambini adottati o in affidamento di avere un momento di dolore. Non cercare di mettere a tacere ogni pianto o capriccio; piuttosto parla con lui consentendogli di esprimere le sue frustrazioni, paure, rabbia, angosce, dolori e solitudine. Se ai bambini non viene permesso di fare tutto ciò

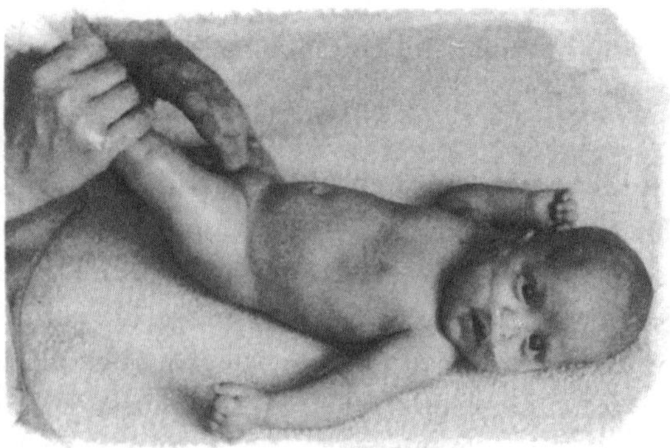

durante l'infanzia, quando saranno più grandi avranno spesso reazioni violente, sapendo che comportarsi male "non presenta rischi". Ti metteranno alla prova per scoprire se li ami lo stesso anche se non si comportano nel migliore dei modi.
La nuova arrivata potrebbe essere in grado di gestire solo uno o due stimoli per volta; pertanto non sovraccaricarla di canzoni, massaggi, la televisione di sottofondo e così via. Presentale una interazione per volta, come ad esempio il contatto visivo, il canto o il massaggio ma non combinarli tra loro finché non sarà pronta.
Gail Steinberg suggerisce di continuare a mostrare affetto al bambino anche quando sembra essere superiore, faccia il difficile o lo rifiuti. Ma non forzarlo. Se il contatto visivo gli appare come una minaccia, parti da lontano, poco per volta e lascia che ti guardi mentre gli togli i vestitini, gli dai da mangiare, gli fai il bagno senza necessariamente ricambiare lo sguardo. Consentigli di sentirsi a suo agio con l'intimità gradualmente.
Una storia che mi ha raccontato Anna Marie Merrill dimostra meravigliosamente come una madre creativa ha fatto uso di questo processo graduale per instaurare intimità con il figlio maggiore adottato. Aveva un foulard e faceva un gioco nel quale lei afferrava un'estremità del foulard e il bambino l'altra. Lei tirava verso di sé il foulard, appena un pochino e poi aspettava fino a che anche lui non faceva la stessa cosa. Ci volle molto tempo ma alla fine le loro mani si incontrarono instaurando così un attaccamento sicuro. Un'altra mamma usava il momento della favola come un mezzo per far provare alla sua bambina il contatto in modo non invasivo e non minaccioso. Ogni giorno a una determinata ora le leggeva una storia mentre stavano sedute su una sedia a dondolo. Poiché l'attenzione era focalizzata sulla storia la bambina poteva accettare il contatto fisico.
Talvolta un bambino adottato o in affidamento si affeziona a un genitore ma rifiuta l'altro. In questo caso è importante per il genitore rifiutato trovare dei modi molto delicati e lenti per creare la sicurezza necessaria che porti allo sviluppo dell'attaccamento. La Merrill suggerisce che una "fiducia nell'accudi-

mento" sia il modo migliore per instaurare l'affetto. Pertanto, le cose che un genitore rifiutato dovrebbe fare sono cambiare, nutrire, fare il bagno al bambino se lui lo accetta. Se così non fosse dagli del tempo e poi ritenta. La fiducia si costruisce nel tempo e la tua semplice presenza, accettata e reale, promuoverà l'inizio di segnali di affetto ai quali potrai rispondere.

Massaggiare il bambino adottato o in affidamento

Massaggiare una bambina adottata o in affidamento è necessario ma può essere molto difficile. L'esperto in adozioni Reneé Henning osserva: "Non voglio esagerare la differenza tra un bambino che proviene da un orfanotrofio o da un affidamento rispetto a un bambino comune. In numerosi casi potrebbero non esserci differenze. In ogni caso, molti bambini che vengono da orfanotrofi o case di accoglienza necessitano di un contatto efficace di più di quanto necessiti un bambino comune. Eppure alcuni di questi bambini in principio possono essere meno ricettivi al massaggio o meno capaci di apprezzare un massaggio esteso rispetto agli altri".
Il mio suggerimento è di cominciare molto lentamente, usando la tecnica dell'Appoggio delle Mani, con la bambina completamente vestita, per poi gradualmente compiere l'intero programma di massaggio presentato nel libro. Ricorda che la tua bambina ha bisogno a volte di rattristarsi e la reazione migliore da parte tua è di dare valore a questi suoi sentimenti continuando a offrirle un contatto amorevole, integrando quando serve, e spingendoti sempre più in là man mano che la fiducia e l'affetto crescono. Nancy Verrier in *Healing the Primal Wound*, dice: "I bambini sono creature sensibili e intuitive e sanno se viene dato loro il permesso di provare e/o di esprimere i loro sentimenti oppure no". Punta l'accento sull'importanza di concedere al nuovo arrivato di piangere e di sentirsi compreso; spesso il massaggio può essere utile al bambino per cominciare a liberarsi di queste sensazioni represse di paura e dolore.

L'esperta Marlou Russell enfatizza l'importanza di trovare questa fonte di liberazione. "Poiché il senso di smarrimento rappresenta una buona parte delle adozioni, il dolore diviene un processo necessario e importante", dice. "L'adozione può creare una situazione nella quale il dolore viene posticipato o negato. Poiché è stata considerata come una soluzione positiva, può risultare difficile sentire che il dolore vada bene". Questo dolore, quando viene consentito - e massaggiato - durante l'infanzia può aiutare a ridurre problemi comportamentali futuri generati da un dolore emotivo irrisolto. Secondo Leah LaGoy, un'altra autrice di tematiche sull'adozione del gruppo Pact's on-line, gli anni dell'adolescenza possono tornare a stimolare il dolore represso nella prima infanzia perché l'adolescenza è un momento di grande transizione e crisi di identità. I teenager spesso divengono rabbiosi verso i loro genitori adottivi; almeno una piccola parte di questa rabbia repressa è legata ai genitori naturali i quali, essi percepiscono inconsciamente o consciamente, li hanno abbandonati.

Se la bambina che hai adottato o hai in affidamento reagisce negativamente alle tue esternazioni di affetto, è possibile che abbia alcuni disordini a livello affettivo o del bonding che possono o dovrebbero essere quanto prima indirizzati verso qualcosa. Può darsi che nel luogo in cui si trovava precedentemente non abbia ricevuto le risposte di cui aveva bisogno e allora potrebbe aver rinunciato a tentare di venire incontro ai suoi bisogni. Quando finalmente le vengono offerti affetto e risposte è possibile che reagisca con durezza, rifiuto di essere coccolata e irritabilità. Non farne una questione personale ma dai un significato ai suoi sentimenti cercando un modo per continuare a offrirle affetto e contatto fino a che non si sentirà così al sicuro da rilassarsi nel tuo amore e accettare le tue coccole, incluso il massaggio. Tutti gli esperti in campo di disordini affettivi puntano l'accento sull'importanza di indirizzare questi problemi il prima possibile nella vita di un bambino per evitare che si ripresentino più avanti sotto forma di problemi sociali a scuola o di comportamenti patologici e sociopatici. Più il bambino cresce con l'età più diventa difficile "rifare l'impianto elettrico" del cervello per poter riuscire a creare e mantenere relazioni amorevoli, salutari e interdipendenti.

Quando insegno il massaggio infantile ai genitori affidatari mi viene chiesto: "Devo proprio massaggiare il bambino per aiutarlo ad alleviare le sue sofferenze, quando poi potrebbe essere rispedito in una situazione di abuso o di rifiuto?" La mia risposta risuona con un "sì!" Liberare la sue paure e i suoi dolori, accettare e provare l'esperienza di un vero affetto e attaccamento possono aiutarlo a divenire più elastico, più sano e più indipendente. Se venisse rimandato in una situazione di scarsa cura, il suo comportamento sarebbe diverso e porterebbe anche a una reazione differente da parte delle persone che lo circondano. Ad esempio sarebbe più rilassato, sorriderebbe di più, sarebbe più "affettuoso" e cercherebbe più spesso un contatto visivo. Questi comportamenti possono influenzare le persone a sentirsi più gentili e più sensibili verso di lui, cambiando così il tipo di relazione e creando un assetto di maggior fiducia. Ancora meglio sarebbe riuscire a insegnare loro il mestiere di genitore e un corretto e sano approccio al massaggio infantile.

Terry Levy e Michael Orlans concludono: "Gli studi condotti sugli schemi affettivi, sullo sviluppo e sulle funzioni psicosociali concordano che i bambini classificati come 'pieni di affetto' nell'infanzia danno il meglio in ogni fase importante della loro vita man mano che crescono". Mostrano come questi bambini risolvano i loro problemi con maggior competenza, siano più elastici, facciano amicizie più salde, abbiano maggiore stima, siano più indipendenti e ricevano segnali di ritorno più positivi dall'ambiente che li circonda. Massaggiare il bambino, adottato o in affidamento, è una delle cose migliori che tu possa fare, sia per te che per lui al fine di creare legami di amore rilassati, aperti e salutari che il bambino si porterà dentro per il resto della sua vita. Che dono incredibile puoi offrire: un retaggio che può cambiare le interazioni delle generazioni a venire.

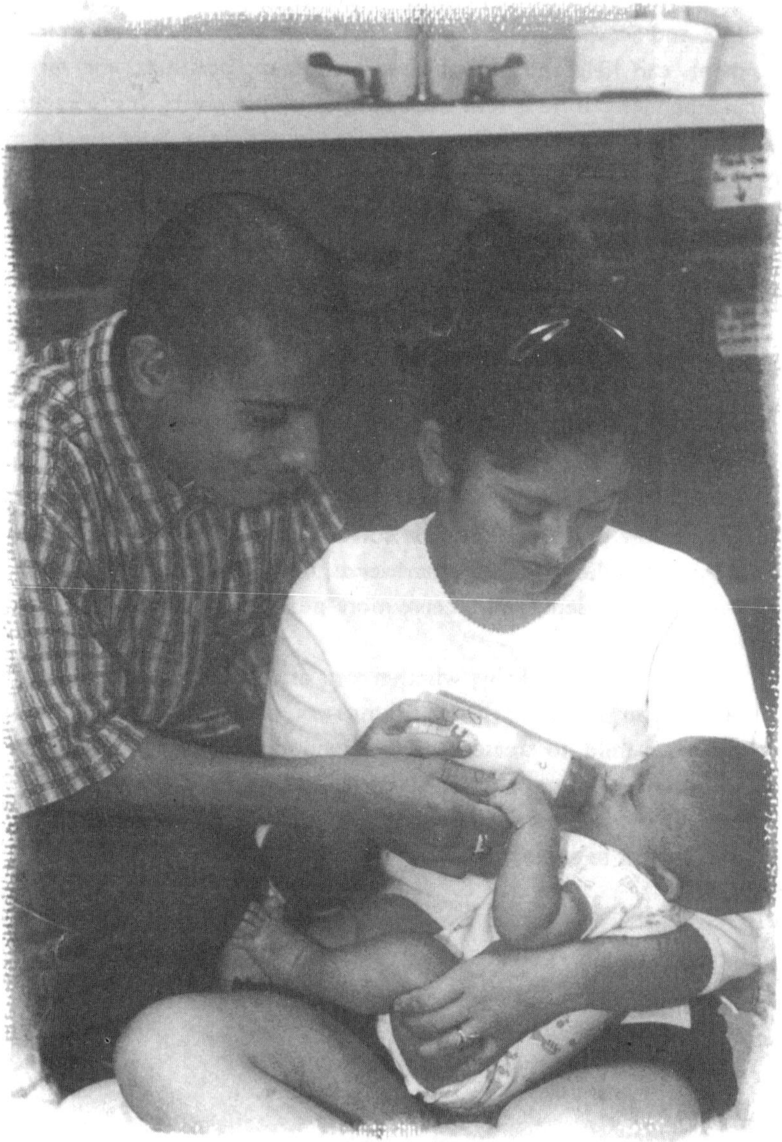

CAPITOLO XV
Dedicato ai genitori adolescenti

Nel decidere di tenere e allevare tuo figlio, hai compiuto una scelta molto difficile non solo per te stessa ma anche per molte persone cui vuoi bene, compreso il tuo bambino. Se hai fatto questa scelta, io la rispetto e spero che nella tua vita ci siano degli adulti che la rispettino altrettanto e ti sostengano e aiutino. E' di estrema importanza sia per il tuo futuro che per quello del tuo bambino che tu riesca a mettere insieme tutto l'amore e il sostegno possibile da parte degli adulti. Non lasciare che qualcuno ti scoraggi; lascia perdere e cerca qualche altra persona che possa completare la tua piccola "comunità" poiché in questo caso ci vuole veramente una comunità per allevare un figlio. Ti troverai a navigare in acque piuttosto complicate e talvolta le decisioni che dovrai prendere ti sembreranno non avere mai fine. Il tuo corpo è in costante cambiamento e disturbi che

---

Per i genitori adulti
Questo capitoletto è difficile per me ma sono convinta che sia importante responsabilizzare i genitori adolescenti e incoraggiarli a fare tutte le cose migliori per i loro bambini. Non voglio in nessun modo promuovere o approvare le gravidanze tra adolescenti; chiunque abbia avuto dei figli e li abbia educati fino all'età adulta sa che sarebbe sciocco farlo. Ma non sono neppure cieca di fronte alla realtà per cui numerosi adolescenti vanno incontro a gravidanze e decidono, per motivi personali, di tenere i loro bambini. Invece di punirli credo che l'educazione, il sostegno e l'assistenza nel farli diventare i migliori genitori possibili sia la scelta migliore che noi adulti possiamo fare.

non avresti immaginato potrebbero renderti irritabile. Ognuno avrà un'opinione o un consiglio da dare e taluni più distruttivi che costruttivi.

Qualsiasi cosa dicano le persone, hai fatto la tua scelta, consciamente o inconsciamente, di diventare adulta prima che la "programmazione biologica" o la tua cultura fossero pronte per accettarlo. Stress a livello educativo, relazioni familiari, disagi fisici, preoccupazioni per il tuo aspetto, autostima, amicizie e problemi medici sembrano gravare su di te all'improvviso. Non voglio cercare di coprire tutti i problemi con cui hai a che fare ma ciò che voglio è evidenziare che l'amore verso il tuo bambino deve diventare la priorità numero uno e qualsiasi cosa sia di supporto la devi tenere stretta e in buone condizioni. Ciò che non serve, per il presente, mettilo da parte e dimenticatene.

Ti incoraggio ad avere una buona educazione prenatale, ad ascoltare i medici e a leggere il più possibile materiale su questa nuova fase della tua esistenza. La vita e la salute tua e del tuo bambino possono dipendere da questo. Tieni sotto controllo la tua vita e crea, con determinazione, un luogo caldo, sicuro e amorevole nel quale tenere il tuo bambino e nutrire il tuo spirito. Se tua madre non fosse disponibile, cerca una mamma alternativa e abbi il coraggio di chiederle di aiutarti a diventare una buona madre, fosse soltanto per un abbraccio, un cuore che ascolta o che risponde a semplici domande fatte al telefono su come si deve accudire un neonato.

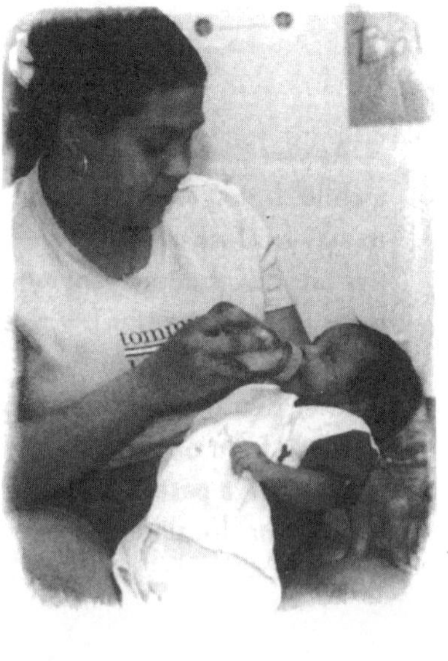

Il massaggio è un gran modo per imparare a conoscere il tuo bambino e per dare vita a

quel processo biologico che creerà un legame di amore indistruttibile tra voi due. Anche se non lo puoi fare tutti i giorni, cerca di trovare un modo per renderlo un rito settimanale o a giorni alterni dopo la sua nascita. Frequenta un corso di massaggio infantile con un insegnante diplomato, se riesci a trovarne uno.
Ricorda quali sono gli elementi del processo del bonding e cerca di includerli ogni giorno:

- Cerca di avere un contatto pelle a pelle con il tuo bambino;
- cerca di avere un contatto visivo caloroso e pieno di amore;
- parla e gioca con il bambino;
- guardalo quando lo cambi e lo allatti;
- adagialo sulla pancia per un po' ogni giorno;
- evita profumi ed essenze intense per i primi tre mesi.

Altre cose importanti in questi primi mesi di vita senza sonno sono:

- Non lasciare mai la bambina a persone che sai poco affidabili e ignoranti in materia di neonati;
- Non punire mai la bambina, né verbalmente né fisicamente e non usare un linguaggio volgare quando le parli o quando parli di lei con altri. Se ti senti stressata e hai bisogno di un po' di tempo per te stessa, trova una persona che te la curi per qualche minuto. Una passeggiata di un quarto d'ora o una respirazione profonda, un ballo con la tua musica preferita, sono cose che ti possono rimettere nell'umore giusto.
- Ricorda che il pianto è il modo di esprimersi dei bambini e che essi talvolta hanno molto da dire. Non isolarla mai e non punirla mai perché piange.

Altre cose che puoi fare sono raccolte in questo libro, in particolare per quello che riguarda il pianto e l'agitazione, le coliche

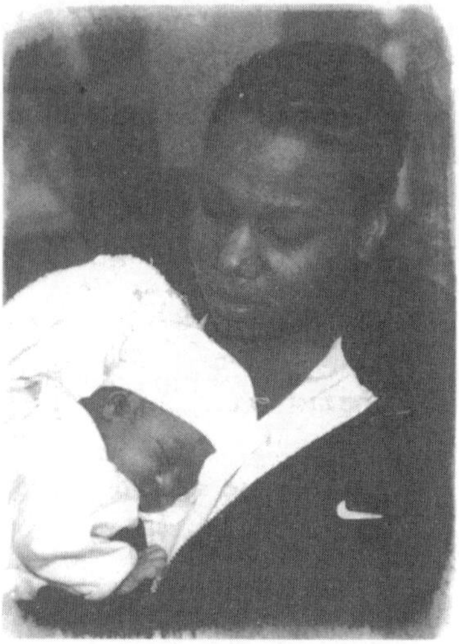

e l'affetto. Ciò che farai nei primi due anni getterà le fondamenta per la sua vita intera. Per gli adolescenti un anno o due sembrano un'eternità e io non voglio prenderti in giro poiché talvolta è veramente dura e richiede molto più sacrificio di quanto tu possa immaginare, ma non crollare! Tutto ciò ti sta accadendo per un motivo e in futuro sarai così felice e orgogliosa di te stessa per essere stata una brava madre quando contava veramente esserlo. Iniziando in questo modo, voi conquisterete la "vetta" meravigliosa di essere un buon genitore, e troverete dei punti di forza dentro di voi che non avreste mai immaginato di avere. Il vostro bambino vi osserverà al fine di imparare ad essere una buona persona adulta, e il fatto di rivestire il ruolo di modello per vostro figlio diventerà un'educazione in sé anche per voi, mentre cercherete dentro di voi la conoscenza di cui avete bisogno, migliorando continuamente affinché il vostro bimbo possa guardarvi con orgoglio.

Ti faccio i miei migliori auguri per questo incredibile viaggio che consiste nel creare una famiglia.

Per i ragazzi padri

Come già sai ci vuole ben più che l'atto di concepire un bambino per potergli essere padre. Se tu e la tua compagna state per avere un bambino ti consiglio di starle il più vicino possibile. Anche se non state più insieme (e se lei non ha già deciso di metterlo in adozione) potete cooperare nella sua educazione.

Cerca di rendere l'ambiente il meno stressante possibile per la mamma del tuo bambino, mettendo da parte il tuo ego per il bene del bambino. Prendi ad esempio ogni modello comportamentale maschile che riesci a trovare, che sia tuo padre, un prete, un consulente, il tuo allenatore o qualcuno dei servizi sociali della tua zona. [Leggi i libri e le fonti suggerite in *Riferimenti e segnalazioni* prendendo parte attentamente all'intero processo per quanto ti è possibile.] Ti si potrebbe richiedere di sacrificare molto di te stesso per provvedere a un sostegno finanziario per la tua famiglia ma non commettere l'errore di pensare che un sostegno materiale possa sostituire il legame affettivo.

Se la tua compagna non cooperasse o fosse vendicativa cerca di fare tutto il possibile incluso partecipare a corsi del consultorio, al fine di calmare i bollenti spiriti e non avere pretese per avere una opportunità di essere un buon padre per il tuo bambino. Accetta qualsiasi corso o dibattito ti venga offerto e mostra alla tua partner che stai facendo uno sforzo enorme per sostenere tuo figlio, sia dal punto di vista finanziario che da quello emotivo. Questo può essere un periodo molto stressante per entrambi ma ti prego, fai il possibile per essere attivo in ogni parte della vita del tuo bambino. Sarà una delle cose più importanti che farai nella tua vita, una cosa alla quale guarderai senza rimpianti quando sarai più vecchio. Un rapporto solido e ricco di amore con il tuo bambino vi permetterà di avere successo e di essere felici in futuro. Nel momento in cui fai da padre a un bambino, che tu sia pronto o no, sappi che è il momento di crescere e ti assicuro che la gioia che riceverai dall'amore del tuo bambino varrà ogni sforzo che farai per essere un padre buono, forte, amabile, responsabile e un modello di comportamento.

Se la tua compagna decidesse di dare in adozione il bambino, molti Stati hanno creato un' "adozione aperta" e troverai il modo per essere coinvolto come padre naturale del bambino. Si sta pian piano realizzando che il benessere fisico, emotivo, mentale e spirituale dei nostri bambini viene prima di ogni altra cosa e dobbiamo essere pronti a sacrificarci, o fare un passo in avanti al momento giusto, e a non abbandonare mai i nostri bambini, incuranti dell'esito finale. E' una richiesta enorme, ma lo puoi fare se ti rendi conto che è ciò che vuoi e di cui hai bisogno sia per te stesso che per il tuo bambino.

Riferimenti e segnalazioni

Molti di questi saggi sono piuttosto vecchi poiché spesso costituiscono i primi studi di base che sono stati in seguito provati e riprovati. Credo che i primi studi siano i più importanti e sono quelli dai quali ho tratto le mie conclusioni; pertanto non citerò utti gli studi compiuti sino ad ora. Oltre a ciò, in un libro come questo, le note a pie' di pagina disturbano e così ho deciso di suddividere i saggi segnalati capitolo per capitolo (ma non specificamente la pagina da cui sono stati tratti) e in ordine alfabetico in modo che si riesca a leggerli con facilità. Seguono segnalazioni così come libri, video, musiche che ho cosigliato ai genitori

Capitolo 1

Riferimenti

Adamson, S. "Hands-on therapy." *Health Visitor* 66:2 (February 1993).

–. "Teaching baby massage to new parents." *Complementary Therapies in Nursing and Midwifery 2:6* (December 1996).

Ainsworth, M. *Infancy in Uganda.* Baltimore: Johns Hopkins University Press, 1967.

Auckett, A. "Baby massage: An alternative to drugs." *Australian Nurses Journal* 9:5 (November 1979).

Barnard, K. E., e Brazelton, T. B., eds. *Touch: The Foundation of Experience.* Madison, WI: International University Press, 1990.

Brown, C., et al., eds. *The Many Facets of Touch.* Johnson & Johnson Pediatric Round Table, no. 10. New York: Elsevier, 1984.

Carpenter, E. *Eskimo Realities.* New York: Holt, Rinehart & Winston, 1973.

Clary, E., et al. "Socialization and situational influences on sustained altruism." *Child Development 57* (1986).

Crockenberg, S. "Infant irritability, mother responsiveness, and social support influences in the security of infant-mother attachment." *Child*

Development 52 (1981).
Curran, F. "Massage: A skill at our fingertips." *Modern Midwife,* July 1996.
Day, L. "Infant massage." *Massage Magazine* 1:5 (1986).
Dellinger-Bavolek, J. "Infant massage: Communicating love through touch." *International Journal of Childbirth Education* 11:4 (December 1996).
Devore, I., et al. *Ethology and Psychiatry.* Toronto: University of Toronto Press, 1974.
Epstein, H. "Phrenoblysis: Special brain and mind growth periods." *Developmental Psychobiology.* New York: Wiley, 1974.
Field, T. "Infant massage." *Zero to Three* 14:2 (1993).
–. "Infant massage." *Journal of Perinatal Education* 3:3 (1994).
–. "Massage therapy for infants and children." *Journal of Developmental and Behavioral Pediatrics* 16:2 (April 1995).
Field, T., Schanberg, S., Scafidi, F., Bauer, C., Vega-Lahr, N., Garcia, R., Nystrom, J., e Kuhn, C. "Tactile/kinesthetic stimulation effects on preterm neonates." *Pediatrics 77* (May 1986).
Fitzgerald, H., et al. *Child Nurturance: Studies of Development in Non-human Primates,* vol. 3. New York: Putnam, 1982.
Coleman, D. "Patterns of love charted in studies." *New York Times,* September 10, 1985.
Gubernick, D., et al. *Parental Care m Mammals.* New York: Plenum Press, 1981.
Hammett, F. "Studies in the thyroid apparatus: I." *American Journal of Physiology 56* (1921).
–. "Studies in the thyroid apparatus: V." *Endocrinology 6* (1921).
Harlow, H. "The nature of love." *American Psychologist* 13 (1958).
–. "Love in infant monkeys." *Scientific American* (June 1959).
Harlow, H., e Harlow, M. "Social deprivation in monkeys." *Scientific American* (November 1962).
Harlow, H., Harlow, M., Dodsworth, R., e Arling, G. "Maternal behavior of rhesus monkeys deprived of mothering and peer association in infancy." *Proceedings of the American Philosophical Society* 110 (1966).
Isherwood, D. "Baby massage groups." *Modern Midwife* 4:2 (February 1994).
Kinzey, W., ed. *The Evolution of Human Behavior: Primate Models.* New York: State University of New York Press, 1987.

Leiderman, L., Tulkin, S., e Rosenfeld, A., eds. *Culture and Infancy: Variation in the Human Experience.* New York: Academic Press, 1977.
McClure (Schneider), V. "Infant massage." *Childbirth Educator* 5:4 (Summer 1986).
Medoff, M. "The gentle benefits of baby massage." *East West Journal* 16:2 (February 1986).
Ottenbacher, K. J., et al. "The effectiveness of tactile stimulation as a form of early intervention: Quantitative evaluation." *Developmental and Behavioral Pediatrics* 8:2 (1987).
Pearce, J. *Magical Child.* New York: Dutton, 1977.
Plotsker-Herman, C. "The gentle art of infant massage." *American Baby Magazine* (March 1986).
Prescott, J. "Pleasure/violence reciprocity theory; The distribution of 49 cultures, relating infant physical affection to adult physical violence." *Futurist,* April 1975.
Queen, S., e Habenstein, R. *The Family in Various Cultures.* New York: Lippincott, 1961.
Reinis, S., e Goldman, J. *The Development of the Brain.* Springfield, IL: Thomas, 1980.
Restak, R. *The Infant Mind.* New York: Doubleday, 1986.
Rheingold, H. *Maternal Behavior in Mammals.* New York: Van Nostrand Reinhold, 1963.
Rice, R. "Neurophysiological development in premature infants following stimulation." *Developmental Psychology* 13 (1977).
Roberts, M. "Baby love." [Effects of infant experience on later adult love life; a study by Shaver and Hazan.] *Psychology Today,* March 1987.
Rorke, L., e Riggs, H. *Myelination of the Brain in the Newborn.* Philadelphia: Lippincott, 1969.
Schneider, E. F. "The power of touch: Massage for infants." *Infants and Young Children* 8:3 (January 1996).
Selye, H. *Stress Without Distress.* New York: New American Library, 1974.
Slater, C. "The effects of tactile stimulation on infants." *Massage Magazine* 28 (1990).
Sullivan, L. E. "The gift of touch." *American Baby Magazine 57:8* (August 1995).
Trotter, R. "The play's the thing: Baby massage." *Psychology Today,* January 1987.

Whittlestone, W. "The physiology of early attachment in mammals: Implications for human obstetric care." *Medical Journal of Australia* 1 (1978).
Witkin-Lanoil, G. *The Female Stress Syndrome.* New York; Berkley Books, 1984.
Yang, R., et al. "Newborn responses to threshold tactile stimulation." *Child Development* 45:1 (March 1974).
Zborowsky, M., e Herzog, E. *Life Is With People.* New York: International University Press, 1952.

LIBRI CONSIGLIATI

Baldwin, R. *Special Delivery.* Berkeley, CA: Celestial Arts, 1979, 1986.
Berends, P. B. *Whole Child, Whole Parent.* New York: Harper, 1975, 1997.
Eisenberg, A., Murkoff, H., e Hathaway, S. *What to Expect the First Year.* New York: Workman Publishing, 1996.
Leach, P. *Babyhood* (rivisto e completato). New York: Alfred A. Knopf, 1998.
Leboyer, F. *Loving Hands: The Traditional Art of Baby Massage.* New York: Newmarket, 1976, 1997.
Maiden, A. H., e Farwell, E. *The Tibetan Art of Parenting: From Before Conception Through Early Childhood.* Boston: Wisdom Publications, 1997.
Sears, M., e Sears, W. *25 Things Every New Mother Should Know.* Boston: Harvard Common Press, 1995.
Sears, W., e Sears, M. *The Baby Book: Everything You Need to Know About Your Baby from Birth to Age Two.* New York: Little, Brown, 1993.
Stillerman, E. *Mother Massage: A Handbook for Relieving the Discomforts of Pregnancy.* New York: Dell, 1992.

VIDEO CONSIGLIATI

Baby Massage: A Video for Loving Parents. Prodotto da Elly LeDuc. Pacific Communications. Website: http://www.iaim-us.com

N.B. Sono convinta che il massaggio infantile possa venire meglio appreso seguendo un corso di massaggio con un insegnante. Video come questo possono costituire un supplemento per poter ricordare gli insegnamenti ma nulla può essere comparato all'aiuto e alle istruzioni

che si possono ricevere da un esperto insegnante
The Baby Massage Movie. [Intervista con Ashley Montagu.] Prodotto da Ron Taylor. Boulder, CO: Ron Taylor Films.

CAPITOLO 2
RIFERIMENTI

Bernhardt, J. "Sensory capabilities of the fetus." *Maternal Child Nursing* 12 (January – February 1987).
Birnholtz, J. "The development of human fetal eye movement patterns." *Science* 213 (August 7, 1981).
Bower, T. "The visual world of infants." *Scientific American* 215 (December 1966).
Condon, W., e Sander, L. "Neonate movement is synchronized with adult speech: Interactional participation and language acquisition." *Science* 183 (June 1974).
Day, S. "Mother-infant activities as providers of sensory stimulation." *American Journal of Occupational Therapy* 36:9 (December 1982).
DeCasper, A., et al. "Of human bonding: Newborns prefer their mothers' voices." *Science* 208 (June 6, 1980).
Fantz, R. "Maturation of pattern vision in young infants." *Journal of Comparative and Physiological Psychology 55* (1962). –. "Pattern vision in newborn infants." *Science* 140 (1963).
Ferreira, A. "Emotional factors in the prenatal environment." *Journal of Nervous and Mental Diseases* 141 (1965).
Figar, W. P., c Moon, C. "Psychobiology of newborn auditory preferences." *Seminars in Perinatology* 13 (1989).
Hooker, D. *The Prenatal Origins of Behavior.* Lawrence, KS: University of Kansas Press, 1952.
Hunziker, U., e Barr, R. "Increased carrying reduces infant crying: A randomized control trial." *Pediatrics 77* (May 1986).
Kellen, A. "Babies understand 'baby talk', research suggests." *CNN Interactive,* March 18, 1999.
Klaus, M., e Kennell, J. *Bonding: The Beginning of Parent-Infant Attachment.* New York: New American Library, 1983.
Kuhl, P. 1997, Univ. of Washington: nell'articolo "Goo-goo, Ga-ga Really Helps Baby Learn to Talk," come indicato dall'Associated Press, CNN Interactive, 7/31/97.
Liley, A. "The fetus as a personality." *Australian and New Zealand Journal of Psychiatry 6* (1972).

Ludington-Hoe, S., e Colant, S. *How to Have a Smarter Baby.* New York: Rawson Associates, 1985.
McCarthy, P. "Scent: The tie that binds?" *Psychology Today,* July 1986.
Montagu, A. "The skin and human development." *Somatics* 1:3 (Fall 1977).
Pederson, P., et al. "Evidence for olfactory function in utero." *Science* 221 (July 29, 1983).
Porter, R., et al. "The importance of odors in mother-infant interactions." *Maternal Child Nursing* 12 (Fall 1983).
Restak, R. *The Infant Mind.* New York: Doubleday, 1986.
Rowland, R. "Babies learn language lessons before they talk, study shows." *CNN Interactive,* December 31, 1998.
Spence, M., e DeCasper, A. "Prenatal experience with low-frequency maternal voice sounds influences neonatal perception of maternal voice samples." *Infant Behavior and Development* 10 (1987).
Springer, S., e Deutsch, G. *Left Brain, Right Brain.* New York: Freeman, 1985.
Stott. "Children in the womb: Effects of stress." *New Society,* May 19, 1977.
Valman, H., e Pearson, T. "What the fetus feels." *British Medical Journal* 280 (1980).
Verny, T., e Kelly, T. *The Secret Life of the Unborn Child.* New York: Dell, 1981.
Williams, H. Intervista dell'autore, 1987.

CAPITOLO 3

RIFERIMENTI

Anisfeld, E., Casper, V., Nozyce, M., e Cunningham, N. "Does infant carrying promote attachment? An experimental study of the effects of increased physical contact on the development of attachment." *Child Development* 61 (1990).
Austin, P. "Synchronous movements to human speech." *Perceptual Motor Skills 79* (1983).
Belsky, J., e Steinberg, L. "The effects of day care: A critical review." *Child Development* 49 (1978).
Bowlby, J. *Attachement and Loss.* New York: Basic Books, 1969, 1996.
Caldwell, B. "The tie that binds: Does daycare weaken the bond with

your baby?" *Working Mother,* April 1987.
Capra, F. *The Tao of Physics.* New York: Bantam Books, 1980.
Clary, E., et al. "Socialization and situational influences on sustained altruism." *Child Development 57* (1986).
Condon, W., e Sander, L. "Neonate movement is synchronized with adult speech: Interactional participation and language acquisition." *Science* 183 (June 1974).
Curry, M. "Maternal attachment behavior and the mother's self-concept: The effect of early skin-to-skin contact." *Nursing Research* 31:2 (March – April 1982).
DeCasper, A., et al. "Of human bonding: Newborns prefer their mothers' voices." *Science* 208 (June 6, 1980).
DeChateau, P., e Wiberg, B. "Long-term effect on mother-infant behavior of extra contact during the first hour postpartum." *Acta Paediatrica* 66 (1977).
Divitto, B., et al. "Talking and sucking: Infant feeding behavior and parent stimulation." *Infant Behavior and Development* 6:2 (April 1983).
D'Spagnat, B. "The quantum theory and reality." *Scientific American,* November 1979.
Edwards, C., et al. "The effects of daycare participation on parent-infant interaction at home." *American Journal of Orthopsychiatry* 57:1 (January 1987).
Fagot, B. I., e Kavanagh, K. "The prediction of antisocial behavior from avoidant attachment classifications." *Child Development* 61 (1990).
Field, T., Guy, L., e Umbel, V. "Infants' responses to mothers' imitative behaviors." *Infant Mental Health Journal* 6:1 (1985).
Grace, M, "Attachment in early childhood." Pact, An Adoption Alliance, 1998. Website: *www.pactadopt.org.*
Harlow, H., e Harlow, M. "Learning to love." *American Scientist* 54 (1959).
–. "Effects of various mother-infant relationships on rhesus monkey behaviors." In *Determinants of Infant Behavior,* pubblicata da B. M. Foss, vol. 4. London: Methuen, 1969.
Hunt, D. *Parents and Children in History.* New York: Basic Books, 1970.
Karen, R., *Becoming Attached: First Relationships and How They Shape Our Capacity to Love.* New York: Oxford University Press,

1998.
Klaus, M., eennell, J. *Parent Infant Bonding.* St. Louis: Mosby, 1982.
Lorenz, K. *Evolution and the Modification of Behavior.* Chicago: University of Chicago Press, 1965.
Magid, K., e McKelvey, C. *High Risk: Children Without a Conscience.* New York: Bantam Books, 1987.
McKenna, J. J. *Babies Need Their Mothers Beside Them.* Natural Child Project Society, 1996.
Pearce, J. *Magical Child Matures.* New York: Bantam Books, 1986.
Prescott, J. "Pleasure/violence reciprocity theory: The distribution of 49 cultures, relating infant physical affection to adult physical violence." *Futurist.* (1975, 1985).
Reite, M. "Touch, attachment, and health: Is there a relationship?" In *The Many Facets of Touch,* edito da C. Brown et al., Johnson s Johnson Pediatric Round Table, no. 10. New York: Elsevier, 1984.
Restak, R. *The Infant Mind.* New York: Doubleday, 1986.
Ringler, N., et al. "The effects of extra postpartum contact and maternal speech patterns on children's IQ, speech, and comprehension at five." *Child Development* 49 (1978).
Roberts, M. "Baby love." [Effects of infant experience on later adult love life; study by Shaver and Hazan.] *Psychology Today,* March 1987.
Snow, C. "The development of conversations between mothers and babies." *Journal of Child Language* 4 (1977).
Ziglar, E. "Recommendations of the Yale Bush Center Advisory Committee on Infant Care Leave." *Hearing on parental leave HR 2020 before House Subcommittees on civil service, labor management relations, labor standards, and employee benefits* (October 17, 1985). Washington, DC: U.S. Government Printing Office, 1985.

LIBRI CONSIGLIATI

Brazelton, T. B. *Earliest Relationships: Parents, Infants, and the Drama of Early Attachment.* Reading, MA: Perseus, 1991.
–. *Touchpoints: Your Child's Emotional and Behavioral Development.* Reading, MA: Perseus, 1992.
Briggs, D. C. *Your Child's Self-Esteem.* New York: Doubleday, 1970.
Karen, R. *Becoming Attached: First Relationships and How They Shape Our Capacity to Love.* New York: Oxford University Press, 1998.
Klaus, M., Kennell, J., e Klaus, P. *Bonding: Building the Foundations of Secure Attachment and Independence.* Reading, MA: Perseus, 1996.

Leach, P. *Children First: What Society Must Do – and Is Not Doing – for Children Today.* New York: Random House, 1995.
Liedloff, J. *The Continue Concept: In Search of Happiness Lost.* Reading, MA: Perseus, 1977, 1998.
Magid, K., e McKelvey, C. *High Risk: Children Without a Conscience.* New York: Bantam Books, 1987.
Pearce, J. *Magical Child.* New York; Dutton, 1977.
–. *Magical Child Matures.* New York: Bantam Books, 1986.

CAPITOLO 4

RIFERIMENTI

Block, J. *Lives Through Time.* Berkeley, CA: Bancroft Books, 1971.
Daly, T. "Men, infant massage, and manhood." *Tender Loving Care.* [Newsletter of the International Association of Infant Massage.] Winter 1987.
DeCasper, A., et al. "Human newborns' perception of male voices: Preference, discrimination, and reinforcing value." *Developmental Psychobiology* 17:5 (September 1984).
Fiefer, M., et al. "A method to help new fathers develop parenting skills." *JOGN Nursing* 10:6 (November – December 1981).
Field, T. "Interaction behaviors of primary versus secondary caretaker fathers." *Developmental Psychology* 14 (1978).
Kennell, J., et al. *Parent Infant Bonding.* St. Louis: Mosby, 1982.
Lamb, M. *The Role of the Father in Child Development.* New York: Wiley, 1981.
Lozoff, M. "Fathers and autonomy in women." In *Women and Success,* edito da R. Kundsin. New York: Morrow, 1974.
Pannabacker, B., et al. "The effect of early extended contact on father-newborn interaction." *Journal of Genetic Psychology* 141 (September 1982).
Parke, R. "Father infant interaction." In *Maternal Attachment and Mothering Disorders.* Johnson & Johnson Pediatric Round Table. New York: Elsevier, 1978.
–. "Father-infant interaction and infant social responsiveness." In *The Handbook of Infant Development,* edito da J. Osofsky. New York: Wiley, 1979.
Taub, D., ed. *Primate Paternalism.* New York: Van Nostrand Reinhold, 1984.
Tuttman. "The father's role in the child's development of the capacity

to cope with separation and loss." *Journal of the American Academy of Psychoanalysis,* July 1986.
Zaslow, M., et al. "Depressed mood in fathers: Associations with parent-infant interaction." *Genetic, Social, and General Psychology Monographs* 3:2 (May 1985).

LIBRI CONSIGLIATI

Brott, A. *The New Father: A Dad's Guide to the First Year.* New York: Abbeville Press, 1997.
DeMorier, E. *Crib Notes for the First Year of Fatherhood.* Minneapolis: Fairview Press, 1998.
Jamiolkowski, R. *A Baby Doesn't Make the Man: Alternative Sources of Power and Manhood for Young Men.* Teen Pregnancy Prevention Library, 1997.
Karen, R. *Becoming Attached: First Relationships and How They Shape Our Capacity to Love.* New York: Oxford University Press, 1998.
Marzollo, J. *Fathers and Babies: How Babies Grow and What They Need from You, from Birth to Eighteen Months.* New York: HarperCollins, 1993.
Meyer, D., ed. *Uncommon Fathers: Reflections on Raising a Child with a Disability.* Bethesda, MD: Woodbine House, 1995.
Parke, R., Brott, A. *Throwaway Dads: The Myths and Barriers that Keep Men from Being the Fathers They Want to Be.* New York: Houghton Mifflin, 1999.

CAPITOLO 5

RIFERIMENTI

Benson, H., e Proctor, W. *Beyond the Relaxation Response: How to Harness the Healing Power of Your Personal Beliefs.* New York: Berkley, 1994.
Davis, M., et al. *The Relaxation and Stress Reduction Workbook.* New York; New Harbinger, 1998.
Debelle, B. "Relaxation and baby massage." *Australian Nurses Journal* 10:5 (May 1981).
Schaper, K. "Towards a calm baby and relaxed parents." *Family Relations: Journal of Applied Family and Child Studies* 31:3 (July 1982).
Selye, H. *Stress Without Distress.* New York: New American Library, 1974.

LIBRI CONSIGLIATI

Benson, H., e Proctor, W. *Beyond the Relaxation Response: How to Harness the Healing Power of Your Personal Beliefs.* New York: Berkley, 1994.

Davis, M., et al. *The Relaxation and Stress Reduction Workbook.* New York: New Harbinger, 1998.

McClure, V. *A Woman's Guide to Tantra Yoga.* Novato, CA: New World Library, 1997.

–. *The Path of Parenting: Twelve Principles to Guide Your Journey.* Novato, CA: New World Library, 1999.

AUDIOCASSETTE CONSIGLIATE

The Art of Relaxation. Relaxation Co., 1996.

CAPITOLO 6

RIFERIMENTI

Ayres, B, "Effects of infant carrying practices on rhythm in music." *Ethos* 1:4 (Winter 1973).

Bench, R. "Sound transmission to the human fetus through the maternal abdominal wall." *Journal of Genetic Psychology* 113 – 14 (1968 – 69).

Cass-Beggs, B. *Your Baby Needs Music.* New York: St. Martin's Press, 1978.

Daikin, L. *The Lullaby Book.* London: Publications, Ltd., 1959.

Geestesleven, U. *Clump-a-Dump and Snickle-Snack: Pentatonic Songs for Children.* New York: Mercury Press, 1966.

Hill, D., Trehub, S., e Kamenetsky, K. "Mothers' and fathers' songs to infants." *Current Research in Music Cognition,* 1998.

Matterson, E. *This Little Puffin.* London: Penguin Books, 1972.

Opie, I., e Opie, P. *The Oxford Nursery Rhyme Book.* London: Oxford University Press, 1955.

LIBRI CONSIGLIATI

Chorao, K. *The Baby's Bedtime Book.* New York; E. P. Dutton, 1984.

Dyer, J. *Animal Crackers: A Delectable Collection of Pictures, Poems, and Lullabies for the Very Young.* New York: Little, Brown, 1996.

Emerson, S., MacLean, C., e MacLean, M. *The Nursery Treasury: A Collection of Baby Games, Rhymes and Lullabies.* New York: Doubleday, 1988.

Kapp, R. *Lullabies: An Illustrated Songbook.* New York: Harcourt

Brace, 1997.
McKellar, S. *A Child's Book of Lullabies.* New York: DK Publishing, 1997.

MUSICHE CONSIGLIATE

Authentic Cajun Lullabies. Mardi Gras CD.
Baby Genius. *Sweet Dream Lullabies.* Imt. Corporation CD.
Beijing Angelic Choir. *Chinese Lullabies.* Wind CD.
Burell, T. *Sweet Baby Lullabies to Soothe Your Newborn.* CD.
Celtic Twilight 3: Lullabies. Hearts of Space CD.
Children's Songs from Around the World, vol. 3: *Lullabies – Asia, Latin America, Africa, Oceania.* Arion CD.
DelRay, M. *Lullabies of Latin America.* WEA/Atlantic/Rhino CD.
Folk Music in Sweden, vol. 6: *Rhymes and Lullabies.* Caprice CD.
Hawaii and Its Lullabies, vol. 20. CD.
Lullabies for Little Angels: Sing Along. Madacy Records CD.
Lullabies: Growing Minds with Music. CD.
N'dege Ocello, M. *Plantation Lullabies.* WEA/Warner Bros. CD.
Palmer, H. *A Child's World of Lullabies.* CD.
Re-Bops, The. *Daddy's Lullabies.* Rebop CD.
Yiddish Lullabies. Israel Music CD.

CAPITOLO 7

RIFERIMENTI

Daga, et al. "Appropriate technology in keeping babies warm in India." *Annals of Tropical Pediatrics,* March 1986.
Davis, A. *Let's Have Healthy Children.* New York: Harcourt Brace Jovanovich, 1972.
Glas, N. *Conception, Birth, and Early Childhood.* Spring Valley, NY: Anthroposophic Press, 1972.
Johanson, R. B., Spencer, S. A., Rolfe, P., Jones, P., e Massa, D. S. "Effect of post-delivery care on neonatal body temperature." *Acta Paediatrica* 81:11 (November 1992).
Lancet [editoriale]. "At what temperature should you keep a baby?" 2:1 (September 12, 1970).
Rutter, N. "Response of term babies to a warm environment." *Archives of the Disabled Child 53* (March 1979).
Strothers, J., et al. "Thermal balance and sleep state in the newborn infant in a cool environment." *Journal of Physiology* 273 (December

1977).
Wolff, P. "The causes, controls, and organization of behavior in the neonate." *Psychological Issues* [Monograph 17] 5 (1965).

CAPITOLO 8
RIFERIMENTI

Berkson, D. *The Foot Book: Healing with the Integrated Treatment of Foot Reflexology.* New York: Funk a Wagnalls, 1977.
Crelin, E. *Functional Anatomy of the Newborn.* New Haven: Yale University Press, 1973.

CAPITOLO 9
RIFERIMENTI

Acredolo, L., e Goodwyn, S. *Baby Signs: How to Talk with Your Baby Before Your Baby Can Talk.* Chicago: Contemporary Books, 1996.
Anisfeld, E., Casper, V., Nozyce, M., e Cunningham, N. "Does infant carrying promote attachment? An experimental study of the effects of increased physical contact on the development of attachment." *Child Development* 61 (1990).
Ainsworth, M., e Bell, S. "Infant crying and maternal responsiveness." *Child Development* 43 (1972).
Chisolm. "Swaddling, cradleboards, and the developing child." *Early Human Development 2;3* (September 1978).
Crockenberg, S. "Infant irritability, mother responsiveness, and social support influences in the security of infant-mother attachment." *Child Development 52* (1981).
Cunningham, N., Anisfeld, E., Casper, V., e Nozyce, M. "Infant carrying, breastfeeding, and mother-infant relations: Cache or carry? Experimental evidence for positive effects of early infant carrying." *Lancet* 14 (February 1987).
Gatts, J. D., et al. "Reduced crying and irritability in neonates using a continuously controlled early environment." *Infant Advantage: Clinical Reports,* 1995.
Gray, L., Watt, L., e Blass, E. M. "Skin-to-skin contact is analgesic in healthy newborns." *Pediatrics* 105 #l:e14, January 2000.
Hunziker, U., e Barrm R. "Increased carrying reduces infant crying: A randomized controlled trial." *Pediatrics* 77:5 (May 1986).
Johanson, R. B., Spencer, S. A., Rolfe, P., Jones, P., e Massa, D. S. "Effect of post-delivery care on neonatal body temperature." *Acta*

Paediatrica 81:11 (November 1992).
Kopp, C. "A comparison of stimuli effective in soothing distressed infants." *Dissertation Abstracts* 31:12B (June 1971).
Korner, A., e Thoman, E. "The relative efficacy of contact and vestibular-proprioceptive stimulation on soothing neonates." *Child Development* 43 (1972).
Levy, T. M., e Orlans, M. *Attachment, Trauma, and Healing: Understanding and Treating Attachment Disorder in Children and Families.* Washington, D.C.: CWLA Press, 1998.
Moss, J., et al. "Swaddling, then, there, and now: Historical, anthropological, and current practices." *Maternal Child Nursing* 8:3 (Fall 1979).
Murray, A. "Infant crying as an elicitor of parental behavior." *Psycho1ogical Bulletin* 86 (1979).
Roberts, M. "No language but a cry." *Psychology Today,* June 1987.
Sagi, A., e Hoffman, M. "Empathic distress in the newborn." *Developmental Psychology,* 1976.
Sears, W., e Sears, M. *Parenting the Fussy Baby and the High Need Child: Everything You Need to Knour from Birth to Age Five.* New York: Little, Brown, 1996.
Shaw, C. "A comparison of the patterns of mother-baby interactions for the group of crying, irritable babies and a group of more amenable babies." *Child Care, Health, and Development* 3 (1977).
Sherman, M. "Differentiation of emotional responses in infants; The ability of observers to judge the emotional characteristics of crying infants." *Journal of Comparative Psychology 5* (1927).
Simner, M. "Newborn's responses to the cry of another infant." *Developmental Psychology 5* (1971).
Solter, A. *The Aware Baby: A New Approach to Parenting.* Coleta, CA: Shining Star Press, 1984.
Wipfler, P. *Listening to Children: Crying.* Palo Alto, CA: Parents Leadership Institute, 1990.

LIBRI CONSIGLIATI

Jones, S. *Crying Baby, Sleepless Nights.* Boston: Harvard Common Press, 1992.
Sammons, W., e Brazelton, T. B. *The Self-Calmed Baby.* New York: St. Martin's Press, 1991.
Sears, W., e Sears, M. *Parenting the Fussy Baby and the High Need Child: Everything You Need to Know from Birth to Age Five.* New

York: Little, Brown, 1996.
Solter, A. *The Aware Baby: A New Approach to Parenting.* Goleta, CA: Shining Star Press, 1984, 1998.
–. *Tears and Tantrums: What to Do When Babies and Children Cry.* Goleta, CA: Shining Star Press, 1998.

CAPITOLO 10
RIFERIMENTI

Anderson, G. "Infant colic: A possible solution." *Maternal Child Nursing* 8 (1983).
Barr, R. C., McMullan, S. J., Spiess, H., et al. "Carrying as colic 'therapy': A randomized controlled trial." *Pediatrics* 87 (1991).
Carey, W. "Maternal anxiety and infantile colic: Is there a relationship?" *Clinical Pediatrics* 31 (1968).
Craven, D. "Why colic?" *Medical Journal of Australia* 2 (1979).
Evans, R., et al. "Maternal diet and infantile colic in breastfed infants." *Lancet* 1 (1981).
Hsu, C. Y., et al. "Local massage after vaccination enhances the immunogenicity of diphtheria-tetanus-pertussis vaccine." *Pediatric Infectious Disease Journal* 14:7 (July 1995).
Jakobsson, L., e Lindberg, T. "Cow's milk proteins cause infantile colic in breastfed infants: A double blind study." *Pediatrics* 71 (1983).
Johanson, R. B., Spencer, S. A., Rolfe, P., Jones, P., e Massa, D. S. "Effect of post-delivery care on neonatal body temperature." *Acta Paediatrica* 81:11 (November 1992).
Larsen, J. H. "Infants' colic and belly massage." *Practitioner* 234 (April 1990).
Liebman, W. "Infantile colic: Association with lactose and milk intolerance." *Journal of the American Medical Association* 245 (1981).
Lothe, L., et al. "Cow's milk formula as a cause of infantile colic: A double-blind study." *Pediatrics* 70 (1982).
Paradise, J. "Maternal and other factors in the etiology of infantile colic." *Journal of American Medical Association* 197 (1966).
Said, G., et al. "Clinical trial of the treatment of colic by modification of parent-infant interaction." *Pediatrics* 74 (1984).
Sears, W., e Sears, M. *Parenting the Fussy Baby and the High Need Child: Everything You Need to Know from Birth to Age Five.* New York: Little, Brown, 1996.
Wessel, M., et al. "Paroxysmal fussing in infancy, sometimes called

colic." *Pediatrics* 14 (1954).

LIBRI CONSIGLIATI

Sears, W., e Sears, M. *Parenting the Fussy Baby and the High Need Child: Everything You Need to Know from Birth to Age Five.* New York: Little, Brown, 1996.
Solter, A. *The Aware Baby: A New Approach to Parenting.* Coleta, CA: Shining Star Press, 1984, 1998.
–. *Tears and Tantrums: What to Do When Babies and Children Cry.* Goleta, CA: Shining Star Press, 1998.

CAPITOLO 11

RIFERIMENTI

Affleck, C., Tennen, J. H., e Rowe, J. "Mothers, fathers, and the crisis of newborn intensive care." *Infant Mental Health Journal* 11:1 (1990).
Anisfeld, E., Casper, V., Nozyce, M., e Cunningham, N. "Does infant carrying promote attachment? An experimental study of the effects of increased physical contact on the development of attachment." *Child Development* 61 (1990).
Dunn, C., Sleep, J., e Collett, D. "Sensing an improvement: An experimental study to evaluate the use of aromatherapy, massage and periods of rest in an intensive care unit." *Journal of Advanced Nursing* 21:1 (January 1995).
Field, T. "Interventions for premature infants." *Journal of Pediatrics* 109 (1986).
Field, T., Schanberg, S., Cunzenhauser, N., e Brazelton, T. "Massage stimulates growth in preterm infants: A replication." *Infant Behavior and Development* 13 (1990).
Field, T., Schanberg, S., Scafidi, F., Bauer, C., Vega-Lahr, N., Garcia, R., Nystrom, J., e Kuhn, C. "Cardiac and behavioral responses to repeated tactile and auditory stimulation of preterm and term neonates." *Developmental Psychology* 15 (July 1979).
–. "Tactile/kinesthetic stimulation effects on preterm neonates." *Pediatrics 77* (May 1986).
Gottfried, A., et al. "Touch as an organizer for learning and development." In *The Many Facets of Touch,* edito da C. Brown et al. Johnson & Johnson Pediatric Round Table, no. 10. New York; Elsevier, 1980.
Grossman, K., et al. "Maternal tactual contact of the newborn after various postpartum conditions of mother-infant contact."

Developmental Psychology 17 (March 1981).
Harrison, L. L., Leeper, J., e Yoon, M. "Effects of gentle human touch on preterm infants: Results from a pilot study." *Infant Behavior and Development* 15 (1990).
–. "Early parental touch and preterm infants." *JOGN Nursing* 20:4 (1991).
–. "Effects of hospital-based instruction on interactions between parents and preterm infants." *Neonatal Network* 9:7 (1991).
–. "Preterm infants' physiologic responses to early parent touch." *Western Journal of Nursing Research* 13:6 (1991).
Harrison, L. L., et al. "Effects of gentle human touch on preterm infants: Results from a pilot study." *Infant Behavior and Development* 15 (1992).
Heffernan, A., et al. "Baby massage – a teaching model." *Australian Nurses Journal* 13:6 (December – January 1984).
Heller, S. A. "A comparison of the effects of containment and stroking of preterm infants at varying levels of maturity." Ph.D. diss. Chicago: Loyola University of Chicago, 1991.
Johanson, R. B., Spencer, S. A., Rolfe, P., Jones, P., e Massa, D. S. "Effect of post-delivery care on neonatal body temperature." *Acta Paediatrica* 81:11 (November 1992).
Klaus, M., e Fanaroff, A. *Care of the High-risk Neonate.* Philadelphia: Saunders, 1986.
Kramer, M., et al. "Extra tactile stimulation of the premature infant." *Nursing Research* 24 (September – October 1975).
Kuhn, C. M., et al. "Tactile-kinesthetic stimulation effects on sympathetic and adrenocortical function in preterm infants." *Journal of Pediatrics* 119:3 (1991).
McCrade, B. J., Affleck, G., Alen, D., e McQueeney, M. "Mothers of high-risk infants: Is their initial use of early intervention a predictor of later coping?" *Infant Mental Health Journal* 6:1 (1985).
McIntosh, N. "Massage in preterm infants." *Archives of Disease in Childhood Fetal and Neonatal Education* 70:1 (January 1994).
Moses, H., e Phillips, R. "Skin hunger effects on preterm neonates." *Infant-Toddler Intervention* 6:1 (1996).
Oehler, J. "The development of the preterm infant's responsiveness to auditory and tactile social stimuli." *Dissertation Abstracts* 45:8B (February 1985).
Paterson, L. "Baby massage in the neonatal unit." *Nursing: Journal of*

Clinical Practice, Education and Management [London] 4:23 (November – December 1990).
Powell, L. "The effect of extra stimulation and maternal involvement on the development of low birthweight infants and on maternal behavior." *Child Development* 45 (March 1974).
Rausch, P. "Effects of tactile and kinesthetic stimulation on premature infants." *JOGN Nursing* 10:1 (1981).
–. "A tactile and kinesthetic stimulation program for premature infants." In *The Many Facets of Touch,* edito da C. Brown et al. Johnson & Johnson Pediatric Round Table, no. 10. New York: Elsevier, 1984.
Rice, R. "Premature infants respond to sensory stimulation." *APA Monitor,* November 1975.
–. "Cardiac and behavioral responsivity to tactile stimulation in premature and full term infants." *Developmental Psychology* 12:4 (July 1976).
–. "Neurophysiological development in premature infants following stimulation." *Developmental Psychology* 13 (1977).
Rose, S. "Effects of prematurity and early intervention on responsivity to tactual stimuli: A comparison of term and preterm infants." *Child Development* 51:2 (June 1980).
–. "Preterm responses to passive, active, and social touch." In *The Many Facets of Touch,* edito da C. Brown et al. Johnson & Johnson Pediatric Round Table, no. 10. New York: Elsevier, 1984.
Scafidi, F., et al. "Effects of tactile/kinesthetic stimulation on the clinical course and sleep/wake behavior of preterm neonates." *Infant Behavior and Development* 9:1 (January 1986).
–. "Massage stimulates growth in preterm infants: A replication." *Infant Behavior and Development* 13 (1990).
Schaeffer, J. "The effects of gentle human touch on mechanically ventilated very short gestation infants." *Maternal Child Nursing* [Monograph 12], vol. 11 (1982).
Stern, M., et al. "Prematurity stereotyping: Effects on mother-infant interaction." *Child Development* 57:2 (April 1986).
Walt, J., et al. "Mother-infant interactions at two and three months in preterm, SGA, and full term infants." *Early Human Development,* September 1985.
White, J., et al. "The effects of tactile and kinesthetic stimulation on neonatal development in the premature infant." *Developmental*

Psychobiology 9 (November 1976).
White-Traut, R. C., e Goldman, M. N. "Maternally administered tactile, auditory, visual and vestibular stimulation: Relationship to later interactions between mothers and premature infants." *Research in Nursing and Health* 11 (1988).

LIBRI CONSIGLIATI

Harrison, H. *The Premature Baby Book.* New York: St. Martin's Press, 1978, 1983.
Klein, A. H., e Canon, J. A. *Caring for Your Premature Baby.* New York: HarperCollins, 1998.
Ludington-Hoe, S., e Golant, S. *Kangaroo Care: The Best You Can Do for Your Preterm Infant.* New York: Bantam Books, 1996.
Manginello, F. P., Foy, T., e DiGeroniomo, M., eds. *Your Premature Baby.* New York: John Wiley & Sons, 1998.

CAPITOLO 12

RIFERIMENTI

Als, H., et al. "Stages of early behavioral organization: The study of a sighted infant and a blind infant in interaction with their mothers." In *High Risk Infants and Children, Adult and Peer Interactions.* New York: Academic Press, 1980.
Ayres, J. *Sensory Integration and the Child.* Los Angeles; Western Psychological Services, 1979.
Bigelow, A. "The development of reaching in blind infants." *British Journal of Developmental Psychology* 4 (November 1988).
Bushnell, E. "Relationship between visual and tactual exploration by sixmonth-olds." *Developmental Psychology* 21:4 (July 1985).
Clark, L. "The importance of touch with an anencephalic baby." *Maternal Child Nursing 7:5* (September – October 1982).
Cratty, B., e Sams, T. *The Body Image of Blind Children.* New York: American Foundation for the Blind, 1968.
Drehobl, K., e Fuhr, M., *Pediatric Massage for the Child with Special Needs.* Tucson: Therapy Skill Builders, 1991.
Fraser, B. "Child Impairment and Parent-Infant Communication." *Child Care, Health, and Development* 12 (1986).
Gregory, S. "Mother speech to young hearing impaired children." *Journal of the British Association of Teachers of the Deaf* 3 (1979).
Hansen, R. "Motorically impaired infants: Impact of a massage proce-

dure on caregiver-infant interactions." *Journal of the Multi-Handicapped Person* 1:1 (1988).
Harrison, H. *The Premature Baby Book.* New York: St. Martin's Press, 1983.
Hart, V. "Characteristics of young blind children." Saggio presentato al Second International Symposium on Visually Handicapped Infants and Young Children: Birth to Seven. Aruba, 1983.
Infant Hearing Resource. *Parent-Infant Communication: A Program of Clinical and Home Training for Parents and Hearing Impaired Infants.* Portland, OR: Infant Hearing Resource, 1985.
Korner, A., et al. "Visual alertness in neonates as evoked by maternal care." *Journal of Experimental Child Psychology* 10 (1970).
Linkous, L. W. "Passive tactile stimulation effects on the muscle tone of hypotonic, developmentally delayed young children." *University of Alabama* (1990).
Porter, S. J. "The use of massage for neonates requiring special care." *Complementary Therapies in Nursing and Midwifery,* August 1996.
Riesen, A. "Sensory Deprivation." In *Progress in Physiological Psychology,* edito da E. Stellar and J. Sprague. New York: Academic Press, 1966.
Scafidi, F., e Field, T. "Massage therapy improves behavior in neonates born to HIV-positive mothers." *Journal of Pediatric Psychology* 21:6 (December 1996).
Simons, R. *After the Tears: Parents Talk About Raising a Child with a Disability.* Denver, CO: Children's Museum of Denver, 1985.
Slater, C. "Massaging crack babies." *Massage Magazine* 28 (1990).
Speirer, J. *Infant Massage for Developmentally Delayed Babies.* Denver, CO: United Cerebral Palsy Center, 1982.
–. *Therapeutic Infant Massage as an Intervention for Parent and Child Attachment.* Denver, CO: United Cerebral Palsy Center, 1982.
Strauss, L. "The effects of tactile stimulation on the communicative, social-emotional, and motor behaviors of deaf-blind-multihandicapped infants." *Dissertation Abstracts* 42:10A (April 1982).
Warren, D. *Blindness and Early Childhood Development.* New York: American Foundation for the Blind, 1984.
Weber, K. "Massage for drug exposed infants." *Massage Therapy Journal,* 1991.
Wheeden, A., Scafidi, F. A., Field, T., Ironson, G., Valdeon, C., e Bandstra, E. "Massage effects on cocaine-exposed preterm neonates."

Journal of Developmental and Behavioral Pediatrics 14:5 (1993).
White, B., e Held, R. "Plasticity of sensorimotor development in the human infant." In *Causes of Behavior: Readings in Child Development and Educational Psychology,* 2d ed., edito da J. Rosenblith, e W. Allinsmith. Boston: Allyn a Bacon, 1966.
Wills, D. "The ordinary devoted mother and her blind baby." *Psychoanalytic Study of the Child* 34 (1979).
Zimmerman, J. "Social interaction patterns between blind and multiimpaired infants and their mothers: An analysis." *Dissertation Abstracts* 42:7A (1982).

LIBRI CONSIGLIATI

Behrman, R. E. *The Future of Children: Drug Exposed Infants.* New York: Center for the Future of Children, 1991.
Bull, M. T. *Keys to Parenting a Child with Down Syndrome.* New York: Barrons, 1993.
Geralis, E., ed. *Children with Cerebral Palsy: A Parent's Guide.* Bethesda, MD: Woodbine House, 1998.
Holbrook, M., ed. *Children with Visual Impairments: A Parent's Guide.* Bethesda, MD: Woodbine House, 1996.
Hughes, S. *What Makes Ryan Tick:* A *Family's Triumph over Tourette Syndrome and Attention Deficiency Hyperactivity Disorder.* Carol Stream, IL: Hope Press, 1996.
Kephart, B. *A Slant of Sun: One Child's Courage.* New York: W.W. Norton, 1998.
Kranowitz, C., e Silver, L. *The Out-of-Sync Child: Recognizing and Coping with Sensory Integration Dysfunction.* New York: Perigee, 1998.
Meyer, D. J., ed. *Uncommon Fathers: Reflections on Raising a Child with a Disability.* Bethesda, MD: Woodbine House, 1995.
Miller, F., e Bachrach, S. J. *Cerebral Palsy: A Complete Guide for Caregiving.* Baltimore: Johns Hopkins University Press, 1995.
Ogden, P. W. *The Silent Garden: Raising Your Deaf Child.* Washington, D.C.: Gallaudet University Press, 1982.
Sacks, O. *Seeing Voices: A Journey into the World of the Deaf.* New York: Harper, 1990.
Shapiro, L. *Uncommon Voyage: Parenting a Special Needs Child in the World of Alternative Medicine.* London: Faber and Faber, 1997.
Simons, R. *After the Tears: Parents Talk about Raising a Child with*

a Disability. New York: Harcourt Brace, 1991.
Stray-Cundersen, K.. *Babies with Down Syndrome: A New Parent's Guide*. Bethesda, MD: Woodbine House, 1995.
Sumar, S. *Yoga for the Special Child: A Therapeutic Approach for Infants and Children with Down Syndrome, Cerebral Palsy, and Learniny Disabilities*. Buckingham, NY: Special Yoga Publications, 1998. Website: *http://wwur.specialyoga.com,* E-mail: *Info@specialyoga.com.*

CAPITOLO 13

RIFERIMENTI

Karen, R. *Becoming Attached: First Relationships and How They Shape Our Capacity to Love*. New York: Oxford University Press, 1998.
Montague, A. *Touching*. New York: Harper and Row, 1978.
Zacher-Laves, C. U. "Suggestions for adaptations of the massage with the growing child." Comunicazione privata, 1999.

LIBRI CONSIGLIATI

Cole, J., Calmenson, S., e Tiegreen, A. *Pat-a-Cake and Other Play Rhymes*. New York: Morrow, 1992.
Cole, J., Tiegreen, A., e Calmenson, S. *The Eentsy, Weentsy Spider: Fingerplays and Action Rhymes*. New York: Morrow, 1991.
Staff, T., e Mohrmann, G. 1001 *Rhymes and Fingerplays*. Boston: Watten Publishing House, 1994.

AUDIOCASSETTE CONSIGLIATE

Beall, P. C., e Nipp, S. H. *Wee Sing Children's Songs and Fingerplays*.

CAPITOLO 14

RIFERIMENTI

Acredolo, L., e Goodwyn, S. *Baby Signs: How to Talk to Your Baby Before Your Baby Can Talk*. Chicago: Contemporary Books, 1996.
Bond, J. "Post adoption depression syndrome." *Roots and Wings*. ADOPT: Assistance Information Support (Spring 1995). Website: *www.adopting.org/pads.html.*
Clark, S. "Prenatal trauma and the adoptee experience." San Francisco: Pact, An Adoption Alliance, 1998. Website: *www.pacta-*

dopt.org.
Dubucs, R. "Touching and the adopted child." *International Concerns for Children* (1998).
Grace, M. "Attachment in early childhood." San Francisco: Pact, An Adoption Alliance, 1998. Web site: *www.pactadopt.org.*
Hage, D. "Foundations of attachment." *International Concerns for Children* (1999).
Henning, R. S. Lettera personale all'autrice, 1999.
Ingram, J. "Russian foster families face huge task." *Philadelphia Inquirer,* December 18, 1998.
Karen, R. *Becoming Attached: First Relationships and How They Shape Our Capacity to Love.* New York: Oxford University Press, 1998.
Kurson, B. "Foster parents face a life of tough breaks." *Chicago Sun Times,* March 14, 1999.
Melina, L. "Attachment to older child has some twists." *Adopted Child,* January 1985.
–. "Unattached child: Going through life not caring." *Adopted Child* (February 1985).
–. "Attachment theorists believe parent-infant experiences determine later behavior." *Adopted Child,* May 1997.
Russell, M. "The lifelong impact of adoption." San Francisco: Pact, An Adoption Alliance, 1998. Website: *www.pactadopt.org.*
Singer, L., et al. "Mother-infant attachment in adoptive families." *Child Development* 56 (December 1985).
Steinberg, C. "Bonding and attachment: How does adoption affect a newborn?" San Francisco: Pact, An Adoption Alliance, 1998. Website: *www.pactadopt.org.*
"The Special Love of Foster Parents." *Record Online* (December 6, 1998).
Verrier, N. "Healing the primal wound." San Francisco: Pact, An Adoption Alliance, 1998. Website: *www.pactadopt.org.*

LIBRI CONSIGLIATI

Babb, L., Laws, R., e DeBolt, R. *Adopting and Advocating for the Special Needs Child.* Bergin & Garvey, 1997.
Davis, S. *Do You Want to Be a Foster Parent?* Lucid Press, 1998.
Karen, R. *Becoming Attached: First Relationships and How They Shape Our Capacity to Love.* New York: Oxford University Press,

1998.
Melina, L. *Raising Adopted Children.* New York: HarperPerennial, 1998.
Russell, M. *Adoption Wisdom: A Guide to the Issues and Feelings of Adoption.* Boston: Broken Branch Productions, 1996.
Verrier, N. *The Primal Wound: Understanding the Adopted Child.* 1993.

CAPITOLO 15

RIFERIMENTI

Crockenberg, S. B. "Professional support for adolescent mothers: Who gives it, how adolescent mothers evaluate it, what they would prefer." *Infant Mental Health Journal* 4:1 (1986).
Field, T., Widmayer, S., Adler, S., e de Cubas, M. *Teenage Parenting in Different Cultores, Family Constellations, and Caregiving Environments: Effects on Infant Development.* Miami: University of Miami Medical School, 1986.
Herzog, E. P., Cherniss, D. S., e Menzel, B. J. "Issues in engaging high-risk adolescent mothers in supportive work." *Infant Mental Health Journal* 7:1 (1986).
Karen, R. *Becoming Attached: First Relationships and How They Shape Our Capacity to Love.* New York: Oxford University Press, 1998.

LIBRI CONSIGLIATI

Gore, A. *The Hip Mama Survival Guide.* New York: Hyperion, 1998.
Jamiolkowski, R. *A Baby Doesn't Make the Man: Alternative Sources of Power and Manhood for Young Men.* Teen Pregnancy Prevention Library, 1997.
Lerman, E., e Moffett, J. *Teen Moms: The Pain and the Promise.* Buena Park, CA: Morning Clory Press, 1997.
Simpson, C. *Coping with Teenage Motherhood.* NY: Rosen Publishing Group, 1997.
Trapani, M. *Listen Up: Teenage Mothers Speak Out.* NY: Rosen Publishing Group, 1997.

VIDEO CONSIGLIATI

Rubenstein, Joni. *Healthy Touch: Infant Massage for Teenage Parents.* Tucson: Three Hearts, 1998. Indirizzo: 7320 N. LaCholla

Blvd. Ste 154-205, Tucson, AZ 85741.
I Am Your Child: The First Years Last Forever. Prodotto da Johnson & Johnson, narrato da Rob Reiner. 1997.

Indirizzi utili

Sarò lieta di rispondere a domande e commenti dei miei lettori. Posso essere contattata anche attraverso il mio editore.

International Association of Infant Massage
Vimala McClure
E-mail: vimalamc@concentric.net
Website bio: http://www.infantmassage.com/vimalamcclure.htm
Website: http://www.pracsmart.com/vimalamcclure.html

IAIM International Office
Website: http://www.iaim.net

Molti degli insegnanti hanno elaborato programi precisi, video e siti internet offrendo un'ampia sfera di aiuti in questo campo.

N.B. Il fatto che una persona sia un massaggiatore non significa che sappia come insegnare il massaggio infantile. Fai attenzione ai programmi proposti su Internet poiché alcuni massaggiatori credono di poter sostituire tutta una serie di movimenti e insegnarli come massaggio infantile. Ma l'arte antica del massaggio infantile non è del tutto simile al massaggio per gli adulti e non è un momento ricreativo.
Non si deve sapere solo come funziona il corpo di un bambino ma bisogna comprendere il significato del rapporto tra colui che si prende cura del bambino e il bambino stesso, il modo in cui cambiano le reazioni del bambino man mano che cresce, il significato dei segnali del bambino e molti altri aspetti imper-

cettibili della comunicazione genitore-bambino per poter insegnare in maniera corretta il massaggio infantile. I bambini non reagiscono bene ai colpi, al solletico a un massaggio troppo energico o, viceversa, troppo stentato e superficiale.
I bambini che hanno esigenze particolari necessitano di un modo altrettanto particolare di essere massaggiati. Tutti i bambini devono essere seguiti nei loro periodi di crescita e bisogna rispondere loro con rispetto, sincerità e soprattutto amore. Il massaggio infantile che noi insegnamo è basato sul principio che il massaggio sia uno degli strumenti migliori di cui disponiamo per portare avanti il processo di legame e così è molto importante come massaggiamo il bambino e come reagiamo al suo modo di comunicare.
Il massaggio che insegnamo è antico di migliaia di anni e dimostrato nei laboratori dell'esperienza umana. Il programma che ho sviluppato è basato su pratiche antiche messe insieme in modo che funzionino. Ho organizzato la maggior parte dei massaggi affinchè potessero essere di massimo beneficio per la maggior parte dei bambini e ho creato il Programma Specifico per le Coliche, il Tocco di Rilassamento e molti altri aspetti di ciò che è presente in questo libro, in modo che fosse facile per me comprendere chi aveva studiato i nostri programmi o chi ne aveva studiati di propri. Naturalmente man mano che imparerai a conoscere il tuo bambino e il programma, scoprirai dei modi particolari di massaggiare il tuo bambino che sembrano fatti apposta per voi. Credo comunque che sia importante, prima di improvvisare, di ricevere adeguate istruzioni da un insegnante del IAIM (AIMI in Italia). In questo modo ne beneficierà la tua improvvisazione senza possibilità di nuocere al tuo piccolo.
Le migliaia di genitori che hanno ricevuto le nostre istruzioni sin dal 1976 farebbero eco a questi consigli. La maggior parte di loro afferma di non avere realizzato la profondità e l'importanza dell'esperienza fatta fino al termine del corso. Quando il problema riguarda tuo figlio devi dare il meglio.

In Italia

A.I.M.I.
Associazione Italiana Massaggio Infantile
Via Torleone, 23
40125 Bologna
Tel./Fax: 051/397394
E-mail: info@aimionline.it
Website: www.aimionline.it

L'A.I.M.I. Associazione Italiana Massaggio Infantile consiglia per il massaggio del bambino:

Puro OLIO DI MANDORLA
Spremuto a freddo secondo processi naturali.
Addizionato di olio di macadamia e vitamina E.
Preparato secondo la formulazione dell'International Association of Infant Massage.
La produzione, la distribuzione e la vendita dell'olio per massaggio è a cura di Infant Massage.
I prodotti Infant Massage sono pensati, progettati e realizzati per favorire il contatto fra la mamma e il suo piccolo.

Per informazioni:
Elena Ladu
Tel./Fax: 011/9839418
E-mail: elenala@tiscali.it

BAMBINI SI NASCE

Le sfide della genitorialità
dal concepimento attraverso l'infanzia
di Thomas Verny e Pamela Weintraub

Le scoperte rivoluzionarie avvenute nel corso degli ultimi anni nel campo della neuroscienza e della psicologia cognitiva hanno trasformato le nostre conoscenze sullo sviluppo infantile. Ora sappiamo che tutto ciò che il nascituro sperimenta nell'utero materno e dopo la nascita lascia un'impronta indelebile nel suo cervello.

Questo libro sottolinea come anche il più normale degli eventi, come ad esempio il modo in cui una madre parla al bambino che porta in grembo o un padre tiene tra le braccia la sua bimba appena nata, possa evocare una cascata di cambiamenti biologici - non solo nel cervello ma in tutto il corpo. Ogni esperienza, dal viaggio nel canale del parto alla passeggiata pomeridiana nel parco, influenza la personalità del bambino. Ogni cosa che diciamo e facciamo insegna al bambino una lezione segreta su se stesso e su di noi, i suoi genitori.

Bambini si nasce traduce queste intuizioni scientifiche in consigli pratici per genitori e per coloro che lo diventeranno. Thomas Verny attinge alle sue conoscenze nel campo della più recente ricerca scientifica per spiegare come i genitori possano creare un ambiente ideale per i loro figli. Invoca una "genitorialità responsabile" che ha inizio con la consapevolezza, nei genitori e in tutti coloro che si prendono cura dei bambini, dell'impegno che comporta allevare e "nutrire" un figlio nel migliore dei modi.

L'autore ci offre numerosi suggerimenti pratici:

- come comunicare in modo ottimale con il nascituro per incrementare l'empatia del bambino;
- come aiutarlo a costruire le sue capacità linguistiche;
- come valorizzare la sua intelligenza e sviluppare le capacità sociali.

Bambini si nasce, Pavia, 2004, pagg. 368, Euro 19,90

IL MIO BAMBINO NON MI MANGIA

Consigli per prevenire e risolvere il problema

di Carlos González

La madre si prepara a dare da mangiare a suo figlio mentre lo distrae con un giocattolo. Lei prende un cucchiaio e lui, subito, predispone il suo piano strategico contro l'eccesso di cibo: la prima linea di difesa consiste nel chiudere la bocca e girare la testa. La madre preoccupata insiste con il cucchiaio. Il bambino si ritira allora nella seconda trincea: apre la bocca e lascia che gli mettano qualsiasi cosa, però non la inghiotte. I liquidi e i passati gocciolano spettacolarmente attraverso la fessura della sua bocca e la carne si trasforma in un'immensa palla.

Questa situazione, più caratteristica di un campo di battaglia che di un'attività quotidiana, illustra con umorismo la tesi centrale di questo libro: l'inappetenza è un problema di equilibrio tra quello che un bambino mangia e quello che sua madre si aspetta che mangi. Mai obbligarlo. Non promettere regali, non dare stimolanti dell'appetito, né castighi. Il bambino conosce molto bene ciò di cui ha bisogno.
Il pediatra Carlos González sdrammatizza il problema e, indicando regole chiare di comportamento, tranquillizza quelle madri che vivono il momento dell'allattamento e dello svezzamento come una questione personale, con angustia e sensi di colpa.

Le mamme impareranno a riconoscere:
- l'importanza dell'allattamento al seno;
- quello che non bisogna fare all'ora dei pasti;
- i luoghi comuni e i falsi miti legati allo svezzamento...

e soprattutto a rispettare le preferenze e le necessità del loro bambino.
Con prefazione de La Leche League (Lega per l'Allattamento Materno)

Il mio bambino non mi mangia, Pavia, 2004, pagg. 204, Euro 14,90

Finito di stampare
nel mese di gennaio 2006
dalla Tipolitografia Linea Grafica
Cura Carpignano (PV)